看中醫還是看西醫

看中醫還是看西醫，這是每一位遭遇健康問題困擾的人都會碰到的。而且在很多情況下這又是一個難以抉擇但是又不能不面對的問題。在什麼情況下看西醫，在什麼情況下看中醫，或著採用中西醫結合的治療方式，這些都是患者及其家人極想要知道的，也是作者在本書中將回答的問題。

高也陶/著

■目錄

附：論《黃帝內經》中三焦的實體解剖結構

第一章　問題的提出

1. 哈姆雷特的問題

To be or not to be. Tnat is the question.

這是莎士比亞最負盛名的戲劇《哈姆雷特》第三幕第一場中哈姆雷特的一句台詞，據說是戲劇史上流傳最廣的台詞之一，也成了許多現代演員最為表現個人實力的表演難點。對這句經典台詞的翻譯有多種，朱生豪先生翻譯的中文可能引用的最多：

「生存或毀滅，這是個必答之問題。」

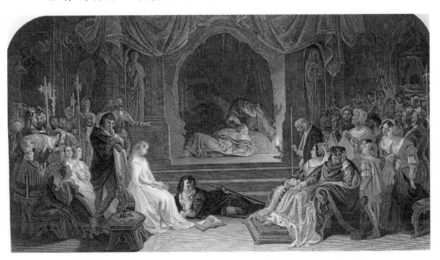

圖1.1 《哈姆雷特》：生存或毀滅，這是個必答之問題

在劇中，王子哈姆雷特面對多重矛盾：殺父仇人（又是叔父、繼父、國王）、母后、未婚妻、岳父、好友，以及愛情、權力、榮譽、復仇等等，內心痛苦掙扎，遲疑不決。莎翁的這個角色，後來成為心理學上一種特別複雜、重重矛盾、瞻前顧後、遲遲做不出決定的典型人格之一。實際上，幾乎每一個人在他的生

009

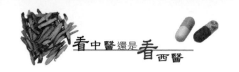

命歷程中，都有可能多多少少地碰上類似哈姆雷特的狀況。

妙就妙在莎翁用的文字，To be or not to be 是一個泛指，幾乎可以代表任何是非選擇，所以，可以把這句話用在任何一個兩難擇一的選擇上。在英語世界是這樣，在非英語國度，也由於莎士比亞戲劇的偉大和哈姆雷特的典型性，不但使這句名言成為國際上流傳最為普遍的經典台詞之一，而且也被普遍地應用在兩難選擇的場合。

本書的主題是看中醫還是看西醫，在許多情況下，對大多數人來說也是一個兩難選擇。俄羅斯有句民間俗語：健康的人什麼都想要，不健康的人只想要健康。每一個人都有生病的時候，都能夠體會到健康的重要性，都會有求醫的要求。幾乎每一個人，都有面臨選擇治療的時候。鑑於中國傳統文化和醫療體制的現狀，現代醫學（西醫）與傳統醫學（中醫）並存，因此，我們每一個人都有面對這樣一個兩難選擇的時候：看中醫還是看西醫。

在尋求通向健康途徑的重要時刻，這是個必答的問題。因為中醫和西醫的基礎理論、診斷方法和治療手段有相當大的區別。中國還有中西醫結合，目前主要是既用中醫，亦用西醫。如果你想中西醫並用，則你要遇到的問題會是：什麼時候用中醫，什麼時候用西醫，仍然又回到了本書的問題。

2. 歧路亡羊

中國有個成語叫做歧路亡羊，出自春秋戰國時期的《列子》一書中，這個故事是這樣說的：

楊子是春秋戰國時期的一位著名學者，就是後來被孟子攻擊為自私自利，拔一毛以利天下不為也的楊朱。有一天，他鄰居家的一隻羊跑丟了。鄰人立刻率領親戚朋友們去追尋，還來邀請楊朱的僕人一同去。

楊子不太情願地說：「嘻！跑丟了一隻羊，何必要這麼多人去追尋呢？」

鄰人解釋說：「你不知道，那裡的岔路太多了！」

不久，鄰居帶人回來了。楊子問道：「羊找到了嗎？」

鄰人說：「跑丟了。」

楊子又問：「這麼多人怎麼會找不到呢？」

鄰人答道：「岔路之中又有岔路，大家站在岔路口，不知道應該選擇哪一條路去找，所以就回來了。」

楊子聽了這話，忽然神情憂愁，變了臉色，好長時間不說話，整天沒有笑容。

他的門徒都感到奇怪，便向他請教說：「羊是不值錢的畜生，況且不是先生家的，您這樣悶悶不樂，究竟是為什麼呢？」

楊子陷在沉思之中，沒有回答。

一般講成語故事的，講到這裡就結束了。用這個故事來形容事情複雜多變，沒有正確的方向，人們很容易迷失或偏離正道，找不到真理。但是在《列子》中，這個故事還有下面一段。

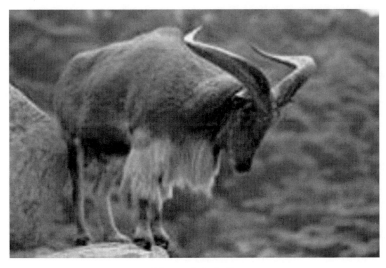

圖1.2 歧路亡羊

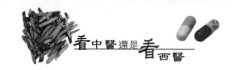

　　楊子的弟子孟孫陽在旁邊也是丈二和尚摸不著頭腦，出去向楊子的朋友心都子求教。心都子當時沒有回答。過了幾天和孟孫陽一起來見楊子，說了一個故事：

　　「過去有兄弟三人，遊學山東一帶，拜同一位老師，學習仁義之道，學成回家。父親問他們：『仁義之道是什麼樣的東西？』

　　老大說：『仁義使我懂得要愛惜自己的生命，然後可以成名。』

　　老二說：『仁義使我懂得可以不惜生命代價以求成名。』

　　老三說：『仁義使我懂得要生命與名聲並全。』

　　三兄弟拜同一位老師，學同一個本領，卻得出相反的三個結論，到底哪一個是正確的？」

　　楊子回答說：「有人在河邊居住，習水性，很能游泳，撐船擺渡掙錢，賺的錢可以供養上百口人，帶了學費來求學的人成群結隊，而溺水死的人幾乎有一半。本意是學游泳賺錢而不是要溺水而死，但學習結果產生這樣大的利害差別，你以為誰對誰錯？」

　　心都子無言地退出去了。孟孫陽責怪他道：「先生您問得怎麼這樣迂腐啊，老師回答得怎麼這樣怪啊？我更加糊塗了。」

　　心都子說：「大路因為岔道多而丟失羊，學習的人因為層次不一而喪身。學習的目的沒有本質的不同，教授的目標沒有本質的區別，但最後的結果竟然有這樣大的差別。只有通過歸納演繹，返回問題的本質，否則就會像歧路亡羊和學游泳卻淹死那樣。（這句話的原文為：「唯歸同反一，為亡得喪」，應當是本質寓言最重要的核心，也是最難以用白話闡述的一句，可能也是後半部故事經常被刪去的原因之一）您在楊子先生的門下成長，學習先生的理論，卻不能明白先生的本意，悲哀啊！」

　　健康，或者說治療的方法，就像楊子鄰居丟失的那隻羊，如何去尋找它？

　　歸同反一可能是最為重要的。本書將就此盡力為讀者們分析討論看中醫還是看西醫都有些什麼相同和不相同的地方。

3. 莊生曉夢迷蝴蝶

　　唐朝著名詩人李商隱的無題詩，幾千年來一直是文人騷客競相吟詠的，也是深受現代青年人喜愛的朦朧詩。「莊生曉夢迷蝴蝶」可能是最常被引用的句子之一。喜愛隱晦、含蓄和婉約的人甚至認他是唐代第一詩人，而內有「莊生曉夢迷蝴蝶」的這首詩也被捧成唐詩中第一位。

　　在《莊子‧齊物論》的最後，莊子說：我曾經夢見自己是蝴蝶，栩栩然在天空飛舞，逍遙自在，毫不感覺自己是個叫做莊周的人。一會兒醒來，則仍是蘧蘧然的莊周本人。莊子由此懷疑到底是莊周夢到蝴蝶，還是蝴蝶夢到莊周。

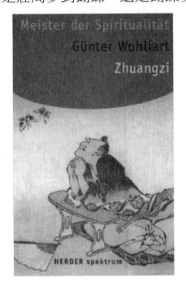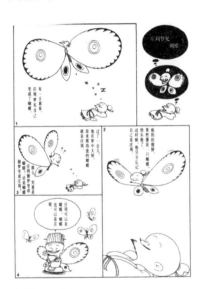

圖1.3 莊生曉夢迷蝴蝶

　　莊子的懷疑是中國哲學史上最為著名的猜想之一。

　　莊子和蝴蝶之間的物我兩忘可能是莊子天人合一理論的一種闡述，但是莊子在此特別強調了物化的問題：「周與蝴蝶，則必有分矣。此之謂物化。」就是事物的分類與區別，莊周和蝴蝶仍然存在著不同的性質。

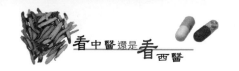

在我們討論看中醫還是看西醫的時候，千萬要注意到事物存在的本質的區別。中醫和西醫都是醫學，都是治病救人，都在尋找一個宇宙之下的延年益壽的規律，在某一種層面上，他們可以被看作是同一回事，但是物化到具體的細節時，卻可以區分出許多不同。如何既看到他們的相同之處，又看到他們的不同之處，正是本書努力試圖討論的問題。

4. 科學史上的四大偉人

長久以來，人類就想用一個理論來歸納宇宙的規律，中國的哲學家試圖用陰陽和五行理論來表達這個規律，古希臘羅馬的哲學家看到了以太的運動與和諧，印度哲學家提出四大與五蘊理論，這些理論到了近代科學誕生後，以科學的方法，幾乎都無法被證明，他們都被歸納為自然哲學的範疇。

隨著科學的發展，科學的方法不僅使人類掙脫地球引力的束縛，飛向太空，而且在各個領域實現人們的各種夢想，科學的觀點日益被人們接受。但是，科學家也始終沒有放棄用一個統一的理論來概括宇宙規律。

歷史學家把十六世紀至十七世紀稱作科學革命之世紀，伽利略（Galilei Galileo 1564～1642）被稱作現代科學之父。1632年3月，伽利略發表了《關於托勒密和哥白尼兩大世界體系的對話》，對地球中心說發起第一輪重要攻擊。8月，教會下令禁書。次年3月12日在羅馬受到宗教審判。據說老人遭到嚴刑拷打，不得不簽字拋棄哥白尼學說。6月22日，法庭判他終生監禁。據說這位七十歲的老人聽了宣判後喃喃自語：「可是地球仍在轉動！」1980年，羅馬教廷正式宣布當年對伽利略的審判是錯誤的，這時地球又繞太陽轉動了三百四十七圈。

中世紀的科學與現代科學大相逕庭，是基於理性與信仰之上，其主要目的是要去理解事物的內涵與意義，而非預示和控制。中世紀的科學家探求不同自然現象背後的目的，考慮與上

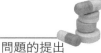

帝、人類靈魂及最高意義上的語言對他發現的自然規律以公式化，並與科學實驗相結合。他寫道：「哲學，就被寫在我們眼前這本巨大的書本上，但是如果我們不先學會書寫它的語言及符號，我們就無法理解它。這個語言就是數學，符號就是三角、圓和其他的幾何圖形。」在經驗主義方法和用數學描述自然這兩個方面，伽利略起到重要的開創工作，成為十七世紀科學的開路先鋒，至今仍是現代科學理論的重要奠基人。

值得一提的是，伽利略在此提及的哲學，英文單詞是philosophy，不是我們現在理解的哲學，尤其是在大陸接受教育的人，一般都把哲學理解為政治的一部分，因為在學校的教育中，一般都是與政治思想歸在一起學習的，以至於不能理解為什麼美國教育出來的科學博士學位是Philosophy Doctor（Ph D），往往都被翻譯成理學博士。在哲學領域經常把伽利略所說的哲學翻譯作自然哲學，以區別於當今的哲學概念。

伽利略要用數學和幾何來表達自然規律，開創了現代科學。他去世的那年，正是科學史上第二位重要人物伊薩克‧牛頓（Issac Newton，1642～1727）的誕生之年。

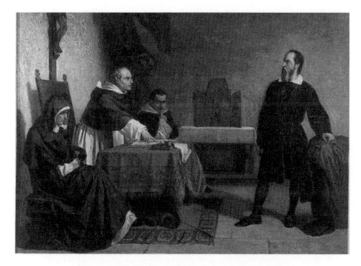

圖1.4 1633年羅馬教廷對伽利略的審判

015

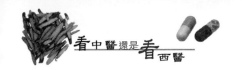

在數學上，牛頓發明了微積分；在天文學上，他發現萬有引力定律，開闢了天文學新紀元；在物理學上，他系統總結三大運動定律，創造了完整的新物理學體系；在光學中，他發現太陽光光譜，發明了反射式望遠鏡。他一個人做出這些工作，可謂前無古人，後無來者。

僅僅讀牛頓的科學著作是無法了解牛頓的，牛頓的個性遠比他的科學著作要複雜得多。他不僅僅是科學家、數學家、天文學家、物理學家，還曾經是一個律師、歷史學家和神學家。他深深地埋頭於玄學和神秘學的知識。他把世界看成一個謎，相信不僅可能通過科學實驗而且也可通過神秘的、傳統的隱含揭示來提示謎底的線索。牛頓自信他的有力的思想能夠解開宇宙的所有秘密，他以同樣的熱情研究自然科學與神秘學。在他任劍橋三一學院院長的時間直到他生命結束的二十年裡，積累了大量關於煉金術、基督教啟示錄、非正統的神學理論以及不同的神秘物質的筆記。那些神秘學著作的大部分從來沒有發表。

按照牛頓的物質運動定律，可以測定並觀察物質世界的所有改變。牛頓認為，上帝創造最初的物質粒子，他們之間的引力，以及運動的基本定律。整個宇宙就像一台機器，按照無數的定

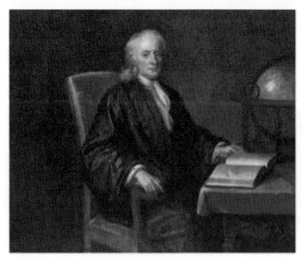

圖1.5 伊薩克·牛頓

律，始終不停地運動。

　　但是，由於科學史上第三位重要的人物阿爾伯特・愛因斯坦
（Albert Einstein 1879～1955）的出現，動搖了牛頓的理論。愛因
斯坦把時間概念引進了物理學，使物理學從三維的空間變成四維
的時空，牛頓力學的背景變化了，牛頓的物理學定律自然也就被
更新的理論替代。愛因斯坦的相對論被稱作二十世紀最偉大的物
理學成就之一，對人類的思想產生了不但是深遠而且是深刻的影
響。

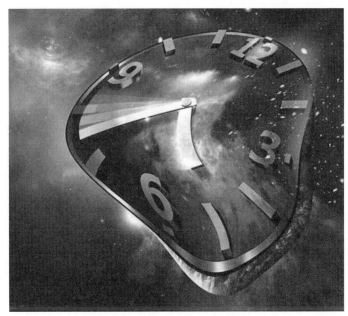

圖1.6 相對論描述的時間彎曲現象

　　1905年，愛因斯坦提出狹義相對論（Special Relativity）。
1915年，愛因斯坦結合狹義相對論和牛頓的萬有引力定律，提出
廣義相對論（General Relativity），將引力描述成因時空中的物
質與能量而彎曲的時空，以取代傳統對於引力是一種力的看法。
1919年，在非洲趁日蝕的時候量測到星光因太陽的重力場所產生
的偏析，和廣義相對論所預測的一模一樣。

　　愛因斯坦因相對論一舉成名，奠定了他在科學界的泰斗地位

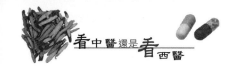

之後，長期以來力求尋找「一個偉大的適用於世間萬物的理論—統一場論」而無法自拔。他用三年時間建立「狹義相對論」，用八年時間建立「廣義相對論」，用三十年時間而未能建立「統一場論」。

在伽利略逝世三百周年的那一天，英國牛津誕生了科學史上第四位偉大的科學家史蒂芬·霍金（Stephen Hawking），這就是當今仍然健在、身殘志堅地坐在輪椅上的科學巨人，以《時間簡史》一書聞名於全世界的著名科學家。1985年，霍金被最古老的學術組織英國皇家學會吸納為有史以來最年輕的院士；他在劍橋大學擔任牛頓曾經擔任多年的重要教職，被世界公認為是繼愛因斯坦後最傑出的理論物理學家，是對二十世紀人類觀念產生重大影響的人物。

在我們所受的科學教育的理念之中，一般認為時間沒有開端，宇宙沒有界限。但是宇宙中的空洞，卻與當時的科學原理不相符合，研究空洞或許是尋找宇宙萬物規律的一種較為直接的方法。1970年代初，霍金與彭羅斯合作發表論文，指出如果廣義相對論正確，宇宙大爆炸前必然有奇點存在。這個奇點或許就可以認為是時間的開端。1974年3月，霍金在《自然》雜誌上發表論文，提出黑洞發出一種能量，最終導致黑洞蒸發，該能量被命名為霍金輻射，引起全球物理學家重視。霍金的新發現，被認為是多年來理論物理學最重要的進展。該論文被稱為「物理學史上最深刻的論文之一」。在此基礎上，霍金出版了《時間簡史》。據說這部書被翻譯成四十多種文字，銷售量超過一千多萬冊，比世界上任何一部暢銷書的銷量還要大。但是，2004年7月，霍金向學術界宣布了他對黑洞研究的最新成果。他認為，黑洞不會將進入其邊界的物體的信息淹沒，反而會將這些信息「撕碎」後釋放出去，推翻了二十九年前他自己提出的「黑洞悖論」。

伽利略、牛頓、愛因斯坦和霍金，科學史上最偉大的四位大師，都想利用科學的方法，尋求可以解釋自然界規律的數學公式、定理或是定律，但是，很顯然，目前都沒有成功，可能還有

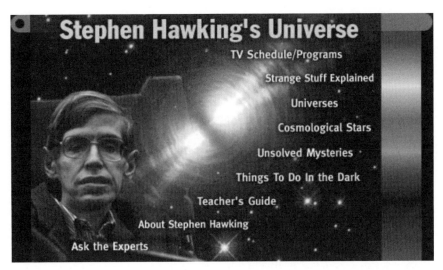

圖1.7 霍金的世界

　　相當長的路程要走。我們讀了科學史上最偉大的科學家的貢獻後，或許可以幫助我們充分理解在選擇看中醫還是看西醫時，我們將面臨的是怎樣一個背景。

　　我們面臨的是一種複雜的背景，健康尤其是不能用三言兩語來說得明白。在本書中，我們將盡力通過各種實例和現象，來表述中醫與西醫各自的優勢與不足，或者說是現狀，以供讀者參考選擇，畢竟人命關天，要慎重，慎重，再慎重！

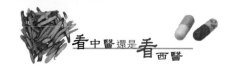
第二章　醫學是什麼

1. 芭蕉不展丁香結

　　常常聽到有人說，中醫是哲學，西醫是科學。恩格斯說，哲學是科學之科學，萬王之王。說這話的人顯然有抬高中醫之嫌，言下之意似乎中醫比西醫更高明。

　　也有人說中醫是玄學，西醫是科學。玄學有迷信之嫌，連偽科學都不是。「偽」字在中文中明顯帶有貶義，這對於早期自然現象的研究者，似乎有些不公平。

　　如果中醫和西醫是以這樣的二種不同的概念來進行比較的話，這個比較本身就可能是：芭蕉不展丁香結，同向春風各自愁。那芭蕉樹幹直來直去，花朵也是大塊文章；而丁香吐蕊於暮春時節，別名百結、情客，花蕊中是一個糾纏的結，從來就是引發詩人情感的萬古之愁品，如何有可比性？

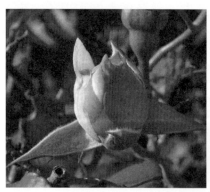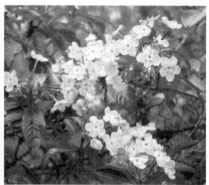

圖2.1 芭蕉（左）不展丁香（右）結，同向春風各自愁

　　芭蕉和丁香對春風的看法肯定是不一樣的，我們要想對二者進行比較，就必須把他們擺放在同一個基礎之上或說具備同一種背景才具有可比性，這才是科學的態度和方法。否則要解決我們

的問題：看中醫還是看西醫，就成為南轅北轍，越說越糊塗。

2. 科學的定義

既然提到了科學，我們就有必要重申對「科學」這個詞的理解和概念。「科學」這個名詞是個近百年才從國外進口的，而許多人對這個概念至今模糊不清。

英文中科學（science）一詞來源於拉丁文scientia，意為「知識」、「學問」。剛進中國時譯為格致，即《大學》中所說的「格物致知」，以格物而得的知識是科學。明萬曆時的進士熊明遇引進西方科學之說時，就著書名為《格致草》。清朝歐洲來華的傳教士湯若望傳播西方科學時著書名《坤輿格致》。在中日甲午戰爭以前出版的許多科學書籍多冠以「格致」或「格物」之名。許多人認為，最早使用「科學」一詞的學者大概是康有為。他出版的《日本書目志》中就列舉了《科學入門》、《科學之原理》等書目。也有許多人認為「科學」一詞是從日本傳入的。辛亥革命時期，中國人使用「科學」一詞的頻率逐漸增多，出現了「科學」與「格致」並存的局面。新文化運動時又稱為「賽先生」（science）。其後，「科學」一詞漸漸取代「格致」，直到今日，成為我們日常生活中不可或缺的名詞。

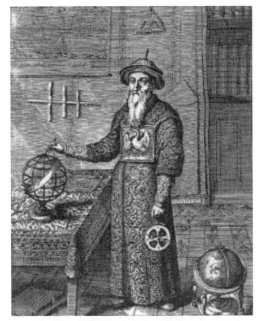

圖2.2 湯若望（Johann Adam Schall von Bell, 1591～1666）曾經是康熙的西方化教師

021

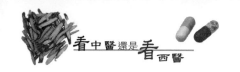

　　上一世紀中國著名的新文化先驅胡適曾經說：「這三十年來，有一個名詞在國內幾乎做到了無上尊嚴的地位；無論懂與不懂的人，無論守舊和維新的人，都不敢公然對他表示輕視或戲侮的態度。那個名詞就是『科學』。」科學在近代中國達到了「幾乎全國一致的崇信」，凡是不符合「科學」的東西，都要遭到批判、唾棄。（注一）其實西方早就不把科學當作是衡量事物的尺子，只有中國，甚至成為一種武器，彷彿科學之外，別無他物。

　　遺憾的是人們對科學這一詞彙的理解至今仍是眾說紛紜，各述其道。中國的專家認為（注二）：時至今日，科學的內容日益豐富。就其內涵而言，科學是指由認識主體、認識活動和認識結果有機組成的統一體。就其外延而言，科學既可分為基礎科學與應用科學、公共科學與部門科學、理論科學與實踐科學、實證科學與解釋科學、事實科學與價值科學等等，亦可以從研究對象上分為元科學和對象科學，或從研究方法上分為形式科學和經驗科學，或從研究對象與研究方法的結合上分為自然科學、人文科學與社會科學等，或是由上述分類合成的統一體。可以說，科學既是一個含義極為豐富的概念，又是一個變動發展的概念。因此，無論在科學研究的理論活動還是在其實踐活動中，都不宜隨意含混使用。

　　中醫藥學家對科學的解釋就更是五彩繽紛了。有說他是知識追求和積累，有說中醫比西醫更科學，有區別東方科學與西方科學的，有說要對科學定義進行批判以振興中醫……（注三）

　　維基百科說：目前一般認為科學具有如下特徵（注四）：

　　（1）理性客觀：從事科學研究一般不以「神」、「鬼」、「上帝」為前提（一些科學家具有宗教信仰，但是科學本身是理

注：1 徐洪興.二十世紀哲學經典文本.中國哲學卷.上海：復旦大學出版社，1999.177.第430頁
　　2 李魯,楊天平.光明日報2006-08-13 http://www.gmw.cn/content/2006-08/13/content_458022.htm
　　3 中國中醫藥報社主編.哲眼看中醫——21世紀中醫藥科學問題專家訪談錄.北京科學技術出版社,2005A6
　　4 http://zh.wikipedia.org/wiki/%E7%A7%91%E5%AD%

性思維的結果），一切以客觀事實為基礎。

（2）可證偽：這是來自卡爾・波普爾的觀點，他認為科學的理論不應在一切情況下都成立，必須存在一個錯誤的可能。（即，當某種情況出現時，就可以說明科學理論是錯誤的）這樣，我們就可以通過觀察證偽的現象來驗證科學理論的正確與可靠。

（3）存在一個適用範圍：也就是說不存在一個放之四海皆準的絕對真理。

（4）普遍必然性：科學理論來自於實踐，也必須回到實踐，它必須能夠解釋其適用範圍內的已知的所有事實。

中外學者對科學的解釋不太一樣，中國的學者用哲學語言來解釋科學，或者以中國傳統文化的概念來解釋科學，尤其是後者，不考慮到科學這個名詞的來龍去脈，站在中國傳統文化的基礎上，片面地解釋西方傳統文化的概念，是很容易失之偏頗的。

3. 現代科學的起源

如就追求知識和積累知識來說，人類從來就沒有停止過。在古代，哲學家們往往又是科學家（philosopher），一個哲學家可以具有多方面的成就，比如亞里士多德、柏拉圖、畢達哥拉斯、阿基米德、希波克拉底、蓋倫、阿維森那……，所以哲學家被看作是智慧的象徵。哲學（philosophy）一詞最早起自古希臘，意思是「智慧之愛」（love of wisdom），其真實含義是指人類對絕大多數基本問題的思考所得出的系列思想，諸如宇宙的真實本性，人的自身特性，人類的「道德」責任，事物的組成，真、善、美的本質……。科學與哲學是為一體。

但是當時的哲學家不是我們現在意義上的科學家。真正意義上的科學，只有三百多年的歷史，伽利略被稱作科學之父。

在西方，從十四世紀文藝復興運動開始以前，一千多年的中世紀裡，一切只由上帝統治，一切都是在神的安排下發生和發展的。除了神學，其他均為異端學說，研究都將付出生命的代價。

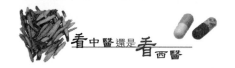

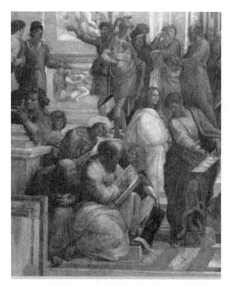

圖2.3 拉斐爾著名的油畫：雅典學院局部。反映二千多年前人們對智慧的熱愛

文藝復興運動是西方文化最偉大的轉折之一，一個從神到人的重新認識過程。這個運動最先從文學和藝術上展開，文藝復興三傑：拉斐爾、米開朗基羅和達文西。在他們之前，所有的繪畫幾乎都是以神或聖經中的故事為題材，而他們三人最先把現實中的人作為主題，甚至大膽地把人性融入到神的主題中。

憑藉光學與數學的發展，使哥白尼（Nicolaus Copenicus,1473～1543）得以

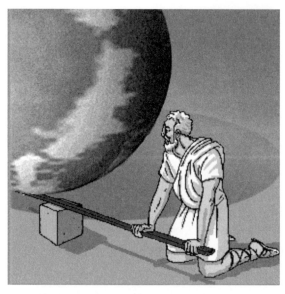

圖2.4 阿基米德（Archimedes 287～212 B.C.）說，給我一個支點，我可以撐起地球。

較前人更精確地觀測宇宙，最終提出地球是圍繞著太陽旋轉的日心說，與教會及《聖經》截然相反。據說，1543年5月24日，剛剛印完的《論天球的旋轉》送到因中風臥床很久的哥白尼面前，他用顫抖的手撫摸了一下這本書，就與世長辭了。這本書震撼了整個神學世界。

喬爾丹諾・布魯諾（Giordano Bruno,1548～1600）大力宣揚發展哥白尼的宇宙學說，提出宇宙無限，沒有中心，從而也否定上帝存在。1592年5

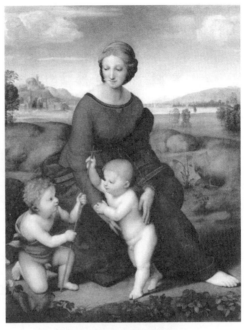

圖2.5 拉斐爾（Raffaello Sanzo,1483～1520）：草地上的聖母，充滿現實生活中的人性

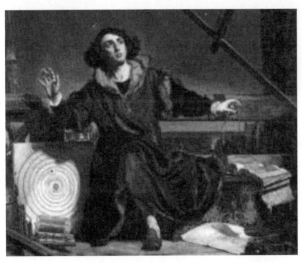

圖2.6 哥白尼首先對神學發起致命的攻擊

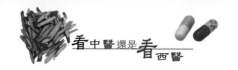

月23日，布魯諾在威尼斯被捕，次年押解羅馬宗教裁判所。在長達七年的審訊中，布魯諾堅持己見，最後被宣判火刑，布魯諾聽完宣判後說：「你們宣判時的恐懼，甚於我走向火堆。」在刑場上，羅馬教庭再一次勸他懺悔，可以免刑，布魯諾回答說：「我願意做烈士而犧牲」，從容就刑。

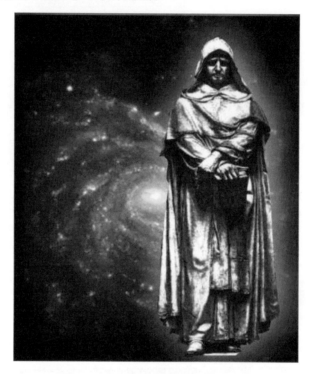

圖2.7 布魯諾是為科學犧牲之第一人

　　如我們在前一章所述。歷史學家把十六世紀至十七世紀稱作科學革命之世紀，伽利略被稱作現代科學之父。中世紀的以前的科學（Philosophy）與現代科學（science）大相徑庭，是基於理性與信仰之上，其主要目的是要去理解事物的內涵與意義，而非預示和控制。中世紀的科學家探求不同自然現象背後的目的，考慮與上帝、人類靈魂及最高意義上的與倫理有關的問題。

　　在經驗主義方法和用數學描述自然這兩個方面，伽利略起到

重要的開創工作，成為十七世紀科學的開路先鋒，至今仍是現代科學理論的重要奠基人。

在神學與科學殘酷的、激烈的鬥爭中，科學已經從實驗的、觀察的、還原的角度無可辯駁地以事實站住了陣地，但在理論方面和方法學方面尚需有能與經院哲學的系統理論相抗衡的體系，這時，笛卡爾（Rene Descartes,1596～1650）誕生了。

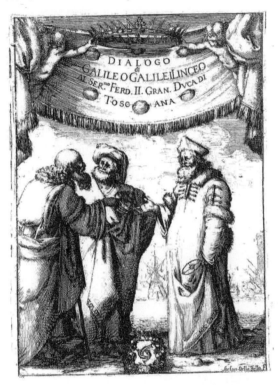

圖2.8 伽利略的《關於托勒密和哥白尼兩大世界體系的對話》

笛卡爾是卓越的數學家和自然科學家，但他最突出的貢獻是哲學，他被認作是現代哲學的奠基人。他在1634年寫出他的重要著作《論世界》，支持哥白尼的學說。由於伽利略在1633年被判罪，而不得不雪藏，直到他去世後十四年的1664年才出版。

笛卡爾建立了一個完整的新的思想體系。現代人評價他：

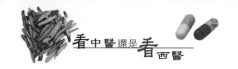

「從亞里士多德以來尚未有過，這是科學進步引起的新的自信的信號，他的著作所帶來的新鮮氣息是自柏拉圖以來任何一個卓有成就的哲學家所不可比擬的。」

在二十三歲時，笛卡爾經歷了一個富有啟示的幻象，塑造了他的整個一生。當他經過幾個小時聚精會神系統地溫習所有他曾積累的知識時，突然閃現一種直覺的景象：使所有知識得以統一的「巨大的科學基礎，……這將是一個總體解決所有量的、連續的或不連續的問題的全新的科學」。在他的幻象中，笛卡爾明白將如何去完成他的計劃。他看到有一種方法可以結合所有自然科學，而且他有絕對把握，他有像數學這樣可以確定自身的首要原理的科學基礎。

笛卡爾的哲學理論是建立在經驗主義的、十分肯定的科學知識之上的。笛卡爾的思想已經成為當今西方文化的典型，不管是科學家還是非科學家，都被教育認為只有科學的方法才是理解宇宙的唯一方法。笛卡爾的思想方法和自然觀已經影響現代科學的所有分支。當然，這是非常有用的，這種方法把思想或問題分成

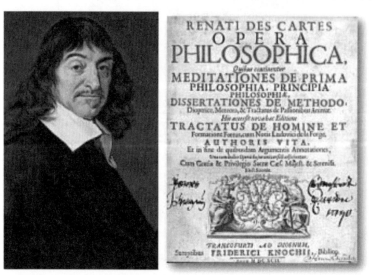

圖2.9 笛卡爾和他的哲學著術，他對世界的兩大分類影響中國的大多數人

028

各個碎片，然後排出他們的邏輯秩序，這種理性方法可能是笛卡爾對科學最大的貢獻，是當今科學思想的基本特徵，對科學理論和複雜的技術工程的發展是極其有效的，也使美國航天局有可能把人送上月亮。

可是從另一方面來看，過分強調笛卡爾的方法導致了負效應，我們的整體思想和我們的學術理論分裂成碎片，科學中的簡化論態度滿天飛，對某種複雜現象的各個方面的理解，被簡化到他們的各個微細的組成部分。二十世紀的物理學，尤其在量子力學領域已經對我們顯示了在科學中沒有絕對真理。我們所有的概念和理論都是受限制的和近似的。

笛卡爾有一句名言：我思故我在（拉丁文：Cogito, ergo sum. 英文：I think, therefore I exist.）。說明他認為：精神（mind）比物質（matter）更重要，而且他也由此得出精神與物質是分離的，而且是基本不同的。笛卡爾由此斷言：「在屬於精神的身體的概念中一無所有，而屬於身體的精神中亦一無所有。」

笛卡爾對精神與物質的區分不但在西方思想家中造成巨大的影響，馬克思主義就是以這兩者孰先孰後將所有意識形態區分為唯物主義與唯心主義兩大陣營；從而也對中國當今社會思想界和學術界起著不可估量的影響，因為1949年以來，一直是中國大陸思想的重要基礎。實際上，世界的複雜性，是無法僅用物質與精神來包括所有內容的。

笛卡爾在《沉思》（Meditations 1641）和《論人》（Treatise on Man 1664）兩書中提出的五個人類最為關心的問題：

（1）人的心理與神經系統是否可以分開研究？
（2）何種範圍內心理狀態可以還原為神經生理狀態？
（3）何種範圍內心理學的發現可以還原為神經生理學發現？
（4）精神狀態和腦的特別結構之間有何關聯？
（5）精神狀態的科學之立場是什麼？

笛卡爾在三百多年前提出的這些問題使我們現在讀起來還回

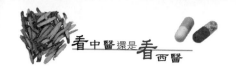

味無窮，難以解答。笛卡爾把生命與有機體看作一台機器，可以分離組合，沒有什麼不同。這種簡化論雖然是難以接受的，不過他的科學方法足以令後來的人發現他的錯誤！

真正實現笛卡爾的夢想並完成科學革命的是伊薩克·牛頓（Issac Newton,1642～1727）。用他自己的話說：「如果我比別人看得近些，那是因為我站在巨人們的肩上。」這些巨人，就是哥白尼、開普勒、培根、伽利略和笛卡爾。

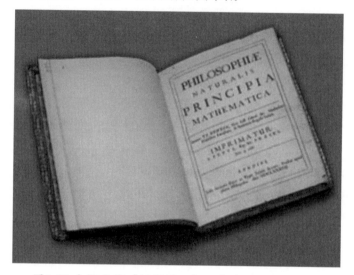

圖2.10 牛頓名著《哲學原理》，書中的哲學指的是自然科學，內容是用數學來闡述天文學

牛頓的機械主義把所有的物理現象都簡化成物質粒子的運動。這種運動由多向引力產生。在粒子或任何物質力的效果被牛頓以運動的等式，即古典機械主義的形成基礎，以數學化描述。按照物質運動定律，可以測定並觀察物質世界的所有改變。牛頓認為，上帝創造了最初的物質粒子，他們之間的引力，以及運動的基本定律。整個宇宙就像一台機器，按照無數的定律，始終不停地運動。

恩格斯評價說：「科學還深深地禁錮在神學之中。它到處尋找，並且找到一種不能以自然界本身說明的外來的推動力作為最

後的原因。如果牛頓所誇張的命名為萬有引力的吸引被當作物質的本質的特性，那麼首先造成行星軌道的未被說明的切線力是從哪裡來的呢？植物和動物的無數的種是如何產生的呢？而早已確證並非自古就存在的人類最初是如何產生的呢？對於這樣的問題，自然科學常常以萬物的創造者對此負責來回答。哥白尼在這一時期的開端給神學寫了挑戰書；牛頓卻以關於神的第一次推動假設結束了這個時期。」（注五）

雖然恩格斯批評牛頓沒有走出神學，但笛卡爾－牛頓的機械主義思想奠定了當今科學的基礎。

4. 科學的特徵

從以上我們討論的科學的定義和科學的起源，以及前一章我們介紹的四位科學史上的偉人們學術觀點的發展來看，我們可以發現在中國大陸的各個領域對科學的理解，或多或少都與西方文化對科學的看法不盡相同。

既然科學這個詞來自西方，科學起源於西方，而且我們現在要討論看中醫還是看西醫，又涉及到西方的文化和科學，所以，我們有必要再對科學進行更加仔細的分析和理解。

綜合以上討論的有關科學的各方面的事實和過程，我們可以發現西方的科學觀有如下特徵：

（1）首先，科學是與神學相對立的。科學否認存在比人更高的智慧。但是，值得一提的是，從事科學研究的人很可能信仰存在比人更高的智慧。幾乎所有的早期科學家都同時信仰上帝或更高智慧。

（2）科學是以人可以看見的事實為基礎的，或者說是有形的。因此，隨著人可以利用的工具越是發展，對自然界的觀察和感受越是深入和敏感，所涉及的領域也就越多。就像顯微鏡的發現，為人類打開了微觀世界。

注：5 恩格斯.自然辯證法.馬克思恩格斯選集.第三卷.北京人民出版社.1972.444-573

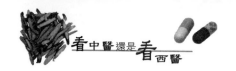

（3）由於人們對外界的認識是不斷發展的，可能不斷修正過去的看法。所以，科學是個不斷證「偽」的過程，而不是證「明」或證「實」的過程。只有證偽才肯定是正確的，而證明或證實可能會因此更進一步地認識而發現前面的理論是錯誤的或不足的。就像我們在上一章中討論的科學史上的四大偉人時，雖然都曾經一度正確無比，但後來都發現他們理論有所不足一樣。

（4）所以，科學存在一定的限制，因不同的限制條件，不同的時空背景，也就區分出不同的領域。

（5）科學在上述的限制的條件下，可以反覆還原和複製。

5. 形而上者謂之道

定義了科學，知道了科學的特徵，我們就容易知道什麼不是科學。

科學是無神論的。

科學是有形的，看得見，摸得著的，雖然可能要藉助於工具。

科學是來自西方的詞彙，中國傳統文化中，除了《周禮·大學》中的格物致知以外，還是什麼詞彙與西方的科學一詞相近似呢？《周禮》是中國古代最為著名的一部書，是孔夫子編纂的六經之一，是周朝的崗位責任制度的重要法典。《周禮·大學》後來又成為四書之一，每一個讀書人必讀，而其所闡述的這一段儒學名言，又是儒者進階之根本：格物、致知、誠意、正心、修身、齊家、治國、平天下。這裡不妨摘錄如下：

古之欲明明德於天下者，先治共國；欲治其國者，先齊其家；欲齊其家者，先修其身；欲修其身者，先正其心；欲正其心者，先誠其意；欲誠其意者，先致其知；致知在格物。物格而知至，知至而意誠，意誠而心正，心正而身修，身修而家齊，家齊而國治，國治而天下平。

我們從《易經》中或許能夠發現更為貼近科學一詞的詞彙。《易經・繫辭》說：形而上者謂之道；形而下者謂之器；化而裁之謂之變；推而行之謂之通；舉而錯之天下之民，謂之事業。

　　這段話不太好理解，但我想，在中國具有中學以上文化的人，對前面三個字「形而上」都是熟得不能再熟的。形而上學就是從這裡來的。我的老師，沒有一個告訴我這三個字的出處，雖然一學起政治課或者哲學課，總是拿形而上學作為辯證法的對立面批判。而辯證法教給我們更多的負面作用是永遠正確的詭辯法。

　　很多中醫都認為自己是辯證法的高手，至少認為中醫是辨證的。可是中醫的辨證與辯證法的辯證其實是兩回事，不僅僅是兩個字的書寫不同。由於我們的政治課或者哲學課，都高高舉起辯證法的大旗，馬克思主義被認作是唯物辯證法，於是辯證法的對立面，都是錯誤的、反動的。傳統中醫自然是好的，因此，當然是辯證法！或者應當是辯證法。

　　但是，根據《易經・繫辭》上的這一句話，真正的好的中醫應當是「形而上」的。我們先看看國學大師南懷謹先生對這段話的解釋：在形器之上，無形體度量，抽象不可形而為萬物，所共由者，就叫做「道」；在形體之下，有形體可尋，是具體之物，就叫做「器」；將形上之道、形下之器，變化而裁制之以致用，就叫做「變」；推而發揮之，擴充之以實行於天下，謂之「通」；舉而設施安置於天下的百姓，就叫做「事業」。

　　從字面上看，我們發現當年以形而上學來翻譯西方哲學似乎有所不妥。據說古希臘的一位學者給亞里士多德的一部著作起的名字，其英文書名是：metaphysics，意思是：物理學之上。Physics 英文是物理學，meta 作為前綴詞，有超、玄、元之意。笛卡兒的《第一哲學沉思錄》（Meditations on First Philosophy）也曾譯為《形而上學沉思錄》。

　　根據上述《易經》，有五個重要的詞彙：道、器、變、通和事業。

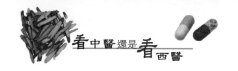

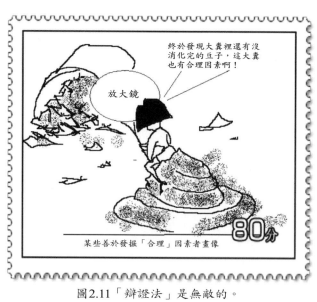

圖2.11「辯證法」是無敵的。

從第一句講到「道」的字面上看，形而上學應當是道學。《易經》也說：一陰一陽謂之道。而一陰一陽正是傳統中醫的核心。這也可以看作是辯證法的第一定律：事物都具有其對立的二面；對立面互為依賴，相輔相成。

從第二句講到「器」的字面上看，器為有形之物，因此，如果有「器學」一詞，可能是最接近於「科學」一詞的本意了。至少以「形而上學」一詞來翻譯 metaphysics 的那位前輩是這麼想的。

第三句講「變」，以形而上的道和形而下的器的理論綜合來發揮，我想這是辯證法的另外二個定律：量變引起質變和否定之否定。變、否定是辯證法的核心，也是中醫辨證的基礎。不僅需要形而上的道學理論，也需要形而下的器學知識。

第四句講「通」，是指理論的應用；而能夠造福於百姓，那才是第五句所說的「事業」。

《易經》這一段論述的五個層次，就講了道（哲）學、器（科）學、變（方法）學、通（應用）學，以及這一切的一切的

最終目的是「事業」，是要造福民生，否則就是不務正業！

6. 李約瑟難題

　　1915年，中國學者任鴻雋在中國最早的科學雜誌《科學》第一卷第一期發表文章：《說中國無科學之原因》。1931年，西方學者魏特夫發表文章《為何中國沒有產生自然科學？》。這些都是英國學者李約瑟（Joseph Terence Montgomery Needham, 1900～1995）對中國科技史研究的先聲。

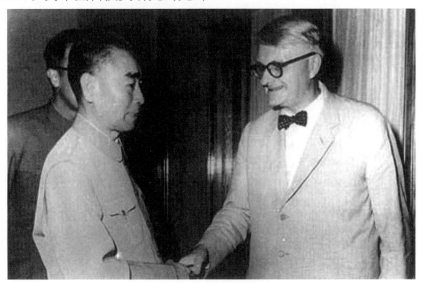

圖2.12 周恩來總理會見李約瑟

　　1937年，後來成為李約瑟研究夥伴和第二任妻子的魯桂珍（1904～1991）向李約瑟介紹中國悠久的科學發明和醫藥學，給身處「西方中心論」環境中的李約瑟帶來很大的心靈震動，使他感覺中國文明在科學技術史中曾起過從來沒被認識到的巨大作用。從此之後，李約瑟立志研究中國科學技術史，以至他對中國古代的科學技術進行了當時連中國人也少有進行的系統研究。

　　在對中國科學技術史進行研究的過程中，李約瑟提出：儘管

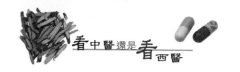
中國古代對人類科技發展做出了很多重要貢獻，但為什麼科學和工業革命沒有在近代的中國發生？這個問題後來被學者稱作「李約瑟難題」或者「李約瑟問題」。

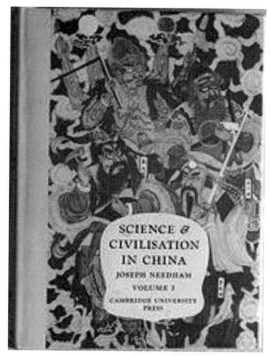

圖2.13 李約瑟：《中國的科學與文明》第三卷封面

李約瑟難題無疑是李氏研究中國科學技術史的中心論題。他個人見解是：自中國實現首次統一後，沒有產生諸如腓尼基人和希臘人早期的城邦和現代城市，沒有要為生存而互相競爭的環境，因此長久沒有發展了。「封建官僚制度」的政府實行中央指導性政策，所謂「封建」是指中央集權，所謂「官僚」是指皇帝直接管理官員，地方行政只對朝廷負責。官僚思想深刻地滲透到整個中國人的複雜思想中，甚至在民間傳說中，也充滿這種思想。科舉制度更是助長了這種「封建官僚制度」。

現任李約瑟研究所所長古克禮轉述了李約瑟臨終前的觀點：「李約瑟先生透過他多年來對中國以及中國人的了解，他確信中

國能夠再度崛起，一個擁有如此偉大的文化的國家，一個擁有如此偉大的人民的國家，必將對世界文明再次做出偉大貢獻。」

李約瑟從西方文明的角度，以自己首先是生物化學學者的方法研究中國古代的科學技術，他曾經擔任聯合國教科文組織自然科學部的第一位部長，說明他的研究受到學術界的廣泛承認。請注意，李約瑟強調的是中國古代的科學，用的是 science 一詞（見圖2.13）。他本來只想寫一部中國的科學史的，後來成為七部，具體分為：

第一卷　導論／入門方針（Introductory Orientations）李約瑟著，王鈴協助；1954

第二卷　科學思想史（History of Scientific Thought）李約瑟著，王鈴協助；1956

第三卷　數學、天學和地學／數學與天地的科學（Mathematics and the Sciences of the Heavens and Earth）李約瑟著，王鈴協助；1959

第四卷　物理學及相關技術／物理與物理科技（Physics and Physical Technology）

第一分冊　物理學　李約瑟著，王鈴協助，羅賓遜（K.G.Robinson）部分特別貢獻；1962

第二分冊　機械工程　李約瑟著，王鈴協助；1965

第三分冊　土木工程和航海（包括水利工程）　李約瑟著，王鈴、魯桂珍協作，黃仁宇部分貢獻；1971

第五卷　化學及相關技術／化學與化學科技（Chemistry and Chemical Technology）

第一分冊　紙和印刷　錢存訓著；1985

第二分冊　煉丹術的發現和發明：點金術和長生術　李約瑟著，魯桂珍協作；1974

第三分冊　煉丹術的發現和發明（續）：從長生不老藥到合成胰島素的歷史考察　李約瑟著，何丙郁、魯桂珍協作；1976

第四分冊　煉丹術的發現和發明（續）：器具、理論和中外比較

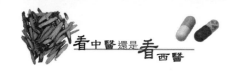

李約瑟著，魯桂珍協作，席文部分貢獻；1978

　　第五分冊　煉丹術的發現和發明（續）：內丹　李約瑟著，魯桂珍協作；1983

　　第六分冊　軍事技術：投射器和攻守城技術　葉山（Robin D.S. Yates）著，石施道（K.Gawlikowski）、麥克尤恩（E.McEwen）和王鈴協作；1995

　　第七分冊　火藥的史詩　李約瑟著，何丙郁、魯桂珍、王鈴協作；1987

　　第八分冊　軍事技術：射擊武器和騎兵

　　第九分冊　紡織技術：紡紗　庫恩（Dieter Kuhn）著；1987

　　第十分冊　紡織技術：織布和織機

　　第十一分冊　非鐵金屬冶煉術

　　第十二分冊　冶鐵和採礦

　　第十三分冊　採礦　Peter J.Golas著；1999

　　第十四分冊　鹽業、墨、漆、顏料、染料和膠粘劑

　　第六卷　生物學及相關技術／生物與生物科技（Biology and Biological Technology）

　　第一分冊　植物學　李約瑟著，魯桂珍協作，黃興宗部分特別貢獻；1986

　　第二分冊　農業　白馥蘭（Francesca Bray）著，1988

　　第三分冊　畜牧業、漁業、農產品加工和林業　丹尼爾斯（C. A. Daniels）和孟席斯（N. K. Menzies）著；1996

　　第四分冊　園藝和植物技術（植物學續編）

　　第五分冊　動物學

　　第六分冊　營養學和發酵技術

　　第七至十分冊　解剖學、生理學、醫學和藥學

　　第七卷　社會背景（The Social Background）

　　第一分冊　初步的思考

　　第二分冊　經濟結構

　　第三分冊　語言與邏輯（現已調整為第一分冊）　哈布斯邁耶（C.

Harbsmeier）著：1998

　　第四分冊　政治制度與思想體系、總的結論

　　之所以不費篇章地寫他們出來，是想說明古代中國的科學已經到了相當的程度。特別值得提醒的是，請讀者注意到與傳統中醫有關的「第七至十分冊　解剖學、生理學、醫學和藥學」，一共佔了四個分冊，足見其份量。

　　綜上所述，傳統中醫是否是科學這個問題，答案已經非常明確了。

7. 玄學、偽科學和傳統中醫

　　玄學是中國古代的一個名詞，主要產生於魏晉時代。原指對《老子》、《莊子》和《周易》的研究和解說。現在玄學的內涵被擴充，包括了傳統術數、占卜、算命、風水、擇日、姓名學等等，這些皆源於道家和陰陽家的學說，是中國傳統文化的一部分。（注六）

　　「玄學」一詞被譯成英文，與「形而上學」用的是同一個詞，metaphysics。按照我們教科書上所說，形而上學是指用孤立、靜止、片面、表面的觀點去看待事物。而實際上《老子》、《莊子》和《周易》卻恰恰是講變化，恰恰不是教科書上對形而上學的那種解釋。

　　傳統中醫是中國傳統文化的一部分，但絕對不是批評他是玄學者所認為的那種孤立、靜止、片面、表面的觀點去看待事物，傳統中醫講陰陽、講辨證，恰恰是講變化。這些變化又是根據有形的、形而下的天文、地理、氣象等等而來的，我們在後面將詳細討論。因此，傳統中醫不是玄學。

　　偽科學在中文裡是個貶義詞，而在英文裡則是一個中性詞，Pseudosciences，在科學一詞前綴了"Pseudo"，是副、旁的意思，

注：6 http://zh/wikipedia.org/wiki/%E7%8E%84%E5%AD%A6

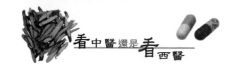

不存在批判的味道。這個詞如果翻譯成中文為副科學、旁科學，可能少一點鬥爭和貶義的意思。

目前，眾所公認的偽科學有六大類：星相學、數命學、顱相學、掌紋學、筆跡相學及超心理學，均與人的生死存亡、事業成就、性格興趣緊密相關。偽科學與科學似乎是攣生兄弟，非常相似，他們的異同如下：

（1）學科領域

每一個偽科學都有幾乎相應的一門甚至數門嚴謹的科學：星相學——天文學，數命學——數學，掌紋學——解剖學、皮膚病學、診斷學，顱相學——神經解剖學，筆跡相學——筆跡學，超心理學——心理學、行為學，風水學——環境學、建築學。

（2）起源

從起源上看，偽科學幾乎都早於科學。恩格斯認為自然科學最早起源於天文學，因為原始祖先必須了解天文、季節、氣象以種植收獲。由於天文必須藉助數學才能發展，於是開始了數學研

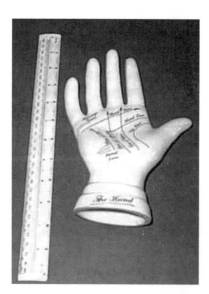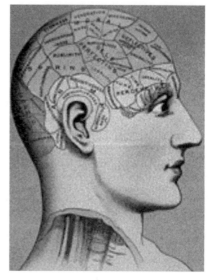

圖2.14 顱相學和掌紋學都是偽科學，但科學家仍然保存愛因斯坦的大腦，據說有所發現；而掌紋變化的內容已經進入西方體格診斷學教科書。

究。而農業、手工業、建築業的發展，還有以後的航海與戰爭，力學也因需要而發展起來。最終，科學與偽科學分道揚鑣。

（3）結構

偽科學結構鬆散，捕風捉影，龐雜紛亂；科學體系嚴謹緊密，其理論普遍適應，其實驗可還原成立。

（4）目標

偽科學最終而且直接目標是個體的生死、健康、命運，似乎與個體存在息息相關；科學是自然規律，不在意與個體的命運關係，只注意其特定條件下的客觀規律。

（5）研究方法

偽科學：觀察，假設，推理，立論，闡述，證明，不可複製還原；科學：觀察，演繹，歸納，統計，證明，複製，還原，最終立論，假設。科學通過概念、範疇來反映事物的共性，並在實際工作中得以重複反證，從而求得事物或自然過程的客觀規律。

我們看到，偽科學的產生是人類了解、征服自然過程中的一個必然階段，只要還有科學所不能證明或解決的現象及問題，偽科學就將存在。對偽科學不能一味謾罵嘲諷，要用科學的態度證偽或證實。

法國著名的研究巫術史的學者弗雷澤在其名著《金枝》中說：「說到底，巫術、宗教和科學都不過是思想的論說，科學取代了在它之前的巫術與宗教，今後它本身也可能被更加圓滿的假說所更替……。」

8. 第三類科學

傳統中醫和現代醫學一樣，都有一個發展完善的階段，而且二者都仍然在發展完善之中，所以，他們的不足之處，只是人類對自然界的一個認識過程，無須指責。

許多科學家嘲笑譏諷那些無法觀察、重複、求證的思想、儀式和過程為迷信或巫術。實際上，即使不同學科和不同的科學

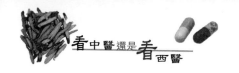

家,看法亦有不同,比如,可以將各門學科分做如下三個等級或三種類型。

第一類,嚴謹的科學,這就是數學。$1+1=2$,自古不變,數字的等式,不須任何附加條件,在各種情況和條件下,總是如此。三百多年前,伽利略提出要用數學和幾何學來表達自然現象,所以被奉為科學之鼻祖。但請注意,科學尚未誕生之前很久,數學已經誕生!

第二類,一定條件下的科學,諸如物理學、化學等等,這些科學必須符合一定的條件,比如溫度、濕度、密度、空氣狀態等,才能夠列出等式,一旦這些條件變換,等式就不成立。$H_2O=2H^++O^-$這是水。在大於$100℃$,大氣壓為1的條件下為氣態,小於$100℃$為液態,小於$0℃$為固態,電離時為H^+和O^-。如果這些附加條件太多,相互影響,無法確定,更無法列出等式,就只好把這門科學歸納到下一類之中。

第三類,無法確定附加條件,亦無法以等式來表達的科學。這類科學中最典型的就是醫學,甚至有人不想把它列為科學。而現代醫學科學已經承認醫學包括生理、心理和社會學的特色,臨床醫學科學中只有很少部分不是以「可能」來闡述的。

我們知道醫學不僅有其生物學的特性,還有心理學和社會學的特性。目前,我們對生物學尚有許多不甚了了,對心理學和社會學就存在更多無法確定的元素,足以說明醫學作為科學,其精確性與準確度無法與物理學和化學相比,更無法與數學相比。

1977年,恩格爾在美國著名的《科學》雜誌上提出醫學是一種生物學-心理學-社會學的模式(biopsychosocial model)[注七],很快就被學者們接受。值得注意的是,心理學和社會學都是人文科學的重要分支。

1998年3月27日,《科學》刊登了美國科學促進會(American Association for the Advancement of Science)主席為該學會成立150周年的紀念文章,並對下一世紀進行展望。文章指出以下幾點[注八]:

（1）科學已經不再是個別的專業精華人物的特別活動；

（2）人類不僅是生物學的而且還是文化的物種；

（3）進化使人類成功地令生存環境漸漸地、極度地適應於自身的存在，這與人類存在的意義恰恰相反，是十分危險的；

（4）我們需要將自然科學與人文科學整合在一起探索生命。

文章認為：「自然科學家與人文學家一直是在兩條無法交融，而且也人為地拒絕匯合的道路上孤獨地蹣跚行走，可是他們卻是在尋找同一個目標。」

既然自然科學與人文科學都應當整合在一起探索生命，傳統中醫與現代醫學又有什麼不可以結合在一起的呢？也許有一天我們會發現，各個學科不過都是盲人摸象，各執己見！

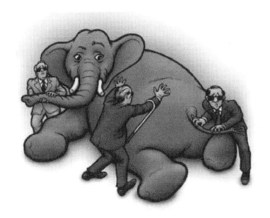

圖2.15 盲人摸象，各執己見！

注：7 Engel GL.The need for a new medical model:a challenge for biomedicine. Seience.1977 Apr 8:196（4286）:129-36

8 Wilson EO. Integrated Science and the Coming Century of the Environment. [J] Science, 1998, 7Mar.,4028-4029.

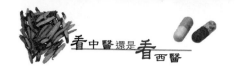

第三章　什麼是中醫

1. 傳統中醫在當代世界醫學中的位置

　　如何定義傳統中醫，請讀維基百科全書的解釋[注一]：

　　中醫學（Traditional Chinese Medicine，簡稱TCM），是以中醫藥理論與實踐經驗為主體，研究人類生命活動中健康與疾病轉化規律及其預防、診斷、治療、康復和保健的綜合性科學。中醫學屬於全世界醫療體系中傳統醫學（traditional medicine）的一支，至今已有數千年的歷史。

　　中國醫學體系的傳統醫學，包括了中國漢族為主體的中醫學（日本、朝鮮與台灣亦有稱漢醫）、日本的漢方醫學、朝鮮半島的東醫學（即今日韓國的韓醫學，朝鮮的高麗醫學）。中醫學以中國哲學中的陰陽五行作為理論基礎，通過望、聞、問、切四診合參的方法，探求病因、病性、病位，分析病機及人體內五臟六腑、經絡關節、氣血津液的變化，判斷邪正消長，進而得出病名，歸納出證型，以辨證論治原則，制定「汗、吐、下、和、溫、清、補、消」等治法，使用中藥、針灸、推拿、按摩、拔罐、刮痧、氣功、食療、音療等多種治療手段，使人體達到陰陽調和而康復。

　　日本十餘年前召開過東洋醫學大會，當時的國家中醫管理局領導人帶隊前往祝賀，至今還聽得有人罵其漢奸，認為是中國傳統醫學的恥辱。

　　中醫具有完整的理論體系，其獨特之處，在於天人合一的整體觀及辨證論治。

　　在現今世界的醫療體系中，中醫學被歸類為替代醫學（Complementary and alternative medicine, CAM）中的一支而受到

注：1 http://zh.wikipedia.org/wiki/中醫

重視。世界衛生組織（WHO）在2002年5月26日發表「2002-2005年傳統醫藥研究全球策略」，邀請全球一百八十餘國將替代醫學納入該國的醫療政策。但是，讀者一定要注意，替代醫學幾乎包括各個民族的傳統醫學，中醫只是其中之一。

2002年，美國國家衛生統計中心統計了在過去的十二個月內，有一半以上的大於十八歲的成年人，進行過替代醫學的治療（見圖3.1）。統計中所包括的替代醫療包括二十七種類型：

針灸、順勢療法（homeopathic treatment）、阿育吠陀（印度草醫學ayurveda）、物理療法（naturopathy）、螯療（chelation therapy）、民間醫學（folk medicine）、非維生素、非礦物質等天然產品（nonvitamin, nonmineral, and natural products）、六類基礎飲食治療（diet-based therapies）、大劑量維生素治療（megavitamin therapy）、脊椎指壓治療法（chiropractic care）；按摩（massage）、生物反饋（biofeedback）、冥想（meditation）、指導性塑造（guided imagery）、進行性放鬆（progressive relaxation）、深呼吸鍛鍊（deep-breathing exercises）、催眠（hypnosis）、瑜珈（yoga）、太極（tai chi）、氣功（qi gong）、為健康祈禱（prayer for health reasons）和能量恢復治療（energy healing therapy/Reiki）。調查對對象可能報告參與多種類型的治療。

在所有這些替代療法中，為健康祈禱的比例最高，其次就是

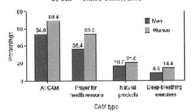

圖3.1 2002年，美國家衛生統計中心對利用替代醫學的統計

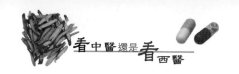

天然產品（即草本植物或者草藥）、以及深呼吸鍛鍊。女性在各種治療中均高於男性（見圖3.1）。（注二）

值得注意的是，沒有提及中醫，只有針灸、按摩、太極、氣功可以是傳統中醫的分支，但又可以是其他民族或國家的發展、利用。比如針灸，國外利用中醫的經絡和穴位，代替針刺的方式和方法多種多樣，按摩和氣功也可以是其他民族或國家的治療方法。反過來，在健康祈禱（祝由）、飲食治療、天然產品、冥想和深呼吸鍛鍊中也可以從傳統中醫中找到相似的內容。

由當前現代化程度最高的美國民眾對替代療法的態度，可以一孔以窺中醫在世界醫療中的地位。

反過來，美國民眾對西醫或當代醫學的態度我們也可略知一二，如果西醫能夠解決他們的問題，為什麼還有這麼多人尋找替代醫學。可見，西醫仍然有許多不能解決的問題。

2. 斯人讀三墳五典

清朝初年有個才子，就是非常有名的袁枚——袁子才。他的詩詞是性靈派，主張隨口吟詩，不加修飾，有思想、有靈性、有感情，不要那麼古板。他考取進士，做了兩任縣官，四十多歲就辭官不做了。風流倜儻，獨往獨來。他在南京買下據說是《紅樓夢》小說中的大觀園，命名為隨園。他的《隨園詩話》，名滿天下。他在隨園門口掛了一副對子，賣弄自己的文采：

此地有崇山峻嶺茂林修竹，
斯人讀三墳五典八索九丘。

上聯是王羲之《蘭亭序》中的名句，家有園林，如此描述也就罷了。可下聯就不得了了。下聯出自《左傳·昭公十二年》，記楚靈王稱讚左史倚相：「是良史也，子善視之，是能讀《三

注：2 http://www.cdc.gov/nchs/data/ad/ad343.pdf.

046

墳》、《五典》、《八索》、《九丘》。」

　　好傢伙，中國向來文人相輕，豈能容你獨占花魁。馬上就有人登門求見，不為別的，要借《三墳》、《五典》、《八索》、《九丘》。袁枚這才知道牛皮吹大了，一聲不響地取下對聯。

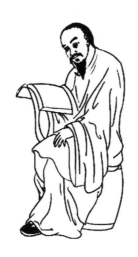

圖3.2 袁枚讀書圖

　　魯昭公十二年是西元前530年，到漢代，就基本上沒有人讀過《三墳》、《五典》、《八索》、《九丘》，他們是些什麼書也是眾說紛紜。在最早記錄古書目錄的《漢書》《後漢書》裡都沒有提及這些書。

　　據說是孔子撰寫的《尚書序》則稱：「伏犧（羲）、神農、黃帝之書，謂之《三墳》，言大道也。少昊、顓頊、高辛（嚳）、唐（堯）、虞（舜）之書，謂之《五典》，言常道也。至於夏、商、周之書，雖設教不倫，雅浩奧義，其歸一揆，是故歷代寶之，以為大訓。八卦之說，謂之《八索》，求其義也。九州之誌，謂之《九丘》；丘，聚也，言九州所有，土地所生，風氣所宜，皆聚此書也。」

　　唐代孔穎達解釋說，《三墳》講的是三皇的事，其道理至高至大；《五典》講五帝的事，其道理百代不變。

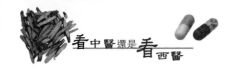

是知「墳」有大的意思，「典」有常的意思，「索」有求的意思，「丘」有聚的意思。

伏羲、神農、黃帝寫的《三墳》是什麼，現存的可以與這三皇掛鉤的書只有《易經》、《黃帝內經》和《神農本草經》。

3. 對生命重視是中國傳統文化的淵源

《易經》傳說是伏羲所作，中國傳統文化的第一部書。從表面上看是一部占卜之書，但卻也是一部哲學之書，中國傳統文化的任一分支，幾乎都從《易經》中汲取營養。

《易經》以天象地形確定尊卑貴賤之變化，以動靜萬物判斷剛柔吉凶，然後得性命之理。表象是占卜預測之學，內涵是表述個人在世間生存之道理，但這種生存之道是抽象的，讀者需要透過卦象和象辭表面詞語表達來體會天人合一的深刻的內在內容。

[64卦圖表]

圖3.3 《易經》64卦圖，請注意排列的數學基礎（詳見第八章）

二千五百多年前，當孔夫子把中國傳統文化的重要著作編纂

為六部經書時，就把它列為六經之首。可見《易經》在中國文化中的重要性。唐朝著名醫生孫思邈在《千金方》中就說：「不知道《易經》的人，就不足以和他討論醫學之大道。」

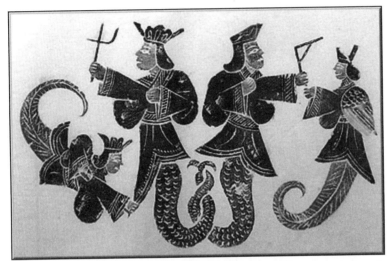

圖3.4 傳說首畫八卦的是中國最初的首領伏羲，人面蛇身。女性始祖是女媧。他們手裡拿的是什麼呢？

《黃帝內經》是中國傳統醫學中最古老的一部集中國原始先民醫學思想之大成者，分有《素問》和《靈樞》兩部。在中國傳統醫學經典中，尤其是作為中國傳統文化中最為古老的著作之一，《黃帝內經》把天人合一的思想發揮得淋漓盡致。

《黃帝內經》已經沒有《易經》中的占卜與預測，沒有抽象的卦象和象辭，表述的幾乎全是實實在在的、真真確確的現實存在，包括天文、地理、季節、氣候、人體、血脈、經絡、生理、心理、病理和治療，不但開創奠定了今天依然風行於世界的中國傳統醫學，而且中國傳統的天文學、地理學、曆算學、風水學、節氣學、相面學……都能在其中找到古老經典學說。如果說《易經》是中國傳統文化中一部抽象的核心理論著作，《黃帝內經》就是一部可以在現實生活中，實在可行的基礎理論應用著作。

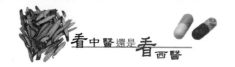

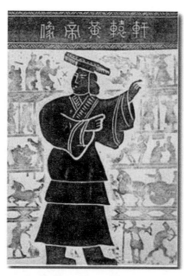

圖3.5 軒轅黃帝是漢人指認的直系祖先,所以道貌岸然,沒有奇容

《神農本草經》表述了自然界中可以用來治療疾病的物體,也就是我們現在常說的藥物。《神農本草經》是全世界最早出現的綜合論述藥物性質的專著。為眾生百姓生老病死的治療,提供了一部可以通用的標準藥物手冊。

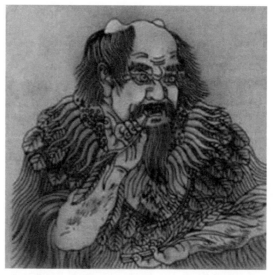

圖3.6 傳說神農嘗百草,一日中70毒。請注意他頭上長角。

由上可知，古人之所以把《易經》、《黃帝內經》和《神農
本草經》尊為《三墳》，不應當僅僅簡單地看作是由於上古三皇
五帝傳說中的伏羲畫八卦，神農嘗百草和黃帝著《內經》，而應
當看到這三部書為炎黃子孫記載和傳授了原始先民的生活經驗，
講述和傳授了人在自然界和現實社會中，應當如何健康地生存。

　　這可能是中國傳統文化與其他文明的重要區別之一。

　　古希臘羅馬最著名、最古老的著作當推荷馬的《伊里亞德》
和《奧德賽》，說的是眾神和英雄們為了愛情和女人的征戰。

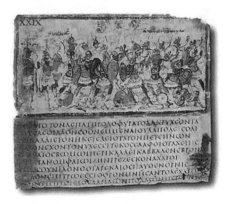

圖3.7 荷馬史詩《伊里亞德》殘頁。為了女人的戰爭。

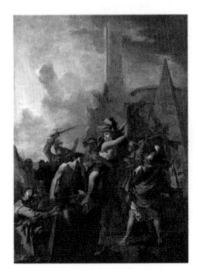

圖3.8 荷馬史詩起自一顆
神秘的金蘋果，應當由最美者
獲得。天后、智慧女神和美神
都說自己最美，請得人間王子
巴里斯來做裁判。美神承諾如
果巴里斯選擇她，她將協助他
獲得美女海倫。美神得到金蘋
果並兌現諾言。於是，引發十
年特洛伊戰爭。神們分成兩
派，支持凡人的戰爭，神與人
具有各種同樣的優缺點。

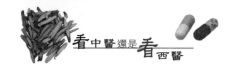

　　古印度最古老的著作《吠陀本集》，是雅利安人定居印度河流域以後，開始對大自然的神秘作系統的思考，逐漸在原始神話的基礎上形成具有哲學意味和神學意味的世界觀，記錄和表達了對知識、理解和悟性的追求等。印度最古老的史詩《摩訶婆羅多》和《羅摩衍那》則更多地描述了戰爭與死亡，在世界文學史上的地位，相當於荷馬史詩。相比之下，同樣都是神、英雄和戰爭，但是少了點愛情的描述，更多了對生命與死亡的思考。

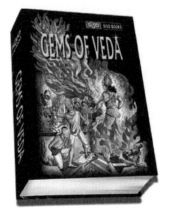

圖3.9 《吠陀本集》（英譯本）。
對神和大自然的思考。

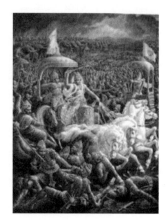

圖3.10 《摩訶婆羅多》的
戰爭場景。

　　古代中國的三部重要著作則是與民生存的重要著作。我們也許可以從一種新的角度來理解這三部中國最古老的著作。《易經》的卦、象、彖、爻、辭似乎是抽象的預測，但是卻是原始先民的行為舉止的規範。《黃帝內經》以天人合一的理論，追究人類健康的法則，以治未病為最高目標，又是救死扶傷最為實際的指導，至今是傳統中醫最重要的著作。而《神農本草經》根本就是部藥典，在行為規範和治未病都不能保證健康後，以草、木、石為藥，來做最後的挽救。可以說在上古時代是全世界獨一無二的。同時也足見中國先民對生命和生活的態度，對人生命的重視是中國傳統文化的重要發源。

　　試問今天，傳統中醫已經走向世界，但還有幾個人認真學習

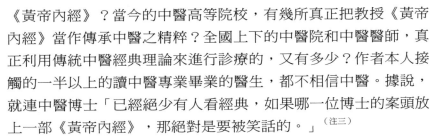

《黃帝內經》？當今的中醫高等院校，有幾所真正把教授《黃帝內經》當作傳承中醫之精粹？全國上下的中醫院和中醫醫師，真正利用傳統中醫經典理論來進行診療的，又有多少？作者本人接觸的一半以上的讀中醫專業畢業的醫生，都不相信中醫。據說，就連中醫博士「已經絕少有人看經典，如果哪一位博士的案頭放上一部《黃帝內經》，那絕對是要被笑話的。」（注三）

　　《黃帝內經》所描述的經絡走向和穴位，在現代化高科技的今天，仍然是看它不見，摸它不著，測它不出，可是，仍然適用。最為現代化的、對執業行醫也最為嚴格的美國，已經有絕大多數的州允許針灸正式開業，有許多州還納入醫療保障範圍。

4. 不是整體論，更說天人觀

　　當代很多人都說中醫是整體論。下面是從一個中醫教育網站上摘錄下來的觀點：

> 中醫歷來以整體論看待人體，而西醫則傾向於還原論。
>
> 中醫學認為人體是一個有機的整體，人體的形體組織及五官九竅都可納入以五臟為中心的藏象系統，通過經絡的聯繫，把人體所有的臟腑、器官、孔竅及皮肉筋骨等組織連接成一個統一的整體，氣血津液得以運行暢通。
>
> 中醫學不但認為人體是一個整體，而且認為人與自然環境、人的機體與精神也是一個整體，這就是所謂「天人合一」與「形神合一」。這種整體論以陰陽五行為其基本理論，用陰陽說明其對立統一，用五行說明其相輔相成與相反相剋的關係。（注四）

　　整體論和還原論都是來自西方科學和哲學的詞彙：holism 和 reductionism。上文用西方的詞彙「整體論」和「還原論」來討論

注：3 劉力紅.思考中醫.桂林：廣西師範大學出版社,2002.第5頁
注：4 http://www.med66.com/html/2006/3/li8467383544133600210298.html

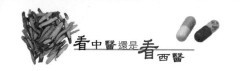

中西醫的不同,可能會有所不足。現在,請讓我們試著把上文第二段中的所有人體組織器官的中醫名詞,都改換作西醫名詞,以神經、血管、淋巴管和內分泌作為連接,一樣可以來說明西醫的理論。我們豈不也就同時證明西醫也是整體論,而非還原論。

1926年,Jan Christian Smuts 在他的著作《整體論與進化》(Holism and Evolution)一書中,最早為整體論的概念立下定義:在創造性的進化過程中,自然界存在形成整體的趨勢,整體的功能大於各個組成部分的功能之和。Smuts 在1919年至1924年間擔任南非總理,1939年至1948年任英國陸軍元帥,是世界上唯一一位曾經在兩次世界大戰結束時的和平協議上簽字的人。1931年,他成為不列顛的第一任外籍的科學促進會會長,聖安德魯斯

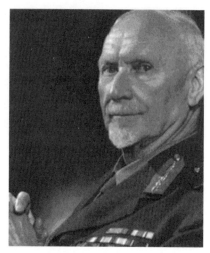

圖3.11 整體論的先驅Jam Christian Smuts。著名的軍人、哲學家和政治家

大學的第二任外籍校長,1948年直至去世,他被選為英國劍橋大學長官(chancellor)。他是第一位外籍人登此榮任。

愛因斯坦在 Smuts 的《整體論與進化》一書出版後不久就進行研究,並寫道,在下一個千年中,有兩個精神結構指導人們的思想,一個是他自己的相對論,一個是 Smuts 的整體論。(注五)愛因斯坦生命的最後二十年追求以統一場論來表達宇宙定律,似乎是受到整體論的重要影響。

很顯然,中醫認為他們是整體論,這個整體論與西方科學的整體論,不是那麼相同。為了不與西方科學的整體論理論相混淆,最好還是不要利用這個詞。顯然這是西方的詞彙,而非傳統中醫的詞彙。如果用傳統文化一直使用的詞彙來說,可能用「天

注:5 http://en.wikipedia.org/wiki/Jam_Smuts

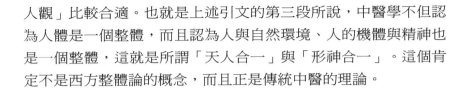

人觀」比較合適。也就是上述引文的第三段所說，中醫學不但認為人體是一個整體，而且認為人與自然環境、人的機體與精神也是一個整體，這就是所謂「天人合一」與「形神合一」。這個肯定不是西方整體論的概念，而且正是傳統中醫的理論。

5. 天人合一

當今醫學界，重視循證醫學，要根據確定的檢測數據進行診斷和治療，這無疑是科學的方法。但是《黃帝內經》將治未病視為行醫的最高境界。漢代名醫張仲景在《金匱要略方論》的一開首，也明確指出「上工不治已病治未病」，這與現代醫學的預防醫學也不無矛盾。但是，既然是治未病之病，證就很難尋找，循證診療就更難。

既往，不少傳統中醫要闡述和解釋《黃帝內經》治未病之病的理論或概念，利用了陰陽五行相生相剋的理論。比如，肝病者，病在肝，先治腎；就五行生剋理論來看，肝屬木，腎屬水，水生木；治腎就是調水，水多了、強了、好了，就可以補肝。這種說法可以說是對治未病之病的一種解釋，但似覺牽強。

顯而易見，《黃帝內經》所說的治未病，首先，要治的是「未病」之人，然後，是未病之人的「病」，這一個「病」應當理解為不良的生活習慣或行為，如我們常說某人行為不當，說其「有毛病」，皮毛之病，不足為軀體之病，但不治將深。一如《史記》中記載扁鵲治療齊桓侯或《韓非子》記載為扁鵲治療蔡桓公的故事一樣。

《黃帝內經》一再強調治未病，就是要在疾病形成之前就進行治療。此時疾病的證候還沒有產生，醫生無法循證進行診斷和治療，可能已經存在不良的生活習慣和行為，或是還不為人覺察的不當生活方式，是無形的，了解和發現這種不當，並去除它，就是行醫之大道。

真正能夠下功夫去學習《黃帝內經》中之無形大道者，往往

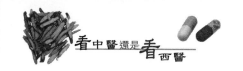
都是著名的中醫，傳統中醫有幸依賴他們得以發揚光大至今。

明朝名醫張介賓，剛開始行醫時，不相信孫思邈說的「不知道《易經》的人，就不足以和他討論醫學之大道」，直到不惑之年，才茅塞初開，感到不學為羞，理解了為什麼醫《易》同源，醫《易》相通。(注六) 於是，深入研究《黃帝內經》，將《黃帝內經》分門別類，逐一詳述討論，最後，著成《類經》和《類經圖翼》，至今還是解釋和論述《黃帝內經》的權威著作。

清朝名醫高士宗，童年喪父，科舉考試不中，只好學醫以養家度日。二十三歲即懸壺為人治病，療效不錯，受到很多人表揚，心中洋洋自得。二十八歲時，自己得痢疾，自己治不好不說，找了很多醫生，服了很多藥，越治越糟。索性停藥，過了幾個月才好。不由良心發現：醫生這行業不好當呀。其他醫生治我都這樣，想來我治人家也一樣，以行醫這行業來謀生，真是草菅人命，傷天害理！於是，另投明師，苦讀十年，參究《黃帝內經》、《神農本草經》和張仲景的著作，最後得出：「不知十二經絡，開口舉手便錯；不明五運六氣，讀盡方書無濟。病有標，

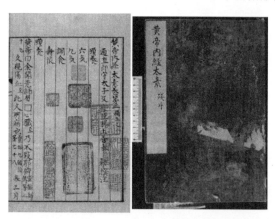

圖3.12 隋·楊上善撰的《黃帝內經太素》，據認為是歷史上對《黃帝內經》進行分類研究的最早著作，也是現存最早的《內經》版本。南宋後便在國內佚失，直至清光緒年間，才由楊守敬在日本仁和寺發現。1910年和1952年兩次被日本指定為國寶。

注：6 明·張介賓.類經圖翼.北京,人民衛生出版社,1965,第390～391頁

復有本;求得標,只取本;治千人,無一損。」^{（注七）}他注解的
《黃帝內經》,被後人稱嘆為漢朝以來第一書。

從上述高士宗的體會中,我們讀到的是三個方面:經絡、五
運六氣和病之標本。經絡是人體解剖學,起止走向可以死記硬
背;病之標本,可以由明師指點和臨床實踐經驗來積累;掌握五
運六氣則需要以上兩種方法的綜合利用。縱觀古往今來,傳統中
醫掌握五運六氣的學說來診療疾病,可能是難中之難,但卻是傳
統醫學天地人合一理論在臨床應用的關鍵之關鍵,重中之重。

試舉農民種植莊稼為例。全世界的農民都是根據當地的季節
氣候來耕地播種。世界上遺留的眾多古蹟之謎,幾乎都與節氣、
或說太陽與地球的運動有關,如英國的巨石陣,埃及的金字塔,
墨西哥的金字塔等。中國的二十四節氣,是上古先民總結出來的
經驗,至今分毫不爽,農民仍然按此節氣進行耕作。就是大棚種
植,也是模擬季節氣候的溫度,所種植物與天然植物相比,其營
養成分、口感都大不相同。

再舉放養雞鴨與人工飼養雞鴨為例,其成長時間、肉質成
分、營養比例以及口感,乃至產出卵子的內在成分,均大不相
同。

《淮南子》中有這樣一段話「今夫徙樹者,失其陰陽之性,
則莫不枯槁。故桔生淮南為桔,桔生淮北為枳。」典型的天、
地、山、水、物候對生命影響的重要表現。

莊子在《逍遙遊》中就感嘆:「小的智慧不能理解大的智
慧,短壽命的不能了解長壽命的。怎麼知道的呢?清晨生長的菌
蕈,不知道月有圓缺;只有一個季節壽命的蟪蛄不知道有春秋交
替。這是短壽命的。楚國之南面有隻靈龜,以五百歲為春,五百
歲為秋;上古有棵大樹,以八千歲為春,八千歲為秋,這是長壽
的。」當人類觀察春播秋收的農作物時,容易發現他們生老病死
的原因與天地運動相關,同樣,只有壽命比人類要長得多的智慧
生命,才能夠較為容易地感知和發現到人類生老病與天地運動的

注:7 清·高士宗.黃帝內經素問直譯.北京:學苑出版社,2001,先生自述,7~8

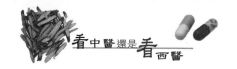

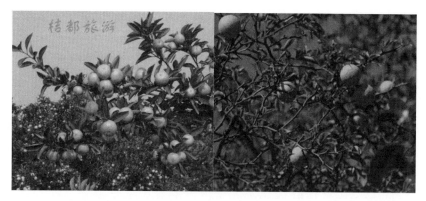

圖3.13 桔生淮南為桔（右），桔生淮北為枳（左）

關係。

星球運動產生季節氣候是為天，地球受這種運動的影響生長萬物是為地，人在天地之間，感受星球的運動，進食大地的產物得以生存，天地的因素自然必定影響人之生命。《易經》、《黃帝內經》和《神農本草經》的核心思想就是：作為生長在天地之間的人，必須順應天時地利，才能盡可能長的健康生存。所以，《黃帝內經》的第一篇《上古天真論》即說：

上古的時候有真人，能夠順應天地運動，把握陰陽變化，呼吸空氣中的精華，獨自居處以守護神魄，皮膚肌肉如同一體，所以能與天地同壽，沒有終結之時，這是因為他掌握了生命之道。

中古的時候有至人，德高望重，通曉生存之道，陰陽和合，順應於季節變換，脫離了世俗的生活與觀念，保全自己的精神，在天地之間行走，可以看到和聽到八達之外的動靜，這樣就能增益其壽命，提高其生存能力，使他可以像真人一樣。

還有就是聖人，生長於天地中平和的環境，順從於八風之規律，在世俗之間享受著適當的欲望，沒有嗔怒恚恨之心，生活在世俗之中，穿普通的服裝，行為舉止不引起世俗之人注意，外不操勞於事務，內無心理之負擔，以安靜愉快為生活目的，以自我陶醉為滿足，形體不衰敗，精神不耗散，可以享百歲之期。

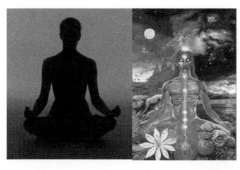

圖3.14. 天人合一，物我兩忘

　　再有就是賢人，以天地運動為法則，以日月升降為模仿，清楚分辨星辰分布，順應陰陽消長，遵守節氣變化，追隨上古的生存法則，盡力使自己的行為合乎他們的生存之道，這樣可以延年益壽，但卻有一定的壽數。

　　為什麼賢人即使模仿上古真人的生存之道，也不能長壽呢？這是因為他們生活的物資太富裕，心理的欲望過分享受了。他們以酒作為飲料，以狂妄為平常，醉生夢死，縱欲而用竭精液，盡情而耗盡真氣，不知如何保持飽滿的狀態，不斷地消耗精神，只求滿足痛快，不按生命規律以求快樂，起居沒有節制，於是，不到半百就衰老了！要知道，這還是賢人，那些不夠賢慧的人，三十歲就開始衰老的，比比皆是呀！

　　農作物的生命是以月來計算，雞鴨的生命也是以月來計算，在它們生長的階段中，作為十六歲才能真正成熟的人類來說，比較容易觀察得到。比如莊稼葉子枯萎，雞鴨生長遲滯，這些表面現象，人們很容易發現它們的問題，進行改造處理，使它們健康生長。

　　因此，一個好的中醫，應當熟練掌握當代中醫理論，兼知現代醫學的發展，靈活應用，融會貫通；一個優秀的中醫，其涵養應當上溯至張仲景的《金匱要略》和《傷寒論》的理論；一個大醫，則必須精通《黃帝內經》的理論，一如孫思邈在《千金方》中所說的那樣。

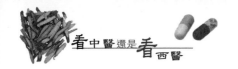

6. 嚴格的醫療行政管理體制

　　傳統中醫不僅以人的生命為第一寶貴，中國的行政管理也對醫療行為有嚴格的分類，從另一個側面，反映出傳統中華文化對生命的重視。

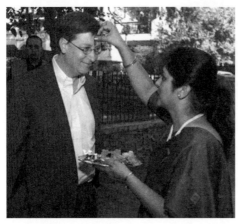

圖3.15 印度人用傳統禮節歡迎比爾·蓋茲。全世界各民族各有其特殊的行為規範

　　前面我們討論了中國古代的《三墳》、《五典》、《八索》、《九丘》，知道的人不多。但是四書五經這個名詞可能讀書人幾乎都聽說過。一千多年以來，所有的中國讀書人都是從四書五經讀起的，也是中國封建傳統道德的基礎。五經之一的《禮》，是中國傳統禮義之邦的禮，禮節的禮，禮貌的禮。孔子說：悠悠萬事，唯此為大，克己復禮。可見對禮的重視。

　　《禮經》中的《周禮》，相當於周朝的人事制度和崗位責任制，在《周禮·天官冢宰》中對醫療人員的編制、級別、分類和責任都有明確的規定：

　　醫師，上士二人、下士四人、府二人、史二人、徒二十人。
　　食醫，中士二人。
　　疾醫，中士八人。
　　瘍醫，下士八人。
　　獸醫，下士四人。

醫師掌醫之政令，聚毒藥以共醫事。凡邦之有疾病者，疕瘍者，造焉，則使醫分而治之。歲終，則稽其醫事，以制其食。十全為上，十失一次之，十失二次之，十失三次之，十失四為下。

食醫掌和王之六食，六飲、六膳、百羞、百醬、八珍之齊。凡食齊視春時，羹齊視夏時，醬齊視秋時，飲齊視冬時。凡和，春多酸，夏多苦，秋多辛，冬多鹹，調以滑甘。凡會膳食之宜，牛宜稌，羊宜黍，豕宜稷，犬宜粱，雁宜麥，魚宜苽。凡君子之食恒放焉。

疾醫掌養萬民之疾病。四時皆有癘疾：春時有痟首疾，夏時有癢疥疾，秋時有瘧寒疾，冬時有嗽上氣疾。以五味、五穀、五藥養其病；以五氣、五聲、五色視其死生；兩之以九竅之變，參之以九藏之動。凡民之有疾病者，分而治之。死終則各書其所以，而入於醫師。

瘍醫掌腫瘍、潰瘍、金瘍、折瘍之祝藥、劀殺之齊。凡療瘍，以五毒攻之，以五氣養之，以五藥療之，以五味節之。凡藥，以酸養骨，以辛養筋，以鹹養脈，以苦養氣，以甘養肉，以滑養竅。凡有瘍者，受其藥焉。

獸醫掌療獸病，療獸瘍。凡療獸病，灌而行之，以節之，以動其氣，觀其所發而養之。凡療獸瘍，灌而劀之，以發其惡，然後藥之、養之、食之。凡獸之有病者、有瘍者，使療之。死，則計其數以進退之。

從《周禮》中對醫師的規定中，我們知道：

（1）二千五百多年前，中醫就有分科。分作五大類：醫師、食醫、疾醫、瘍醫和獸醫。有明確的編制。

（2）醫師相當於今天的全科醫師，疾醫相當於今天的內科醫師，瘍醫相當於今天的外科醫師。食醫有點類似今天的營養醫師，但有所差別，傳統中醫是以食物進行治療的，不僅僅是補充和調整營養（我們在後面還將詳細討論）。獸醫也進入醫師範圍，說明我們的先民對動物生命和人的生命等同看待的。主要是

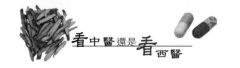
畜牧業的發達和動物是重要勞動力的原因。

（3）五大類醫師分成上、中、下三等。醫師（全科醫師）為上，食醫和疾醫為中，瘍醫和獸醫為下。說明當時的行政管理與醫療理論是相應的，強調治未病為上。

（4）有明確的獎懲晉升的規定。對醫師、疾醫和獸醫有明確的考核規定。從「十失四為下」可知60分及格古代就已經有了。

（5）各類醫師的工作方式或說是診療方式，我們留在後面各章再談。

二千五百多年前，中國就已經具有如此詳細的醫療制度，可以說其他社會還沒有見到類似制度。如果以同時代的西醫鼻祖希波克拉底（Hippocrates，西元前470至410年前後）所制定的著名的醫師誓言來進行比較，後者還停留在相對落後的時代。很明顯，我們可以從希波克拉底的醫師誓言中強調不為客戶做人工流產，不誘拐他人奴隸，尊師敬業等內容來看，如果當時有嚴密的醫療體制和法律法規的話，醫師誓言的也就沒有存在的必要了。

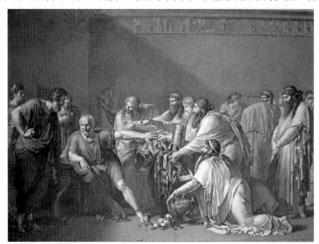

圖3.16 Anne-Louis Girodet（1767～1824）的油畫：希波克拉底拒絕亞力山大大帝的禮物。後者20歲登基，從地中海征服到印度，是史上最著名的征服者，死於33歲。這幅畫作寓意了生命、金錢和權力，以及在他們後面的神秘內涵。

值得一提的是，《周禮》把卜、筮和巫的編制、分工等內容都放在的另外一個章節《春官宗伯》中，可見醫與卜、筮和巫是完全分開的。足見二千五百多年前，傳統中醫已經具有非常嚴謹的學術地位。西方人之所以把古希臘科斯島的希波克拉底推崇為醫學鼻祖，除了他高尚的醫學倫理道德之外，更為關鍵的是他建立了系統的醫學理論，極力要把醫學從宗教和巫術中區分開來。

7. 最古老的史載名醫

　　我們討論了傳統中醫的指導思想，討論了中醫的古代管理體制，現在我們來看看史上記載的幾位最早的醫師，希冀由此可以讓讀者對傳統中醫有更進一步的了解。他們是：《左傳》記載的醫緩和醫和，《史記》記載的長桑君、公乘陽慶、扁鵲和倉公。

　　（1）醫緩的故事——病入膏肓

　　西元前581年，晉國的國君晉景公被噩夢驚醒，以夢境請教桑田巫，巫認為晉景公活不到新麥收割之時。後來，晉景公果然患病，向秦國求醫。秦桓公同意派遣醫緩去為晉景公治病。醫緩走在路上時，晉景公又做了一夢。夢見兩個小孩在討論如何對付醫緩，最後說，可以躲在肓之上，膏之下。醫緩到達後，詳細診察晉景公的病情，說：「這病無法治好了，在肓之上，膏之下，攻之不可，達之不及，藥之不至，不可為也。」一如晉景公在夢中所見。這就是成語「病入膏肓」的出處，以形容不可救藥。

　　《左傳》這一案例其實更多地是記載了釋夢，除了「膏」與「肓」，沒有討論醫學的理論，所以，我們且按下不表，留待後面有關釋夢的章節再討論。

　　（2）醫和的故事——中國第一例醫案

　　過去中國醫學史認為《史記·扁鵲倉公列傳》記載了中國最早的醫案。但筆者認為，醫和治療晉平公的案例才是中國最早的醫案。

　　西元前531年，即醫緩為晉景公診病，留下「病入膏肓」的

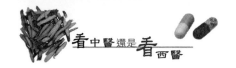

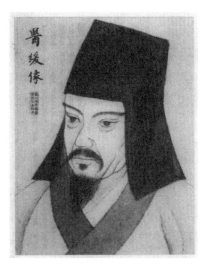

圖3.17 醫緩：能夠判斷
疾病所在的解剖位置，可惜
沒有詳細記載。

典故的五十年之後。

　　晉國的國君晉平公患病。鄭伯派公孫僑（子產）去問候。叔
向問他：「君主的病，卜筮者說是實沈台駘為祟，可是我國歷
史上查不到這兩人，請問他們是什麼神？」。子產說：「過去高
辛氏有兩個兒子，大的叫于伯，小的叫實沈，住在曠林，不相和
睦，每日干戈相向，大肆征伐戰討。高辛帝覺得不對，將于伯遷
到商丘，主辰，商人由此而來，商人將辰星亦稱作商星。遷實沈
於大夏，主參，唐人由此而來，並臣服於夏商。過了三世，傳到
唐叔虞，周武姜妊娠，大叔做夢，高辛帝對他說，我命你的兒子
名虞，給你唐所屬諸參地方，並繁衍子孫。及分娩時，嬰兒掌中
有文如虞字，故以此命名。到周成王滅唐，而將唐地封給大叔稱
作晉，所以參又為晉星。由此看來，則實沈為參神也。」

　　「過去金天氏有子孫叫作昧，為玄冥師。生允格、台駘，能
繼承其業。治理汾、洮及大澤有功。帝嘉賞，封地在汾川、沈
姒、蓐黃，以守其祭祀。今昔管轄汾並滅掉它。因此而看，台駘
是汾神。」

　　「可是此二神都不會殃及君主之身呀！山川之神，則水旱癘
疫由其起；日月星辰之神，則雪霜風雨由其至。而您的君主之

身，完全是飲食哀樂之事，與山川星辰之神又有何關。我聽說，君子四時安排有規則。早晨聽政，白天訪問，晚上修令，夜裡安息。這樣真氣有節有宣，不會壓抑雍閉，以暴露其體，導致心情不暢而百般昏亂。現在不能按此規則行事，自然生病。

我又聽說，娶妻不要娶同姓，否則子孫不昌盛，就算其貌盡美，但卻易生疾。君子是反對這樣做的。故規定：買妾不知其姓，則要卜筮一下。從古以來，慎之又慎，不敢違背。男女辨姓，是重大的禮節。今君主後宮有四個姬姓女，怎能不生病呢？首先，違背祖訓，不應該。其次，四個姬姓女能省悟尚可，若不省悟，則必然生病矣。」

叔向說：「善哉，我從未聽說如此高論，您說得太對了」。叔向送子產出，問鄭國情況，並問到子晳。子產對曰：「他能怎樣，無禮而好欺壓人，賣弄富貴而諂媚主上，不能久矣」。

晉平公聽了子產的話，說：「真是知識淵博之君子啊！」重金賞之。

這是本記載的第一部分，我們可以得以下結論：

①當時釋夢是治療的一個途徑。

②有的神是人死後變成的。

③神各司其職，不越俎代庖。

④當時人已有明確優生概念，同姓不婚配，以免近親婚配，獲遺傳疾患。

⑤當時人已有明確衛生的生活作息時間安排。

⑥時人已有了健康的精神衛生及心理衛生概念。

本記載的第二部分就是我們要說的醫和的案例。

晉平公繼續求醫，向秦國求助，秦伯派遣醫和前往為晉侯就診，醫和看過病人後說：

「此病無法治也，是因為縱欲過度，近女室引起。是受蠱，而不是因為鬼或飲食。受迷惑而喪志，良臣將死，天命不佑。」

晉侯問：「女不可近乎？」

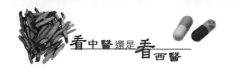
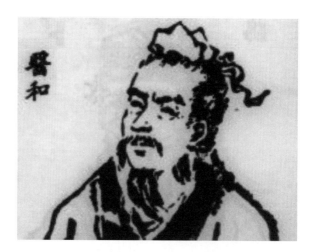

圖3.18 醫和——易與醫同用

　　醫和說：要有節制。先王制樂，以節制百事，故有五節，遲速本末以相及，中聲便降，降五次後便不許彈了。於是，有煩乎淫聲，慆堙心耳，而忘卻平和，君子不聽。事物也是這樣，多則捨之，故不生病，君子近琴瑟應有規定禮節，不應慆心也。天有六氣，降生五味，發為五色，徵為五聲。過則生六種疾病。六氣是陰、陽、風、雨、晦、明。分為四時，序為五節，過則為災。陰過則生寒疾，陽過則生熱疾，風過則生末疾，雨過則生腹疾，晦過則生惑疾，明過則生心疾。性交時，是於晦時行陽物，過多則生內熱及惑蠱之疾。今君不能節制，不能守時，怎能不生疾病呢？」

　　醫和離去後告別晉國大臣趙孟，趙孟問：「誰可做良臣？」

　　醫和說：「您即是良臣。您為晉國宰相，有幾年了，晉國不亂，諸侯相安，可說是優秀。我聽說，國家大臣，以其寵祿為榮，以其制節為任，即使國家有災禍而不改，而且承受其責任。今君王縱欲生疾，將無法照管社稷，禍將更大，君主不能控制，吾只好告之。」

　　趙孟問：「何為蠱？」

　　醫和對：「迷寵縱欲，惑亂由此生矣。文章中的蠱生為蠱，

穀穗中的飛生為蠱，在《周易》中，女惑男，風落山，謂之蠱。
山在風上蠱卦是也。」趙孟曰：「良醫也。」予以厚禮而送醫和
回秦國。

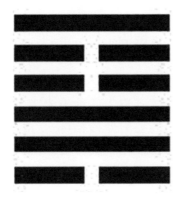

圖3.19 蠱卦。醫和的解釋
與現存的《周易》有所不同，
似乎《周易》另有版本。

從醫和的案例可以得出以下結論：

① 醫和也看到晉侯是縱欲生病，但醫和沒有提及同姓婚配的
問題，有兩種可能：一是醫和來自秦國，離晉較鄭遠，或沒有鄭
國與晉國那種親密關係，所以不知晉王宮內之事；二是秦國的儀
禮與鄭國不同。

② 醫和提出六氣致病，據許多研究《內經》之書，都引用醫
和的這段話，以示中國醫學認為陰陽患病的最早記載，但似乎在
此醫和的陰陽，僅指男女。

③ 醫和提出了時間與疾病的關係，較之子產更為明確。

④ 此時已有《周易》，並被用來診斷疾病，但《周易》中，
蠱卦是吉卦，元亨，利涉大川。曰，蠱，剛上柔下，巽而止蠱，
蠱，元亨，而天下治，⋯⋯象曰：山下有風，蠱君子以振民育
德⋯⋯。似乎與醫和的看法不相類似。

⑤ 應該注意的是，這時用《周易》來診療疾病的不是巫而是
醫。

就晉平公這一病史，我們看到，此時醫學已介於巫與醫之
間，子產巫的成分多，醫和醫的成分多，醫和已有陰陽致病的概
念了。《周易》在當時，不僅是卜筮之書，亦被用來診斷疾病，

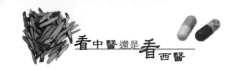

判斷預後。據《春秋左傳》記載，晉平公死於九年後。近代有人以西醫觀點考證晉平公得的是淋病。（注八）

（3）長桑君與扁鵲

扁鵲，又名秦越人，約生於西元前五世紀，祖籍齊國勃海郡，後遷居鄭國。據《史記》說，扁鵲年輕時當過客店的主管，一位名叫長桑君的客人經常到客店裡來。扁鵲感覺到長桑君氣度不凡，對他很恭敬。長桑君出入客店十多年，也深知扁鵲是個有為的青年。一天，長桑君招呼扁鵲到沒人的地方坐下，小聲地對他說：「我已年老了，想把自己的秘方傳授給你，你不要洩露出去。」於是，將他的所有方書都傳授給扁鵲，並拿出一包藥，讓扁鵲用露水調和服用，三十日後扁鵲即可以看見牆壁另一邊的人，看人體內部器官，更是一清二楚。

現在中醫一般不提扁鵲的特異功能，但是，如果確定這點，《史記》及民間傳說的扁鵲治療趙簡子的七日夜昏迷，搶救虢國太子的尸厥，判斷齊桓公之生死都不足為奇了。《史記》原文是這樣寫的：「扁鵲以其（長桑君）言飲藥三十日，視見垣一方人。以此視病，盡見五藏症結，特以診脈為名耳。」

請注意，這裡說得很清楚，扁鵲的診脈，是障人耳目的！

但是，這句話也可以解釋作由於扁鵲具有特異功能，他用這個本領診脈，建立了中醫診脈方法，從而揚名天下。這可以與《史記》論述扁鵲的最後一句話相應：「至今天下言脈者，由扁鵲也。」可能幾千年來絕大多數的人都是這麼解釋的吧。否則，試想上面那種解釋多麼可怕：扁鵲的診脈，本來是障人耳目的，但竟然由此發展到天下皆學！後世的人竟然把診脈看作如此神聖，大力發展，推扁鵲為傳統中醫之祖師。顯然這種看法的人是以診脈作為中醫之起始的。

可是，從我們上述的內容，在扁鵲發明診脈之前，中醫已經存在，《黃帝內經》已經存在，醫緩和醫和已經存在。傳統中醫以扁鵲起，似乎不夠準確！把傳統中醫維繫在診脈一線上，或許

注：8 http://www.med8th.com/humed/3/040103jdjcdyxjyyxys.htm

可能把中醫放在一種不太安全的位置。

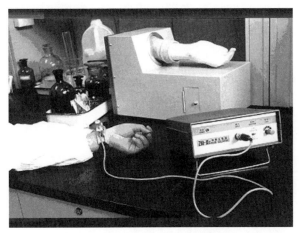

圖3.20 某著名單位研製的脈象儀，名滿天
下，獲獎無數，可就是不能用於臨床。

　　順便提一下，用現代化手段來檢測脈象，是國家七五和八五的重點攻關課題，國家可謂重視。北京和上海的學者，已經做出多種脈象儀，獲得國際國內上百項大獎，同類的產品也有許多，但是據說沒有一台能夠獲得醫療器械管理部門的註冊，成為正式的臨床醫療器械。這是很值得大家思索的。曾經諮詢過為什麼，有回答說因為同一個人的脈，請十個老中醫切脈，可能得出八個結果；也有說更換了傳感器後，結果迥異，沒有標準化。

　　國內最早研製中醫脈象儀的是江西的一位中西醫結合醫生與上海某軍隊院校的專家。可謂窮畢生精力，最後走投無路，獲得的醫療器械註冊號是西醫的血液流變監測儀，而非中醫脈象的檢測設備。

　　從《史記》對扁鵲及其老師長桑君的描述來看，這兩位都有神話的成分在內。據在山東出土的石畫像來看（圖3.21），在西元129年時的墓石畫像中，實實在在地描繪了一隻鵲鳥正在為人進行扎針，似乎人們還正排隊等候治療。

　　司馬遷的生年是西元前145，卒年大約為西元前87年。不論他的祖籍也好，還是後來適居的鄭國也好，都離上述出土的墓

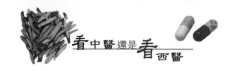

葬不遠。而在西元129年，即司馬遷死後一百四十年多年的時間後，當地的人們還把扎針者繪成鵲鳥，而不是實際中的人，不由令人想到扁鵲真是秦越人嗎，還是另有其人，或者僅是一個傳說中的人物。

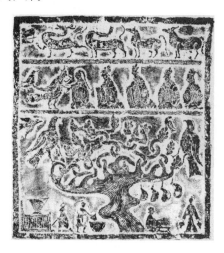

圖3.21 山東微山縣出土的西元129年的畫像石，第二行可見一隻鵲鳥正在為人扎針。

（4）公乘陽慶和倉公

司馬遷在《史記・扁鵲倉公列傳》中，對倉公的描述，幾乎沒有對扁鵲的那種神秘性，似乎倉公更令人可信。曾經有個著名的電視節目的主持人，要想舉辦四大傳統名醫的講座，四位名醫是：扁鵲、華陀、張仲景和孫思邈，顯然倉公在人們心目中地位有限。

《史記》記載倉公：從小就喜歡醫方奇術，又拜同鄉公乘陽慶為師。公乘陽慶年七十餘，無子，家中很有錢，從來不給人治病，連他的家人都不知道他身懷醫技。他對倉公說，你過去學的醫方全部是錯的，我把祖上傳下的黃帝、扁鵲之脈書傳授給你，根據五色診病，知人死生，決嫌疑，判定可治與否，及藥論，甚精。倉公學習了三年，為人治病，判斷死生多靈驗。可是倉公四處遊說諸侯，不以家為家，也不為人治病，病家多怨之者。

《史記》論述倉公及其老師，沒有神話故事，非常現實。倉公後來犯罪，遞解長安受刑。他的女兒緹縈向漢文帝上書，請求

以身代父，使漢文帝廢除肉刑，是中國歷史上的一大佳話。

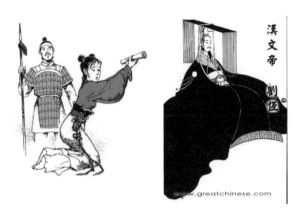

圖3.22 緹縈上書使漢文帝廢肉刑為鞭刑。但據說後者反而致人死地。

　　漢文帝召見倉公，詢問他行醫的情況。倉公將自己拜師學習、行醫經過、治療疾病的經驗記錄一一奏報給漢文帝。倉公記錄的醫案內容多有病人姓名、性別、職業、籍貫、病狀、病名、診斷、病因、治療、療效、預後等。其中包括治癒的十五例和不能治而死亡的十例，這就是被稱為「診籍」的二十五例醫案，開創了中國醫學臨床病案記錄之先河，成為中國歷史上最早的醫案典範。

　　漢文帝問倉公：「診斷疾病，判斷死生，能夠沒有誤失嗎？」倉公說：「我治療病人，必定要先切其脈，才進行治療。脈象敗逆者不可治，脈象平順者才治之。但是對脈象不是絕對精通，經常判斷有誤，無法周全也。」本段記載說明倉公的診斷和判斷預後是根據脈象的。

　　扁鵲經治的趙簡子死於西元前458年，緹縈上書是西元前167年，因此扁鵲與倉公的時代相距近三百年。看樣子這三百年間，脈診得到長足的發展。

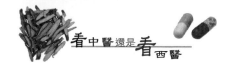
8. 中藥和方劑

　　幾千年來，中醫世代綿延流傳下來。上一世紀初，科學進入中國後，傳統中醫受到極大的衝擊。廢止中醫的立法都曾頒布過。但是，中醫本身的存在，就證明是有其道理的。尤其是中藥的效果無法否認。因此，反對中醫者中有一種說法就是：

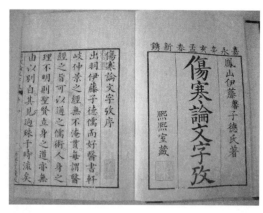

圖3.23 日本古代學者對《傷寒論》的研究

　　中醫學的價值之一在於方劑，藥方是醫者的經驗結晶。中醫學本身發展的過程即是實驗的醫學，尤其是經過無數的醫家數百年，甚至上千年來的臨床人體實驗反覆使用，證實實際有效而被記載流傳下來的經方、時方等。直接面對病症，掌握主證及兼證，選擇對證的方劑進行加減，不拘泥於理論，以治療疾病，這是中醫精髓辨證論治的本來面目。（注九）

　　這種說法其實古已有之。《黃帝內經》中沒有列出方劑，所以，張仲景（約150～219）的《傷寒雜病論》被後世稱為「方書之祖」，稱該書所到方劑為「經方」。張仲景自己在《傷寒雜病論》的序中說，看看今天的醫生，不想追求經典醫書的宗旨，來擴大自己的知識，只是傳承各自的祖傳方技，診療過程一味因循守舊，診療疾病，只靠嘴皮功夫，看到病人的須臾時間，已經開出湯藥，在診斷技術上更是不求進取，如何能夠救死扶傷！

　　張仲景做過東漢末年的長沙太守，據史書記載，東漢末年的西元171年、173年、179年、182年、185年等幾次疾病大流行，成千累萬的人被病魔吞噬，以致造成十室九空的空前劫難。張仲景的家族本來是個大族，人口多達二百餘人，不到十年，有三分

注：9 維基百科

之二的人因患疫症而死亡。張仲景在這種情況下著述《傷寒論》和《金匱要略》，公開了此前醫師秘不外傳的醫方驗方。《傷寒論》載方一百一十三個，《金匱要略》載方二百六十二個，除去重複，兩書實收方劑二百六十九個。很顯然，張仲景這樣做的初衷之一，就是要打破中醫驗方秘不示人的傳統。

　　遺憾的是，張仲景的這一初衷並沒有使所有的醫家都像他所希望的那樣追求經典醫書的宗旨，反而使他們更容易下藥，現成的醫方，隨手可出。許多醫生，不是擔心對經典醫書的不理解，因為根本不需要去讀，而擔心的是如何將方劑背得滾瓜爛熟。越往後世，方劑越多，越不易背，就更無心思和時間去研討經典醫籍。此處，僅舉二例。

　　傳統中醫著名的兒科醫師，宋朝的錢乙，名滿天下。他熟讀《黃帝內經》中的五運六氣，曾經為了夜觀天象，幾個月不回宿。年老要想傳其法，因為無法以文字記載，要求他的翰林同事抽出三十天的時間，跟從他學習，以便把本領傳授給他。遺憾的是這位同事沒有時間，後來追悔莫及。

　　著名的元朝名醫朱丹溪，當時政府雖然頒布了規定的藥方，初學醫的他就想：用古方怎能治病，必須掌握經典的經書。於

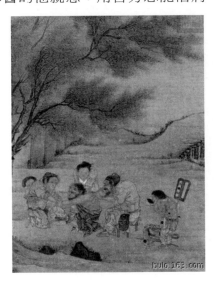

圖3.24 服藥與針刺圖。據說中國沒有發生像歐洲那樣大規模的瘟疫是中醫的功勞。

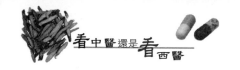

是，遍訪名醫，始得《黃帝內經》等傳統醫經的真傳。學成後，受到當地醫師們的嘲笑，後來以其精湛的醫技，至今流芳。前面提到的清朝名醫高士宗，也有類似經歷。

現在非常時興的是中藥與國際接軌，從中藥中提取有效成分。那麼提取出來的有效成分還叫做中藥嗎，說是西藥也未嘗不可。中藥的君、臣、佐、使在單一的有效成分中是無法展現的。古代西醫也有草藥，印度的草藥在西方屬於替代醫學範圍，但是中藥則沒有進入，因為印度的草藥有些已經提煉成精油，在中國許多美容院都引進，只是除去印度的名字而已。單一的有效成分應當是植物化學或生物化學藥物，而不是中藥。

9. 新中醫

清末，西方列強的入侵，科學知識的東漸，知識分子有感於政權的腐敗，國家的脆弱，科學與技術的落後，一再呼籲變法維新。對傳統中國文化抨擊的一個重要方面，就是中醫。孫中山先生是西醫出身，後來的魯迅、郭沫若是學西醫出身，後來改行從

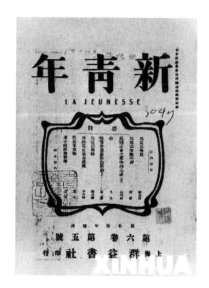

圖3.25 1915年9月15日，陳獨秀主編的刊物《新青年》在上海創刊，第一卷名為《青年雜誌》，第二卷改名《新青年》。諸多新文化運動的創始者都是該刊編輯或撰稿人。

事政治、文學，都沒有忘記對中醫口誅筆伐。還有不少清末民國初年的一些文化名人，如章太炎、陳獨秀、周作人、傅斯年等，也取類似態度。陳獨秀1896年考中清朝秀才，後留學日本，他是新文化運動的領軍人物之一，也是中國共產黨的創始人之一。在他的《敬告青年》一文中說：「（中）醫不知科學，既不解人身之構造，復不事藥性之分析，菌毒傳染，更無聞焉；惟知附會五行生剋寒熱陰陽之說，襲古方以投藥餌，其術殆與矢人同科；其想像之最神奇者，莫如『氣』之說；其說且通於力士羽流之木；試遍索宇宙間，誠不知此『氣』之果為何物也！」^{（注十）}陳老前輩的話，顯然與他在政治上的看法一樣幼稚。（詳見第十四章）

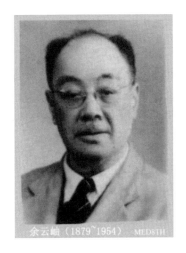

　　圖3.26 余雲岫（1879～1954）。早年習中醫，後到日本留學西醫。1917年發表了《靈素商兌》，批判《黃帝內經》的陰陽五行說。1929動議廢止中醫。1934年，主編《中華醫學》雜誌。1937年，組建研究室後又成立製藥廠，生產「余氏止痛消炎膏」、「余氏止咳糖漿」、「治下靈」等中成藥。^{（注十一）}現在來看，廢止中醫的動議不過是當時留學歸來的知識分子引進科學技術的普遍熱情而已，當時在其他領域一樣多多，不是甚至還有要廢除中國文字的！

注：10 http://www.med8th.com/humed/3/20041215slqmmclxyd.htm
　　11 余愩.近代傑出的醫學家余雲岫醫師.http://www.med8th.com/images/yuyunxiu.
　　jpg.

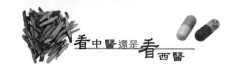

　　辛亥革命結束了清朝的統治，清政府送出國去學習西方文化的學者以及在國外接受教育的知識分子受到新政府重用。分管衛生行政的留洋學者們，要想做的第一件事，是引進西方科學，引進西方科學的第一件事，就是要廢除中醫。雖然他們留洋在外，自以為學到很多西方和東洋的東西，但中國文化傳統中的一個特點沒有去掉，就像武術，你要拜我為師，學我的功夫嗎？好，首先廢了你以前所學。

　　1913年，北洋政府的教育總長江大燮就公開提出要廢除中醫中藥，所謂「余決意今後廢去中醫，不用中藥」。1929年，時任內政部衛生專業委員會委員的余雲岫提出《廢止舊醫案》，由第一屆中央衛生委員會會議通過，當時的行政院長汪精衛發布「廢除中醫中藥」命令，引起全國中醫藥界反抗。同年3月17日，各省代表召開反對廢除中醫的大會，當時的政府不得不收回成命。

　　1950年，新中國衛生部召開的第一屆全國衛生會議，提出中醫要科學化，將南京政府時期廢止中醫案的主要人物余雲岫邀請來參加會議，被認為是支持他廢止中醫的觀點，是消滅中醫的陰謀。（注十二）毛澤東在1953年召開的中央政治局會議，批評了衛生部，撤銷當時的部黨委書記和三位副部長職務，並於1954及1955年在《人民日報》開展了對中醫問題的討論。

　　毛澤東提出：「中國醫藥學是一個偉大的寶庫。」於是，開始了西醫學習中醫的運動，希望西醫學習中醫可以提高中醫。1958年，又提出中西醫結合。1980年衛生部召開的中醫、中西醫結合會議明確提出「中醫、西醫、中西醫結合三支力量都要大力發展、長期並存的方針」。1982年，衛生部在湖南衡陽召開全國中醫院和高等中醫教育工作會議，會議討論制訂了《關於加強中醫醫院整頓和建設的意見》、《全國中醫醫院工作條例》（試行）、《努力提高教育質量、切實辦好中醫醫院》等文件，這次會議特別強調中醫單位要保持和發揚中醫特色問題和增加中醫

注：12 呂嘉戈.從資本陰謀到制度陷阱——挽救中醫：中醫遭遇的制度陷阱和資本陰謀http://www.ica.org.cn/content/view_content.asp?id=10974

事業經費問題，解除中醫藥後繼乏人、乏術問題，中醫藥結合問題，中醫教育工作的幾個問題，中西醫結合、中醫研究和民族醫

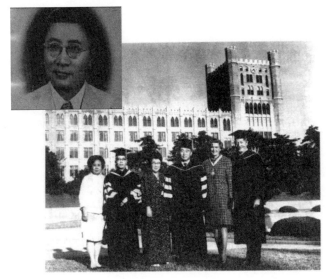

圖3.27 被稱作末代儒醫的陳存仁（1908～1990，圖中左二）。1921年，年僅二十一歲的陳存仁積極組織和推動「全國醫藥團體代表大會」的召開。全國十五省、二百四十三縣的代表，281名中醫齊聚上海，後來派代表到南京請願，使當時政府收回廢止中醫的議案。1935年起，陸續編纂了《中醫手冊》《醫藥常識叢書》《中國醫學史》《中國藥學大典》。1964年，韓國慶熙大學授予名譽博士銜，以表彰其對中醫學的傑出貢獻。

學問題以及衛生行政部門加強對中醫工作的領導問題等等。於是有我們今天的現狀。

當今新中醫在知識結構上的特點是：

（1）不讀中醫經典著作。新文化運動提倡「我以我手寫我口」的白話文，確實是使整體國民素質大大提高，但是卻產生了一個副作用，使傳統的文字幾乎變成天書。對傳統中醫來講，就更是要害。當前中醫的骨幹力量，應當是六十歲以下的在崗學者，他們接受的是1949年以來的新文化教育，對傳統文字的閱讀能力可以說較差，他們絕大多數人沒有能夠將傳統中醫的經典著作通讀哪怕是一遍。

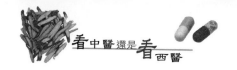

　　（2）不讀現代化科學的前沿原著。當前中醫的骨幹力量接受的是現代中醫教育，外語對他們來講，也是普遍水準不高。因此，他們中的絕大多數人無法直接閱讀國外前沿科學的文章，只

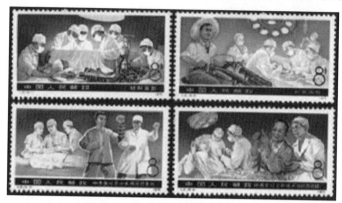

圖3.28 郵電部於1976年4月9日發行志號為T12的《醫療衛生科學新成就》特種郵票1套4枚，它們是：（1）針刺麻醉；（2）斷肢再植；（3）中西醫結合小夾板治療骨折；（4）中西醫結合針撥術治療白內障。

能讀翻譯過來的或者國內學者的文章，因此，很難跟得上科學發展的步伐。

　　（3）因此，當前中醫的骨幹力量學習的知識主要是近五十年來寫成白話文的中醫理論，以及西方醫學譯成中文的知識。他們接受了西方的知識，認為自己的傳統醫學是模糊不清，甚至認為是不科學的；以致造成許多中國學者直接對科學表示抵觸。他們不能直接領會傳統中醫經典文字，用現代化的觀點來理解經典，人云亦云。不去尋找傳統中醫與現代醫學是否有相似點，而是希望獨樹一幟，中醫就是中醫，與西醫不一樣。例如，他們甚至不承認中醫的五臟是西醫所說的實體臟器，那麼人體內的器官和組織是什麼呢？

　　縱觀中醫與西醫之爭，實際不過是為一個是否「科學」而爭論不休。西醫攻擊中醫不科學，而中醫則對「科學」二字本身十分反感。因此，我們在第二章專門就科學進行了討論。實際上，沒有必要僅就是否科學來討論醫學本身，科學本身也在不斷地改

進對自然的認識。一如弗雷澤的那句名言，「巫術、宗教和科學都不過是思想的論說，科學取代了在它之前的巫術與宗教，今後它本身也可能被更加圓滿的假說所更替」，關鍵在於能否解決健康與疾病問題。

生命只有一個道理！如果大家各執一詞，誰都不能完全說清楚，那就說明要走的求知之路還修遠漫漫！多一個視角來看問題，只有好處沒有壞處！

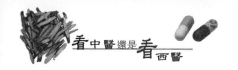

第四章　什麼是西醫

1. 西醫與現代醫學

本書討論看中醫還是看西醫，這裡指的西醫是什麼？很顯然存在兩種概念，一種是指西方的醫學，是指傳統中醫以外的，從西方傳來的醫學；還有一種是指現代醫學。

嚴格的講，傳統中醫以外的醫學、從西方傳來的醫學，除了古希臘羅馬的醫學外，還有印度的醫學，伊朗的醫學，阿拉伯的醫學……這些國家都在中國的西方，這些民族和國家的醫學，也有不少地方是相互交融的或相互取長補短的，但顯然不是我們討論的範疇。

現代醫學是在歐洲古希臘羅馬的醫學基礎上發展起來的。文藝復興時，人體解剖學、生理學和病理學的興起，奠定了現代醫學的基礎。人體解剖學和生理學是古老的學問，古代醫學也是有所研究的。因此，真正的現代醫學的基礎，應當從列文虎克（1632～1723）發明顯微鏡，看到微觀領域的細胞開始。1675

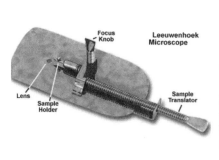
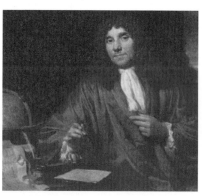

圖4.1 列文虎克和他發明的顯微鏡

年，列文虎克發現了單細胞的原生動物。1683年，發現了比原生動物更小的細菌，並發現肌肉是由肌纖維組成的。接著，科學家們利用顯微鏡又發現視網膜、紅血球、以及生命組織的基本成分──細胞。

1838～1839年，德國的植物學家施萊登和動物學家施旺創立細胞學說。1858年，著名的德國病理學家魏爾嘯（Rudolf Virchow, 1821～1902）發表《細胞病理學》，他完整地闡述了細胞學說，並聲稱所有疾病來自細胞，一切疾病只是細胞的疾病，從而形成一個完整的細胞病理學說。魏爾嘯所開創的細胞病理學，打擊了當時佔統治地位的「體液學說」，推動了病理學，特別是細胞病理解剖學和人體病理解剖學的發展，從而促進臨床診斷學的發展，成為西方現代醫學的重要理論基礎。

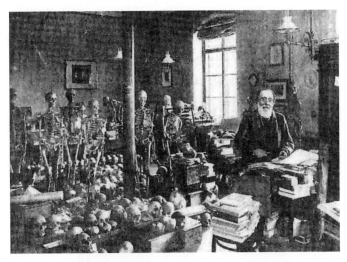

圖4.2 魏爾嘯對人類學研究也有貢獻，尼安德特人的頭骨就是他記載的。

現代醫學的最後診斷，必須有病理學診斷。沒有病理科的醫院肯定不是現代醫學的醫院。但從《細胞病理學》的出版到今天，只有一百四十八年！

以至少有二千五百多年的傳統中醫與一百四十八年的現代醫學進行比較，顯然不公平，沒有可比性，與重孫的重孫輩進行比

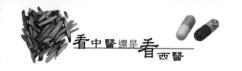

武，顯然不夠仗義，也有失身分。因此，有必要請出現代西醫的鼻祖來論劍華山。

2. 西醫鼻祖——希波克拉底

　　細胞病理學打擊的體液學說，是西方「醫學之父」，古希臘科斯（Cos）島的希波克拉底的學說。希波克拉底的生卒年代已經不確實，因為在他死後的一百多年中，幾乎沒有人提及他。由於他的著作中曾經提到柏拉圖，卻沒有提及古希臘羅馬集大成的學者亞里士多德，所以，有人認為他是柏拉圖時代的人。

　　當然，在那個時代，沒有解剖學和生理學，希波克拉底之所以被後人尊為醫學之父，是因為在那個古希臘羅馬時代是神的世界和時代，萬物和萬事均與神相關。希波克拉底否認疾病與神的懲罰有關，而是與環境因素、飲食、生活習慣相關。在他留下的文集中，無一字提及神靈。這點與《黃帝內經》也有點相近。

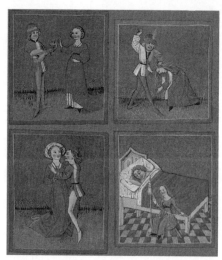

　　圖4.3 希波克拉底體液學說的四種典型體液的表現。上左：黏液質人，冷靜淡漠，面對心愛的人，彈彈小夜曲足矣。上右：黃色膽汁質人，暴力傾向，再愛的人也可以痛打。下右：黑色膽汁質人，憂鬱壓抑，任何事無興趣。下左：多血質人，熱情奔放，手足並用。

希波克拉底認定四種體液——血液、黏液、黃色膽汁質和黑色膽汁質的平衡是形成特殊生命機體的基本條件。它們作用的結果可以反映在氣質和性情上。這樣體液和氣質、性情構成相互作用、聯繫的一個體系。疾病可能由於這四個方面的紊亂而產生。

　　《黃帝內經・靈樞・通天》以陰和陽的多寡來區分陰陽醜態之人，《黃帝內經・靈樞・陰陽二十五人》以五行來區分二十五種人，與希波克拉底的體液說，在方法學上幾乎沒有差異。

　　在診斷上，希波克拉底建立了症狀學（symptomology），將疾病分成急性（acute）、慢性（cronic）、地方病（endemic）和流行病（epidemic），以及一些諸如惡化（exacerbation）、復發（relapse）、危象或轉折期（crisis）、發作（paroxysm）、逐漸康復（convalescence）的醫學名詞，至今還在現代醫學中使用。

　　在治療上，希波克拉底提倡「自然本身就是醫生」。他盡可能不開藥方，認為休息和靜養是重中之重，不適應環境的的治療將帶來疾病。這與傳統中醫的「天人合一」或許有異曲同工之妙，《黃帝內經》認為藥不可能去除全部的疾病，只有穀肉果菜，飲食調養，可以去除病根。

3. 蓋倫（Galen），統治歐洲醫學1000多年

　　從某種方面講，蓋倫才是真正的集古代西方醫學之大成者。蓋倫（Galen）是他的英文名字，他是個古希臘醫師，全名是：Claudius Galenus of Pergamum（129～200AD），大家一般都只知道他的英文名。蓋倫繼承和發揚了希波克拉底的學說，他的人體構造學說得到教會的認可和支持，所以他的學說影響西方社會走過整個中世紀的一千多年。遺憾的是，他最重要的思想幾乎全是錯的。他對人體構造的學說，是建立在對動物的解剖之上。但是，由於教會禁止對人體解剖，所以對人體結構的錯誤理解一直延續下來。

　　中世紀的教士與修女乃至許多修道院、教堂都是治病救人的

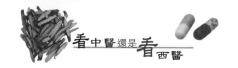

看中醫還是看西醫

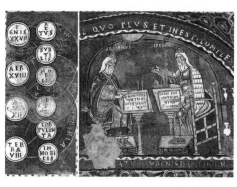

圖4.4 義大利Agnani大教堂（Duomo）地下室的壁畫中，希波克拉底正與蓋倫討論物質世界的特性。

地方。文藝復興以後，實驗醫學的興起，不免與教會產生激烈地衝撞，這就是科學與神學的鬥爭。

1533年，維薩里烏斯（Andreas Vesalius,1514～1564）進入巴黎大學醫學院學習，為求得真理他偷偷進行人體解剖，據說夜間挖掘無主墓地，到絞架下偷屍體。在這種冒險的生活中，掌握了大量人體解剖學的知識，同時也發現蓋倫學說中的大量錯誤。

1543年，就是哥白尼出版《天體運行論》的這一年，維薩里烏斯出版了他的偉大著作《論人體構造》，系統闡述他多年來的解剖學的研究成果。該書分七卷，依次論述骨骼系統、肌肉系統、血液系統、神經系統、消化系統、內臟系統、腦感覺器官，最後有兩個附錄，介紹活體解剖的方法。書中繼承了蓋倫和亞里士多德的觀點，但也提出許多不同之看法，正如維薩里烏斯自己在書中所說：「我在這裡並不是無故挑剔蓋倫缺點，相反地，我肯定蓋倫是位大解剖家。他解剖過很多動物，但限於條件，就是沒有解剖過人體，以致造成許多錯誤。在一門簡單的解剖課程中，我能指出他的兩百種錯誤，但我還是尊重他。」^(注一) 蓋倫認為人的腿骨像狗腿骨一樣是彎的，維薩里烏斯卻說人的腿骨是直的；《聖約》上說男人的肋骨比女人少一根，而維薩里烏斯卻說男人和女人的肋骨一樣多；《聖約》上還說，人身上有一塊不怕

注：1 35.Michalos, A.C. Philosophy of Science: Historyical. Social, and Value Aspects. In: Durbin, P.T. Guide to the Culture of Science, Technology, and Medicine. New York, MacMillian Publishing Co. Inc. 1980.pp172～281

火燒、不會腐爛的復活骨，它支撐著整個人體骨架，而維薩里烏斯卻否定有這樣一塊骨頭存在；亞里士多德認為心臟是生命、思想和感情活動的地方，維薩里烏斯則說大腦和神經系統才是發生這些高級活動的場所。

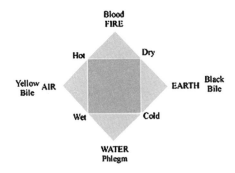

圖4.5 蓋倫在希波克拉底的四體液的基礎上，又加上了熱、乾、濕、冷和水、土、火、氣。當然與傳統中醫的六淫和五行是不相同的。

維薩里烏斯遭到猛烈的攻擊，不得不於1544年離開帕多瓦大學。後人誣告他做活人解剖，宗教裁判所立即判他死刑。由於西班牙王室的調解，改為去耶路撒冷朝聖。1564年，維薩里烏斯死在朝聖回來的路上。

對人體構造的研究，法國軍隊的外科醫師巴利（Ambrose Pare）利用戰爭中的傷員得到大量知識。尤其是火藥對軀體的損害，更擴大了手術的範圍，對人體解剖有更進一步的認識。同時，文藝復興三傑之一的達文西也認識到蓋倫關於心肺的聯結是錯誤的。

按照蓋倫的理論，人體主要的器官有三個，即肝臟、心臟和大腦。肝臟將人體所吸收的食物轉化為血液，通過靜脈系統流向身體各個部分，再通過同樣的靜脈系統血流回肝臟。流到心臟的血除大部分回到肝臟外，一小部分透過心臟的隔膜進入左心室。在左心室，血液與來自肺部的空氣混合。概括起來就是肝臟一靜脈系統的潮汐運動與動脈系統一人體的單向吸收，這兩大運動之間通過右心室與左心室之間互通的隔膜相聯繫。血液系統是發散的、單向的。維薩里烏斯在解剖實驗中已經發現蓋倫關於左心室與右心室相通的觀點是錯誤的，但他沒有進一步推測下去。但

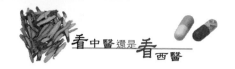

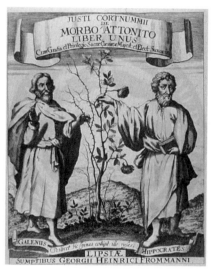

圖4.6 蓋倫和希波克拉底的比較。畫中蓋
倫只採擷到樹枝，而希波克拉底則獲取花朵。

是，他的同學塞爾維特（Miguel Servetus 1511～1533），據說他
們是至交，一起私下進行人體解剖研究，發現血液並不是通過心
臟中的隔膜從右心室直接流入左心室的，而是經由肺動脈進入肺
靜脈，與這裡的空氣相混合後流入左心室，這就是我們今天所說
的肺循環或小循環。

　　在1553年秘密出版的《基督教的復興》一書中，塞爾維特發
表了這一發現。塞爾維特用他的發現來批評基督教三位一體學
說。宗教裁判所馬上宣布逮捕塞爾維特並判處火刑。在朋友的幫
助下，塞爾維特逃了出來，沒過多久在日內瓦被新教領袖加爾文
抓住。恩格斯說：「值得注意的是，新教徒在迫害自然科學的自
由研究上超過了天主教徒。塞爾維特正要發現血液循環過程的的
時候，加爾文便燒死了他，而且還活活地把他燒了兩個鐘頭；
而宗教裁判所只是把喬爾丹諾·布魯諾簡單地燒死便心滿意足
了。」^(注二)

　　看官，這等血腥場面是中國醫學史上從來沒有過的。《史

注：2 恩格斯.自然辯證法.馬克思恩格斯選集,第三卷,北京人民出版社1972.444-573

086

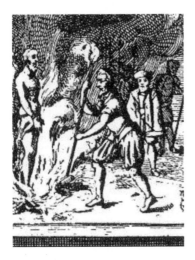

圖4.7 塞爾維特的受刑。
據執行者記錄，塞爾維特始終
呼喊：「噢，耶穌，永恆的神
之子，請垂憐我！」至死不肯
乞求赦免。

記》記載扁鵲因為醫技太高，受人嫉妒，而被刺殺。那是個人的
問題，絕非因為學術見解不同。當然，這是一神教的統治，不允
許對上帝的攻擊。顯然，中世紀對學術分歧的血腥鎮壓，至今讓
西方學者銘刻在心，力圖不再發生如此悲劇。中國傳統的解剖學
與西方醫學的比較，我們放在手術與非手術的一章去討論。

4. 阿拉伯神燈

在歐洲中世紀的黑暗之中，醫學卻在阿拉伯世界得到長足的
發展，伊本‧西拿就像是那盞阿拉丁的神燈。

伊本‧西拿（980～1037），全名為艾卜‧阿里‧候賽因‧
伊本‧阿卜杜拉‧伊本‧哈桑‧伊本‧阿里‧伊本‧西拿，歐洲
人更為熟悉的名字是阿維森納。阿拉伯人尊他為科學家的「領導
長老」、「學者之大師」，稱亞里士多德是第一教師，他是第二
教師。巴黎醫學院的大廳裡，現在還掛著他和另一位阿拉伯醫生
拉齊的巨幅畫像。阿拉伯科學到了這位醫生兼哲學家、語言學家
和詩人手裡，登峰造極，甚至認為他就是阿拉伯科學的化身。在
中世紀文明中，他的地位是無法估量的。

據說，伊本‧西拿十歲時即已修完普通學校的課程，並能從

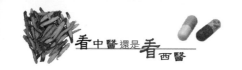
頭到尾背誦《古蘭經》。十六歲時，他已成為名醫。十八、十九歲時，他已通曉全部哲學知識——邏輯學、物理學、數學、幾何學、算術、天文學、音樂、醫學以及其他許多學科的知識——乃至於所見之人，無一可以對他稱師。據伊朗學者賽義德‧納菲西計算，他撰寫（或認為係由他撰寫）的著作中，阿拉伯文約有四百五十六部，波斯文的二十三部。列入世界各大圖書館目錄的，起碼有一百六十部。

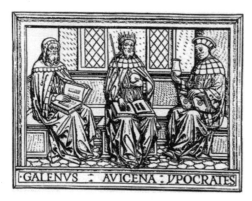

圖4.8 西方醫學史上三位最著名的人物：伊本‧西拿頭戴皇冠，手執權杖，正中而坐，左側是希波克拉底，翻閱書本，似乎正在考試正在侃侃而談，坐在右側的是蓋倫。顯而易見，該圖表現了對他們學術地位的看法

伊本‧西拿最為著名的著作是兩部，一部為《醫典》，另一部為《治療大全》，而《醫典》在西方科學史、醫學史均佔有舉足輕重的地位。在中世紀，阿維森納和醫學實際就是同義詞。

《醫典》的原意是定律和原理的匯編。伊本‧西拿是根據推理、邏輯以及原理總結出來的知識，總匯了當時醫學知識之大成，介紹印度、希臘、伊朗和阿拉伯各國最卓越醫生的成就。據研究者說《醫典》中許多段落表明，該書是一系列筆記和提要，行文不太長，便於他的學生記住。

《醫典》共有五卷，第一卷論述一般原理，給醫學下了定義，並論述醫學的範圍。接著闡述質：各器官的質，年齡和性別的質，情緒的反和變異，各種器官病，肌肉神經，動脈與靜脈，能力與功能，各種疾病及其病原學，症狀與症象，脈搏，尿，不同年齡的攝生法，預防醫學，如何處理質的異常，氣候的影響以及治療法。

第二卷由兩部分組成。第一部分論述如何通過實驗和影響來確定藥劑的調和，並對藥物研究的條件做了規定：例如要在人體上作實驗，藥物不受體內和體外實驗影響，根據對抗療法對小病進行試驗，確定藥物是否在質和量上均適合於疾病的性質和程度等等。同時論述了關於藥物作用的一般原理以及採集與保存各種藥物的方法。第二部分按字母順序列的七百六十種藥物。

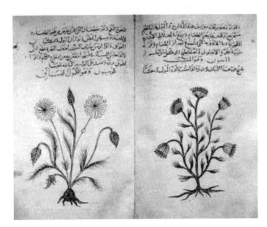

圖4.9 1334年出版的《阿拉伯藥草指南》。
據說有許多引自古羅馬的《藥物學》。

第三卷論述病原學、症象、診斷法、預後以及疾病的系統療法。本卷分門別類討論疾病：如頭、眼、鼻、耳、喉、食道、生殖－泌尿系統、肌肉關節疾病等等。

第四卷論述一般疾病療法：

（1）發燒及其療法；

（2）癤、腫脹、麻瘋、小外科、創傷、傷害、潰瘍及腺腫脹；

（3）毒藥；

（4）美容術。

第五卷是處方學。介紹特殊藥方以及解毒藥、藥丸、子宮托、栓劑、散劑、糖漿、煎藥、膏劑、補藥等等的製作以及用藥、量度。

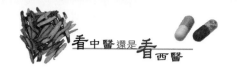

《醫典》在十二世紀被譯成拉丁文，印刷僅次於《聖經》。在十五世紀的最後三十年內共發行十六次。到十六世紀又發行二十多次。十七世紀後半葉仍有人印行。十六世紀的維也納與法蘭克福兩地，醫學課程還大部分是根據《醫典》及拉齊的《醫學集成》。十六世紀上半葉，蒙彼利埃及盧萬大學還將《醫典》作為教科書。

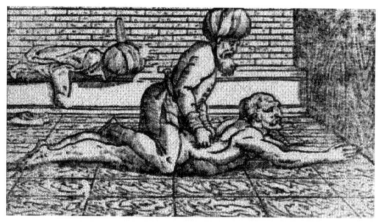

圖4.10 阿拉伯的按摩，與中國的有什麼不同呢？

《醫典》中的一些思想，至今尚未過時，如《醫典》認為：

（1）人的疾病與下列因素有關：個體遺傳、氣質、結構、能力、環境因素、大自然⋯⋯

（2）整體比各部分總和更大。

（3）某些傳染性疾病與水及空氣中的「細小生物」有關。這一理論在1675年列文虎克發明顯微鏡後被證實。

（4）《醫典》第一次正確描述人眼肌肉的構造，並初步解釋了視覺原理。

（5）《醫典》第一次精確解釋心臟系統的心室與瓣膜。

（6）《醫典》首創叩診法，而歐洲維也納的醫生奧恩布魯洛（1722～1809）後來也發明了它。

伊本・西拿在其他方面的貢獻，在此不再多說。他於1637年6月8日逝世於哈馬丹城附近的沙漠中，年僅五十七歲。有一則流

傳故事記載他想延緩死亡的努力，至少反映了兩件事：一是人們對他無所不能的崇拜，二是人們對延長生命的不懈努力。這則故事是這樣的：

伊本·西拿知道自己不久於人世，準備了四十種不同藥品，要求他的學生在他死後按規定的程序給他施用，他的學生忠實履行了這一任務。隨著藥物的注射，老師沒有生氣的身體變得柔軟而又有活力，臉龐漸漸微紅，鼻翼翕動，開始呼吸了；學生拿起最後一道藥，哆嗦著，無法控制自己，藥從他的手指間滑落下去，神秘的液體立刻滲入到冰冷的沙土裡……

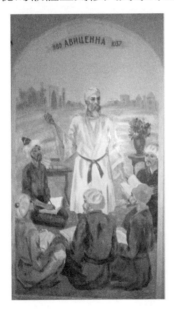

圖4.11 伊本·西拿在講課，
他講的可能是醫學以外的內容。

5. 現代醫學

從伊本·西拿的《醫典》內容來看，很顯然是現代醫學的基礎。中世紀在歐洲的宗教統治限制了醫學的發展，但是在阿拉伯的世界裡（歐洲、亞洲和非洲）西方醫學得到了發展。文藝復興後，歐洲文化重心從神向人轉變，雖然火刑伺候，仍然沒有阻攔醫學的發展。

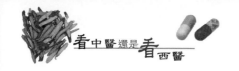

我們再回到細胞生物學奠定的現代醫學上來。這裡我們引用全國人大常委會副委員長、中科院院士韓啟德對二十世紀醫學的回顧。他說：

「二十世紀對醫學來講是一個非常的歷史時期，今天我們到醫院裡去，所有的診斷、治療的方法都是二十世紀發明的。那麼二十世紀以前是什麼樣的呢？二十世紀之前儘管已經有了病理學說，也發現許多細菌，但這些理論還沒有運用到實踐中來。那時生了病怎麼辦呢？當時有一種流行的治療方法就是「放血」。儘管工業革命後西方已經非常發達了，但英國人、法國人生病以後，還是採用放血，或者飢餓，或者通便的方法。最先進的大概是吃點藥，那些藥是什麼呢？草藥。所以，不光是中國人吃草藥，外國人也吃草藥。」(注三)

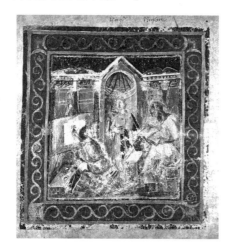

圖4.12 西方藥物學的先驅Pedanius Dioscorides是古羅馬尼祿（西元37～68年）時代的醫生、植物學家和藥物學家。他的五卷本的《藥物學》到西元1600年還在使用。圖中可見老師正在講解草藥。

在二十世紀前夕，1895年倫琴發現了X射線，1896年貝舍爾發現了天然放射性元素；1897年湯姆生發現了電子。這些發現不久就在醫學診斷和治療方面顯示出強大的生命力。此外，如果沒有愛因斯坦相對論的提出，波爾量子理論的建立，計算機科學和

注：3 韓啟德.現代醫學的回顧與展望.中國生物技術信息網http://www.biotech.org.cn/news/news/show.phy?id=8157

生物學的發展，也不可能有如此發達的醫療技術。現代醫學的發展可以歸納為以下幾個方面：

（1）病原體的發現：顯微鏡與細胞生物學的關係我們在前面已經討論過了。

（2）化學藥物的研製：化學藥物是在二十世紀才發展起來的。最先是治療梅毒606，後來發明了磺胺類藥物、青黴素、鏈黴素，除了抗生素以外還有維生素的發現，都使臨床治療進入效果明確的時代。

（3）激素的發現：內分泌系統的發現和臨床治療。

（4）診斷技術的發展：最早是X射線，然後是X射線與計算機結合起來，現在還有導管術。目前最先進的是正電子掃描，人腦任何一塊區域的活動它都可以反映出來。

（5）外科手術的進展：二十世紀初發明了血管縫合技術，直到器官移植、顯微外科。

（6）精神科學的發展：從弗洛伊德分析夢開始，精神治療進入科學領域。

（7）免疫學：雖然在十八世紀就有了牛痘，但疫苗技術的重大發展都是在二十世紀。在二十世紀的諾貝爾醫學和生理學獎中最多的就是免疫學。

（8）生物醫學工程：生物醫學工程則是科學技術與醫學的融合。現在心臟瓣膜都是可以人工製造的，包括人工心臟。現在，微型機器人可以放到腸道裡面。

（9）神經科學：二十世紀神經科學取得了巨大進步，從神經元的發現，到神經元電的活動，從神經遞質的化學物質釋放，到神經細胞的電位變化，以及兩側大腦差異等。

（10）人類基因組計劃：1990年，美國啟動「人類基因組計劃」，2001年2月中旬分別在 Nature 與 Science 上發表文章，公開結果。目前人類染色體鹼基對中約有9％的序列尚不能保證正確；基因的確切數目尚不能最後肯定，更沒有全部得到複製，對已複製的基因也只有一半左右了解它們的功能；對基因數少於蛋

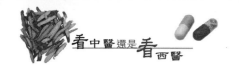

白質數的事實尚不能解釋，是一個基因在轉錄、剪切、翻譯過程中可合成多種蛋白質呢，還是由於蛋白與蛋白相互作用而產生新的蛋白呢？或許還有別的機制，目前還不得而知。更重要的是，人體內真正發揮生理功能的是蛋白質，而對人類蛋白質研究的（Proteomics）工作還剛開始。

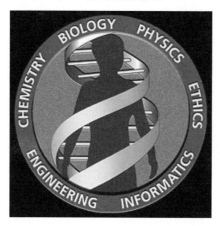

圖4.13 人類基因組計劃（HGP）的標誌。圖上的英文是生物學、物理學、倫理學、信息學、工程學和化學，說明該計劃涉及的各個領域。

（11）幹細胞（stemcell）研究：1999年，科學家發現在每個人的成熟器官裡都存在幹細胞。這些幹細胞可以定向分化為其他的細胞，如骨髓細胞可分化為心臟細胞，神經細胞可分化為肌肉細胞。這樣，從理論上講，同一個人，可以用你的骨髓，你的肌肉或神經細胞，定向地分化為你所需要的細胞，然後給自己使用。

可是，相應的在中國，傳統中醫在近幾百年來，就幾乎沒有發展。三百多年前的葉天士「溫病說」，對應東漢張仲景的《傷寒論》，使傳統中醫有了一「溫」一「寒」的理論。另外，葉天士還提出「女子先天以肝為本」，與《黃帝內經》說「腎為先天之本」也有一大新意。

從上述來看，西方的醫學跨進現代醫學範疇也才一百多年，傳統中醫也就落後這一百多年。或許說只是部分、大部分的落後。現代醫學雖然在生物學領域有了長足的進步，但是，臨床上醫療費用越來越高，檢測手段越來越多，病是越來越多地治不

好！西方對現代醫學的疑惑也越來越多。從上一章圖3.1來看，美國有那麼多的人尋求替代醫學解決病痛，足以說明問題。

6. 現代醫學教育和醫學模式

在1910年以前，歐美的醫學教育遠不是今天這樣的系統和嚴格。圖4.14是1580年的一幅著名的油畫，當時外科醫生（surgeon）不可以被稱作醫生（doctor），只能夠稱作先生（mister），並與理髮師（barber）的工作相當，人們在理髮店理髮、剃鬚和進行外科手術。

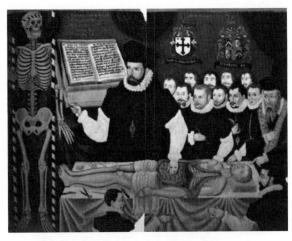

圖4.14 1580年的一幅著名的油畫，題為：神秘的倫敦外科醫生和理髮師社團。

如果看到圖4.14理髮師在人們心目中的一個形象，可能會對當時的外科醫生有點更深的印象。據說當時二周的訓練，就可以成為一個外科醫生。

1908年，著名的教育家Abraham Flexner（1866～1959），受美國卡內基基金會的贊助，對美國和加拿大的醫學教育進行考察。Flexner當時考察了一百五十五所美國和加拿大的醫學院校，只有十六所進行二年以上的教育，而且教育的方式、標準、設

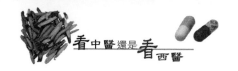

備，以及對學生的要求五花八門，沒有一個統一的標準。Flexner
在1910年總結發表他的考察結果，這就是著名的《Flexner報
告》。他在報告中建議：

（1）醫學教育的入門資格必須具備高中畢業文憑，且至少
接受過二年的理科大學本科教育。（這就是現在美國的醫學教育
的源起，必須具備學士資格，才能接受醫學教育）。

（2）醫學教育至少應當四年，前二年學習基礎科學，後二
年臨床實習。現代美國醫學教育是六年。畢業出來是醫學博士
（Medical Doctor）。

（3）改變醫學院校的投資方式，因為要建立統一的教育標
準和規範教學設備對經費的要求很高，提議把私人的醫學院校關
閉或者併入綜合性大學。（現代美國醫學教育院校正是如此）

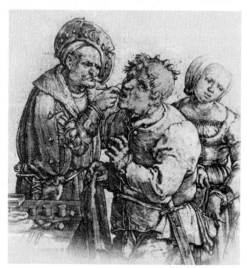

圖4.15 理髮師在拔牙，從桌上的金幣看已經費
用高昂，可是那個僕人還在打病人錢包的主意。

評價 Flexner 的成就，不僅是在醫學教育上，雖然 Flexner 報
告在醫學教育領域是一個重大的里程碑，但是，他作為普林斯頓
高級研究所（the Institute for Advanced Study）的第一任所長，卻
是創造人類重大成就的地方。評論家認為，美國和加拿大的醫學

教育至今還是遵照近一百年前 Flexner 報告的建議實施，甚至有過之而無不及。這一報告，自然也對歐洲，乃至其他洲的醫學教育起到重要影響，一直到今天，包括中國。

美國醫學教育的模式雖然延續了近100年，並在世界蔓延，但是醫學教育的內容卻在悄悄地改變。很顯然，Flexner 報告強調醫學是生物學的教育模式，強調的是人的生物學的性質。但是，在醫療實踐中，人卻不僅僅是生物學意義上的人。

1974年，布魯姆（Broom）提出環境醫學模式，拉隆達（Lalonde）和德威爾（Dever）提出綜合健康醫學模式，1977年，美國 Rochester 大學的精神病學、內科學教授恩格爾（Engel）在美國著名的《科學》雜誌上發表文章，針對生物醫學模式的缺陷，提出了生物－心理－社會醫學模式（the biopyschosocial model），其主要內容包括生物遺傳因素、環境（包括自然和社會環境）因素、生活方式與行為因素和衛生服務因素。

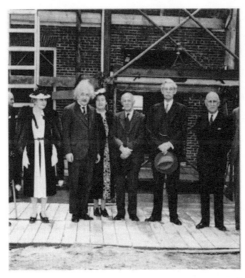

　　圖4.16 1939年5月22日，Flexner 和愛因斯坦等人在普林斯頓高級研究所的新樓前。愛因斯坦在該研究所工作直到逝世。其他還有許多世界最為著名的學者在此進行研究。

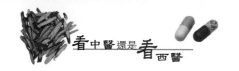

　　恩格爾提出，生物－心理－社會醫學模式應當成為醫學科學研究的計劃，醫學教育的框架和臨床醫療實踐的行為準則。現代醫學模式概括影響人類健康和疾病的全部因素，從醫學的整體性出發，分析生物、心理和社會因素對健康和疾病的綜合作用，突出社會因素的決定作用，因而得到世界衛生組織（WHO）和國際社會醫學界的認可，它的誕生標誌著人類進入了生物－心理－社會醫學模式的時代。實際上，可以看作是人們認識到單一的生物醫學模式無法解決人類的疾病問題。

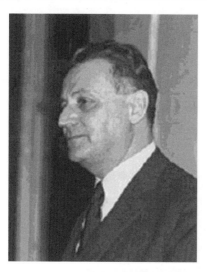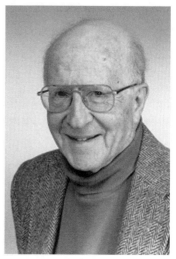

圖4.17 恩格爾（George Engel,1913～1999，右圖），美國Rochester大學的教授。在該大學的網站上，說他是和該大學的另一位教授John Romano（1908～1994，左圖）一起創立生物心理社會醫學模式。

　　圖4.17中的兩位教授，都是美國醫學界最負盛名的醫學專家和醫學教育家，在1977年時，也就是 Flexner 報告發布後的六十七年之時，他們一位是六十九歲，一位是六十四歲。他們都是 Flexner 報告發布後新的美國醫學教育體制的得益者，可是在近古稀之年，卻發現醫學的模式應當不僅僅是生物的，而且還應當包括心理和社會學。當然，這並不是對 Flexner 報告的任何否定，都足以說明，在短短的六十多年的生物醫學模式的教育中，

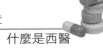

已經發現不足以解決臨床醫學問題，必須考量心理和社會的範疇。至少可以說明的一點是，現代科學不能夠解決全部的健康問題。

現在我們再來翻開《黃帝內經》的《素問‧徵四失論》和《素問‧疏五過論》。這兩個篇章專門討論臨床診斷的「過與失」。

在《疏五過論》中，要求醫生：

（1）在開始進行臨床檢查前，首先要了解患者是否有社會經濟地位的變化，根據其變化，可以了解病情所在。否則就是治療的第一個過失。

（2）在進行臨床診斷時，必須問飲食情況，居處環境，是否有突發的情緒或者在高興時遇到痛苦的事宜，這些都可能造成不同的病理機制。不知病情，是治療的第二個過失。

（3）脈是與上述問題相關的。

（4）治療有三個常規：①必須問貴賤，富貴傷身；②官場上失意，或以往富貴現在失落的，身必敗亡；③始富後貧，治療難度更大。不知道就是治療的第四個過失。

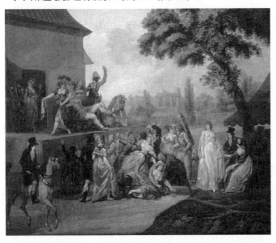

圖4.18 油畫：18世紀末期法國醫生看病的場面。從貴婦的昏倒，可見樓上醫生拔牙或者某種手術場面之血腥。傳統中醫是絕對用不著這種治療場面的。

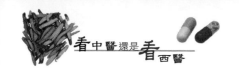

（5）凡診者必須知道發病的由來和掌握病情的終始，知其工作，別其性別，憂恐喜怒，等等。不知道，就是治療的第五個過失。

《徵四失論》批評不適貧富貴賤之居，不適飲食之宜，不別人之勇怯，不知比類，足以自亂，不足以自明，診病不問其始，憂患飲食之失節，起居之過度，不問發病如何、飲食起居或接觸環境，就急於切脈，什麼病能夠診斷得準確呢？

社會地位、經濟狀況、心理活動、居住條件和飲食生活等對診斷和治療的重要性，實際上就是2000多年前，中國人的生物、心理和社會的醫學觀點。《黃帝內經》甚至批評庸醫誇誇其談，不知社會人事之變遷，治療之道理，病人一來就切診號脈，僥倖說對，沾沾自喜，故步自封；若不能明確診斷，還要埋怨老師沒有教過。

現代西醫跟著西方醫學的發展步伐前進，是可以理解的。可是，我們很多中醫為什麼不多去讀讀和提提老祖宗的教訓，總結總結經典和古人的經驗，卻要跟在洋人的後面，人云亦云，鼓吹人家的生物－心理－社會醫學模式。至少《黃帝內經》的《素問·徵四失論》和《素問·疏五過論》這兩篇文章所提及的內容正是現在全世界醫學界都認可的。

7. 現代醫學的目的

現代醫學隨著高科技的發展，就在近二十多年，也就是1980年代以來，B型超聲波、計算機X線斷層掃描（CT）、核磁共振（MRI）、正電子CT（PET）紛紛進入臨床診斷領域。醫療費用越漲越高，成為世界性問題，不論是發達國家，還是發展中國家，都為這個社會問題頭痛。但是，最最關鍵的是，花了錢，並沒有治好病。醫療費用越漲越高，而病卻是越治越多。在醫學教育和臨床醫學角度提出的醫學模式的轉換後，醫生們更加深思那個令人困惑的問題：醫學的目的是什麼。我們花這麼多錢，尋求

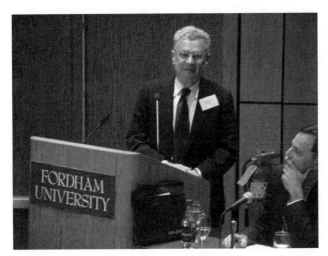

圖4.19 卡拉漢在演講。哈斯廷中心（美國醫學、生物學和環境倫理的研究和教育機構）前主任，哈佛醫學院高級成員（senior fellow），1996年獲得美國科學促進會的自由和科學責任獎。

健康，但是我們達到目的了嗎？什麼是醫學的目的？

1980年以來，美國哈斯廷中心主任卡拉漢（Daniel Callahan）就醫學目的中涉及到的醫學、法律、資源分配、醫學面臨的困難等問題組織了一系列討論。1992年，卡拉漢被選為美國科學院院士，同年又組織有著名生物學家和醫生參加的會議，他在會上提出要重新考慮醫學的目的（Goals of Medicine, GOM），以尋求解決醫療保健面臨的各種矛盾。[注四]

哈斯廷中心提出此問題是出於下述四點假設：

（1）所有國家都或遲或早要發生一場醫療系統的危機。

（2）現代醫學不能解決疾病、衰老和死亡問題。

（3）現代醫學錯誤地把治癒疾病、阻止死亡視為其首要目標。

（4）追求良好健康狀況和治癒、減輕疾病之間的差別是很大的。

GOM一提出，就引起各國醫學界和哲學界的重視。開始時是

注：4 杜治政.追溯醫學的目的.http://kjzg.com.cn/newver/browarticle.php?articleid=1146

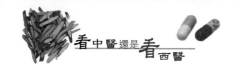

工業化九國參加（即：美、德、瑞典、英、荷蘭、義、西班牙、
捷克、匈牙利）。當時的世界衛生組織總幹事賈德爾寫信給卡拉
漢，建議發展中國家最好也有代表。隨後又有中國、印尼、智
利、丹麥、斯洛伐克參加。這樣就形成了十四個國家組成的GOM
國際研究計劃。這個國際研究組織中的國家平時根據哈斯廷中心
的計劃開展學術研究，中心組織大家交流討論。

　　在GOM的研究過程中，共舉行四次國際學術討論會：1993年
7月第一次布拉格會議；1994年月10月第二次布拉格會議；1995
年月11月第三次布拉格會議和1997年7月的那不勒斯會議。另
外，1996年在美國底特律還舉行了一次會議，中國學者則參加了
其中的幾次。

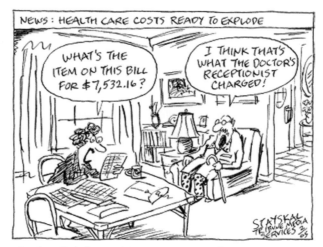

圖4.20 新聞：醫療費用爆漲。女主人問：「帳單上的7532.16元是什麼
費用？男主人說：「我想是醫生的招待費用？」

　　此項GOM的研究，以1996年11月在紐約舉行的新聞發布會告
終。發布會宣告：十四國宣言號召審查「醫學目的」，敦促醫學
從治癒和高科技轉移至照料，重點在公共衛生和預防疾病。國際
研究小組警告：目前醫學的發展戰略是在全世界創造供不起的、
不公正的醫學。

　　哈斯廷中心發起對醫學目的研究，是從西方發達國家情況出

發的，但對中國這樣發展中的國家也是有意義的。中國學者在醫學目的研究過程中，認為當前發展中國家同樣也存在發達國家醫療保健服務面臨的一些主要矛盾，醫療危機實際上也是不同程度地存在。因此，對發展中國來說，重新審視醫學目的也是有現實意義的。

中國的一些學者認為，中國實際上已面臨醫療危機。醫療費用猛漲，廣大人群看不起病，保健覆蓋面小；醫療資源分配不合理；保健服務體系結構性矛盾十分突出；資源不足與資源浪費並存；醫患關係惡化，社會不滿與日俱增，都說明中國的醫療保健面臨一場危機。但當前種種舉措都是圍繞如何控制費用、擴大醫保覆蓋面、增加投入等方面進行的，正如GOM的研究結果表明，現在面臨的醫療問題是由於當代醫學這種尋求高技術治療疾病，以提供保健服務的這一發展戰略所造成的。只要這一戰略不改變，上述問題的根源就存在，只能有某種程度地緩解而不可能從根本上解決。

現代醫學發展到如此高科技的地步，卻回過頭反思醫學的目的，說明一個什麼問題？現代科學已經出現了與社會發展和需求相互矛盾的狀況。或許回過頭來仔細思考一下傳統中醫的教導，

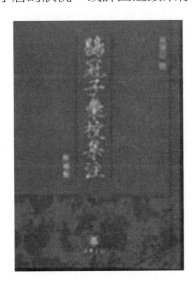

圖4.21 《鶡冠子》為先秦道家著作。全書貫穿著道家思想，也有天學、宇宙論等方面的內容，長期被視為偽書。自七〇年代長沙馬王堆漢墓帛書出土以來，因《黃帝書》與其書有不少相同相似的文句，備受國內外學者的重視。

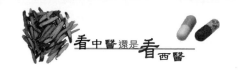

可以得到一些啟示。縱觀整部《黃帝內經》的核心內容是什麼：天人合一，其最終目標就是治未病。上醫治未病，中醫治將病，下醫治已病。

春秋戰國的一部奇書《鶡冠子》中有這樣一則故事：

魏文王問扁鵲：「你家兄弟三人，都精於醫術，哪一位最好？」

扁鵲回答說：「大哥最好，二哥次之，我最差。」

魏文王又問：「那為什麼你最出名呢？」

扁鵲回答說：「大哥治病，是治在疾病發生前，一般人都不知道他事先已經去除了病因，所以，名氣不得傳出。只有我的家人知道。

二哥治病，是治在發病之初，一般人只知道他能夠治療輕微的小病，所以他的名聲僅有我的鄉里人知道。

而我治病，是治在病情嚴重時，一般人都可以看到我在經脈上放血，在皮膚上敷藥，於是人們都以為我醫術高明，一不小心，我的名氣傳遍全國。」

現代醫學轉了一百多年，卻發現醫學的目的更為重要的是「重點在公共衛生和預防疾病」！只是用現代的話語闡述了傳統中醫的思想。

這裡沒有絲毫對西醫的不敬，也沒有絲毫對傳統中醫的自豪。現代醫學畢竟是站在前所未有的高度，上可登月，下可潛海，中可深入人體每一個組織和細胞，自然與二千五百多年的傳統思想不能夠同日而語。但畢竟，我們看到人類對健康生命的追求和理解，一直穿越這樣一個對人類而言是漫長的時間和廣袤的空間。

我們也看到了傳統中醫和西醫並沒有什麼本質上的區別！

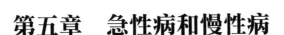

第五章　急性病和慢性病

1. 急性病看西醫，慢性病看中醫的傳說

　　民間有一種「急性病看西醫，慢性病看中醫」的說法，似對中西醫有一個比較「公平」而且通俗的評判。我們首先來看看急性病與慢性病的定義。

　　急性病可能不是專業術語。醫學專業有時真是隔行隔山。曾經聽過一位有幾十年醫院工作經驗的前輩，在談到急性白血病的治療時說，如果拖的時間長一些，能夠變成慢性白血病就好治了。殊不知，急、慢性白血病在診斷、轉歸和預後上，並沒有必然的聯繫。

　　在保險行業倒是對急性病有明確定義：急性病，指被保險人突然發生、不及時救治將危及生命安危的且在本保險合同生效之日前180日內未曾接受治療的急性疾病。不包括原來已患有的慢性病和慢性病的急性發作。保險業強調保單生效的日期，排除「原來已患有的慢性病和慢性病的急性發作」。而上述提到的民間傳說所指的急性病，顯然是包括這一類急性發作在內的。在現代醫學，把首次發作的急病和這一類的急性發作，都稱作急症（emergency）。並有明確的定義或者說特點如下：

　　（1）緊急的。時間決定不同的預後，不同狀態對時間的尺度要求也不同。例如：對心臟停跳的病人以秒計算，對哮喘發作或多發外傷的病人以分計算，而對癌症病人以天計算，某些小的病可能也需要緊急干預（如曲張靜脈破裂）。

　　（2）意想不到的。急症也有意想不到的含義，受傷者可能把意外的嚴重性搞混。如一個扭傷踝關節的病人感到劇痛，其疑心踝骨畸形到必須看急症的程度，但這種情況純屬是良性的和可自癒的，此時看急診只為證實他的踝骨沒有損傷。

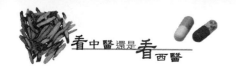
（3）未計劃的。任何未計劃到的健康問題都是急症。如病人腹部疼痛雖不太嚴重，但他想知道是什麼原因和是否需接受治療。此時看急症是為了了解腹痛的原因和需要的治療。

（4）危險的。急症狀態可能有危險後果，未經過正確治療的心肌梗死將增加死亡率和發病率。這可能要進行醫療費用及益處的分析，不同醫院的診治方法不同，價格不同，療效差異也很大，能承擔費用的多少對必須建立的急症系統起決定性作用。

（5）意想不到的益處。因腹痛B超檢查發現腎腫瘤的病人看急症，這種得到意想不到的保健收益總是被描述為急症的混雜疾病，這種混雜疾病需要不同級別醫生給予不同的處置，並且這種情況要受財政和社會壓力的支配。

很顯然，急症長期以來是人類生活中必不可少的現象。可是作為一門專業科學，時間並不長。美國在1968年成立急診醫生學會，開始只是一個旨在教育和培訓急診醫生為公立醫院提供高質量的急診醫療服務的機構。1970年該學會制定一套以實踐為基礎的急診住院醫生培訓課程計劃和繼續教育計劃。為了讓大家認識到急診醫學的獨立性，該學會在1975年推行急診醫生資格認證考試。1979年，美國醫學會和美國醫療專科協會正式認定急診醫學為第二十三門獨立的學科。

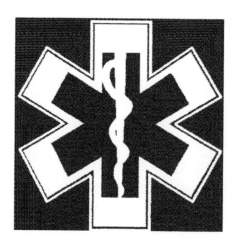

圖5.1 藍生命之星：美國急症醫療的符號。國家高速公路安全管理局（美國沒有國家衛生行政管理部門）在1977年註冊的商標。中間的蛇和權杖是西方通用的醫療標誌。六條相交的矩形代表急症醫療系統的六個方面：發現、報告、反應、現場救護、途中救護和送達最終醫療單位。

慢性病的（Chronic Disease）定義是這樣的：

「慢性病」全稱是慢性非傳染性疾病，不是特指某種疾病，而是對一類起病隱匿，病程長且病情遷延不癒，缺乏確切的傳染性生物病因證據，病因複雜，且有些尚未完全被確認的疾病的概括性總稱。

慢性病主要指以心腦血管疾病（高血壓、冠心病、腦卒中等）、糖尿病、惡性腫瘤、慢性阻塞性肺部疾病（慢性氣管炎、肺氣腫等）、精神異常和精神病等為代表的一組疾病，具有病程長、病因複雜、健康損害和社會危害嚴重等特點。

慢性病的危害主要是造成腦、心、腎等重要臟器的損害，易造成傷況影響勞動能力和生活質量，且醫療費用極其昂貴，增加了社會和家庭的經濟負擔。

慢性病的危險因素有：（1）遺傳因素：與遺傳基因變異有關。（2）環境因素：年齡、體重超重與肥胖、長期過量飲食、運動量不足、營養失衡、吸煙與飲酒、病毒感染、自身免疫、化學毒物接觸等因素。（3）精神因素：精神緊張、情緒激動及各種應激狀態。

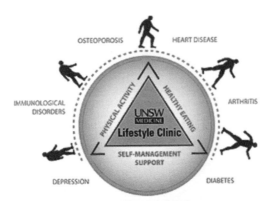

圖5.2 澳大利亞新南威爾士大學對慢性病的圖解。中間三角的三個邊標明慢性病的原因：健康飲食、體育活動和自我管理。圖圈外面是可能導致的疾病（順時針從1時走起）：關節炎、糖尿病、代謝失調綜合徵、抑鬱症、免疫功能紊亂、肥胖和心臟病。

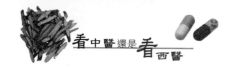

　　實際上，慢性病是不良生活習慣引起的，相對於發展中的國家來說，慢性病是主要的健康問題，在死亡和疾病中佔有最大的比例。關鍵在於，這些疾病是可以預防的，只要用簡單的方法就可以使疾病不發生或者推遲發生。不論是中醫還是西醫，在這個方面都具有十分有效的經驗。

2. 扁鵲

　　急症醫學被定義為研究急性病、慢性病急性發作、急性傷害和急性中毒的診治的學科，它是一門新興的邊緣學科或跨科的學科。在中國，國家衛生部聯合人事部於1995年7月才正式批准急症醫學為一門獨立的臨床學科。不過十一年時間。我們不能說在此之前就沒有急症，沒有急症的醫學吧。

　　《史記》記載，扁鵲路過虢國。城中之人都在忙於祛邪祭祀剛剛死去的虢國太子。扁鵲來到宮廷門前，問喜愛方術的中庶子是怎麼回事。中庶子回答說：「太子的病症是血氣不按時運行，正邪交爭而邪氣不能直洩，在體素突然發作，實際則是體內早有病患。體內正氣不過遏制邪氣，邪氣聚積而不能宣洩，因此，陽氣衰微而陰邪盛實，突然昏厥而死。」

　　扁鵲問：「他死了多長時間？」

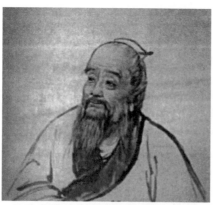

扁鵲畫像（中國宮廷醫學所收圖）

圖5.3 《史記》及傳統中醫認為「至今天下言脈者，由扁鵲也」。但是根據《史記·扁鵲倉公列傳》似乎很值得推敲。扁鵲的三則病案有關診脈的一則是對昏迷（睡）中的趙簡子，而且是正常的脈，就如我們一般常識都會以脈搏確定生死。而倉公的二十四例醫案中有二十三例談及脈診。

回答說：「從雞鳴時辰到現在。」

又問：「裝殮了嗎？」

回答：「沒有，他死去還不到半天呢。」

扁鵲說：「請稟報國君，說我是齊國的秦越人，家住鄭國，遺憾沒有機會拜見風儀神采，以侍奉他的左右。聽說太子不幸死去，我能使他復活。」

中庶子說：「先生不是有點荒誕吧？您有什麼本事可以讓太子復活呢？您有上古的名醫俞跗的本事嗎？您的醫術如果能像他那樣，那麼太子才能復活；如果不能像他那樣，卻想使太子復活，您不是把我當作剛會咳笑的嬰兒吧！」

中庶子的慷慨言詞，令扁鵲過了好一會兒才緩過氣來，仰天嘆息說：「您所謂的醫術，就像從竹管裡看天空，從縫隙中看圖紋。我秦越人所施行的醫術，不待切脈（請注意：這四字是原文，再次闡述扁鵲診病不需要按脈！），通過望色、聽聲、寫形（應當理解為判斷病人的體形類別），就可以知道病之所在的部位。知道疾病之陽，便能推如其陰；知道疾病之陰，便能推知其陽。疾病症狀總是會表現到外部來的，不需要走出千里之外，就可以發現許多確診的根據，三言二語是不可能詳盡地全說出來。如果你認為我的話不真實，試請你進去診察一下太子，應當能聽到他的耳中有聲響，看到他的鼻翼在搧動，順著他的兩條大腿直到陰部，應當還是溫熱的。」

中庶子聽了扁鵲的話，不但兩眼呆呆地眨也不眨，連舌頭都翹起久久不能放下。連忙進去把扁鵲的話稟報給虢君。

虢君聽了這番話非常驚訝，一直走到宮殿中門來迎接扁鵲。虢君說：「我私下聽到您高尚醫德的時間很久了，但始終沒機會去見您。先生來到我們小國，有幸相會。我這裡國小臣稀，真是莫大榮幸。有了先生，太子就能復活，如果沒有先生，太子就要被拋棄填埋在山溝裡，永別人世而不能復生。」話還沒說完，虢君就已經悲哀抽泣，胸氣鬱結，精神散亂恍惚，眼淚長流不止，淚珠掛滿睫毛，悲傷得不能自我控制，連容貌都改變了。

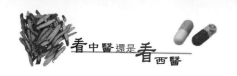

扁鵲說：「像太子這種病，就是所謂的『屍蹶』。太子並沒有死。」讓徒弟子陽磨利針具，用來針刺外三陽五會穴，過了一會兒，太子甦醒了。又讓徒弟子豹施行五分熨法和煎熬八次的方劑，不斷更換熱藥熨貼脅下部位，太子能起身坐了。再進一步調適陰陽，僅僅服藥二十天就恢復了原狀。

3. 華佗

扁鵲以降，倉公、張仲景、華佗，都是一等一的治療急症的高手。其實，正是治療急症的高明手段，才能使醫師的名字天下傳揚。

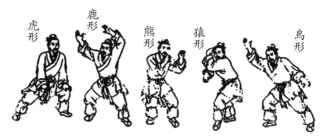

圖5.4 華佗創造的五禽戲，傳給其弟子吳普，吳普施行之，九十多歲時仍然耳目聰明，牙齒完好。據說五禽戲開創了中國傳統武術之源。

《三國志》記載華佗（145～208）：

（1）其療疾，合湯不過數種，心解分劑，不復稱量，煮熟便飲，語其節度，捨去輒癒。

（2）若當灸，不過一兩處，每處不過七八壯，病亦應除。

（3）若當針，亦不過一兩處，下針言「當引某許，若至，語人」。病者言「已到」，應便拔針，病亦行差。

（4）若病結積在內，針藥所不能及，當須刳割者，便飲其麻沸散，須臾便如醉死無所知，因破取。病若在腸中，便斷腸湔洗，縫腹膏摩，四五日差，不痛，人亦不自寤，一月之間，即平復矣。

有不少學者認為，科學技術的發展有其一定程序，研究科學

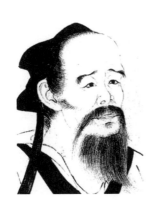

圖5.5 華佗像。1930年，中國近
代史上最著名的學者之一，陳寅恪
先生認為他是印度人，《三國志》
中記載的許多華佗的事蹟，實際來
自印度神醫耆域的故事。陳先生亦
最不信斷腸湔洗的手術之說，殊不
知此說早在《史記》中記載上古名
醫俞跗的事蹟中亦有之，當時佛經
尚未西來。

史，絕不能忽視。《三國志》所載華佗的醫術，如「病若在腸
中，便斷腸湔洗，縫腹摩膏，四五日差，不痛，人亦不自寤，一
月之間即平復矣。」在一千八百年前似不可能，故相關記載應屬
傳說之附會。(注一) 這種武斷的判斷，似乎太簡單了一些。但前
面三點，湯藥、灸和針刺，自是傳統中醫的精華應當是無可爭辯
的。至於手術問題，我們留待下面手術的章節再作討論。

4. 葛洪和《肘後備急方》

葛洪（284～364），號抱朴子。應當說，葛洪不僅是治療急
症的專家，也是治療慢性病和養生的專家，雖然他在中國傳統文
化上，更為著名的是道家和神仙家、煉丹術家。

葛洪的祖父葛玄（164～244）為三國時著名方士。葛洪從葛
玄弟子鄭隱學煉丹術，可見其道術有部分來源於方術。按照葛洪
在《抱朴子·外篇·自敍》中所說，他十三歲喪父，飢寒困瘁，
躬執耕稽，披星戴月，艱難困苦。十六歲即博覽群書，各家學說
無不涉獵。但是他只「好神仙導養之法」，對那些經書算書不感
興趣，「河洛圖緯，一視便止，不得留意也。不喜星術及算術、
九宮、三棋、太一、飛符之屬……晚學風角、望氣、三元、遁

注：1 劉廣定.陳寅恪先生的科學史研究——悼念陳寅恪先生逝世三十年.自然辯證法通
訊,2000年第6期,71～73,92.http://www.wuys.com/Article_Show.asp?ArticleID=1796

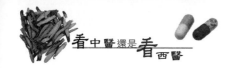
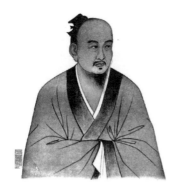

圖5.6 葛洪，晉時著名道家和神仙家、煉丹術家，也是中國最早留下養生和急症學著作的學者。但是，好像很少人知道他是醫師，可能更多人知道他是「神仙」。

甲、六壬、太一之法，粗知其旨，又不研精。」

　　葛洪後來拜南海太守鮑玄為師。鮑玄對葛洪十分器重，不但將女兒鮑姑嫁給葛洪，而且還把自己的學問及醫術傳授給葛洪。葛洪參加了鎮壓石冰起義，因功被封為關內侯。他聽說交阯盛產丹砂，於是要求出任勾漏縣令。走到廣州，刺史鄧岳堅決挽留，葛洪乃攜妻在羅浮山煉丹，至今尚留有遺跡多處。葛洪著述豐富，除《抱朴子‧內外篇》外尚有《神仙傳》、《抱朴子養生論》、《肘後備急方》、《漢武內傳》等近八十卷，均收於《道藏》。其中或有偽作，但《肘後備急方》卻是中醫著名經典之著。《晉書》評價他：「博聞深洽，江左絕倫，著述篇章，富於

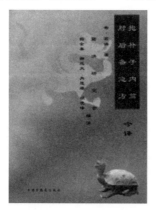
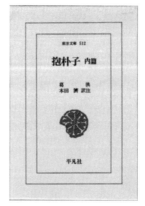

圖5.7 現代中國出版的《抱朴子內篇》和《肘後備急方》（左），日本出版的《抱朴子內篇》（右）。

班馬。又精辯玄頤，抑理入微。」

《肘後備急方》中的藥方易得易配，隨時救人活命，被認為是中國最早的急症手冊。書名的意思就是常置於肘後，隨時可以取來救急。葛洪深感當時醫家診病，既抓不住主要症狀，又喜用貴重藥品，遠非窮苦百姓所能置辦，致使許多本可以救治的病人，失去生存機會。因此，葛洪認為醫家為病人治療時，其選擇方藥要以價廉、簡便和靈驗為標準。這種行醫的道德準則，令今人也常有慚愧！

據說《肘後備急方》中關於天花、肺結核的記載，都是世界最早的。書中還記載了一種叫瘋犬咬人引起的病症，病人非常痛苦，只要受到一點刺激，聽到一點聲音，就會抽搐痙攣，甚至聽到倒水的響聲也會抽風，這種病現在叫做狂犬病。又名「恐水病」。葛洪首創應用狂犬的腦敷貼在被咬傷的創口上以治療狂犬病的方法。狂犬腦中含有抗狂犬病物質，到1885年，法國著名的細菌學家路易斯·巴斯德才作了證明。在1950年代狂犬疫苗正式在臨床使用前，西方有許多著名人物因被動物咬嚙，擔心發病忍受不住那種痛苦而自殺。

《肘後備急方》中對天花（天行斑瘡）症狀、結核病（屍注、鬼注）等的記載，都是醫學文獻中最早的記錄。他不僅明確記載病狀和發病過程，還明確無誤地指出它們的傳染性。所以，稱他為「傳染病學專家」，一點也不過分。

值得一提的是，葛洪著《抱朴子》，內外篇各二十五卷，共五十卷，不僅為道教構造種種修煉成仙的方法，而且為它建立一套系統理論，系統地解答了四個問題：

（1）人是否能成仙。

（2）人如何才能成仙。

（3）神與形的關係。

（4）個體與整個宇宙的關係。

成仙是中國道家追求的一個目標，長生不老是其理想之一。實際上，現代醫學不認為人可以長生不老，但是預期的生命值不

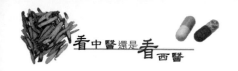

斷再增加，至少追求長壽也是現代醫學的方向。葛洪著的《抱朴子》反映了傳統中醫天人合一的養生之道。

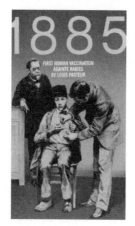

圖5.8 1885年，巴斯德發明狂犬病疫苗，但臨床試驗效果不佳。直到1954年夏季，一隻瘋狼在幾個小時內咬傷了二十九人，WHO才建議在這組病人身上使用聯合血清疫苗。1956年秋，WHO的專家委員會才確認臨床療效。

5.「季德勝蛇藥」——現代中醫蛇傷急救

前面提到，急症醫學被定義為研究急性病、慢性病急性發作、急性傷害和急性中毒的診治的學科。對於急性中毒，傳統中醫也是有許多辦法的，比如蛇咬傷。

現代醫學對蛇咬傷的搶救程序如下：

① 蛇咬傷後，一時識別不出是否為毒蛇咬傷，先按毒蛇咬傷急救。

② 就地急救處理，切忌跑動。

③ 在傷口上方紮緊止血帶。

④ 切開傷口，擠出毒液。

⑤ 用火燒烙蛇咬傷部位。

⑥ 應用蛇藥解毒：口服蛇藥片和用蛇藥外敷傷口周圍。

⑦ 經上述緊急處理後，迅速將傷員送往醫院進一步治療。

季德勝（1898～1981），蛇傷治療專家，畢生致力於毒蛇咬傷的治療和「季德勝蛇藥」的研製，獲得卓越成就。傳到季德勝手中的蛇藥秘方，已是第五代了。他的先祖在一代一代地傳授秘方過程中，不曾有任何文字記載，而是靠口授腦記，親自實踐。

他先將原方中的藥物，一味味地鑑定，嘗遍各種藥物。他自小就聽他父親講過神農嘗百草的故事。蛇藥秘方中有些藥物是有毒的，在學藥過程中，他多次中毒。每次中毒，就隨即服用他父親傳授的解毒藥物。他憑著直觀和這種原始式的嘗藥方式，去粗存精、增良剔莠，反覆篩選，確定每味藥物的性能功效，以單方、複方反覆交替在自己身上試用，讓毒蛇咬傷自己的肩部、手臂、足趾等部位，再外敷內服自己配製的秘方，一次一次地鑑定自己配製蛇藥的療效。在保證藥物對人體安全有效的情況下，再應用於蛇傷病人。花了近十年心血，終於實現了他的夙願。其方法是將秘方中的各種藥物研成粉末，加藥液調和，用手工做成直徑2.5釐米、厚0.5釐米的黑色藥餅，和一種狀如梧桐子的藥丸，每個藥餅和藥丸都印有紅色「季」字標記，亮出「季德勝蛇藥」的牌子，繼續走江湖、賣蛇藥。

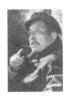
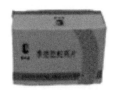

圖5.9　季德勝（1898～1981）獲得卓越成就的毒蛇咬傷治療和「季德勝蛇藥」。

　　1948年，季德勝來到南通。此時他對蛇傷的研究已有較深造詣，加之蛇藥的特殊療效，在當地頗有名氣。任何蛇傷病人，只要經他一看，就能鑑定病人是被何種毒蛇咬傷的，從傷口留下的齒印和深度，還能鑑別出是雄蛇、雌蛇、出洞蛇、進洞蛇、空腹蛇、飽腹蛇乃至懷孕蛇……。

　　他對蛇的毒性程度做了分類：「出洞蛇毒液多，毒性強；進洞蛇毒液已有分泌，毒就輕些；驚蟄時蛇咬的毒大，冬至後蛇咬的毒輕；懷孕蛇咬傷的毒更大，剛生產過的母蛇毒輕。」這些

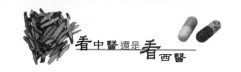
獨到見地，妙不可言，令人驚嘆。他就是根據毒蛇嚙傷的毒性大小，分別用藥治療，所以取得意想不到的療效。

季德勝對蝮蛇的生活規律作了高度的概括，他說：「……蝮蛇是驚蟄後開始活動，由夏至到秋分是活動能力最旺盛的季節；一日之中，早晚為昆蟲低飛爬游最盛的時候，蝮蛇多在這時出洞尋食；氣候急劇變化，雷雨將作之際，也是蝮蛇出洞活動的時刻。」

季德勝對蛇的生活規律和如何識別毒蛇也做了詳細的描述：「毒蛇咬人本來是無選擇性的，但由於人們的生活環境與活動情況、季節及蛇的生活規律不同，蛇傷的發病率就有一定的差異。蛇一般在春夏秋三季活動，七月至九月更為活躍。陰暗、潮濕處是蛇的活動區，又以石穴、草叢、樹洞、灌木、河灘、田野為藏身之地。多數毒蛇頭扁平呈三角形，頸較細，皮色鮮艷，尾短粗，在人和動物被咬傷部位可見兩個毒牙齒痕，並且迅速出現浮腫，毒性很快蔓延，而至危及生命。」

這已經是傳統中醫應用科學的方法做出科學的結論了。

6. 現代急症搶救用藥之一：麝香保心丸

心腦血管病是現代死亡譜上佔第一位的疾病，中國每年死於心腦血管病的人為三百多萬，佔全國每年總死亡的50％，而患病倖存下來的人75％不同程度地喪失勞動力，4％全殘，給社會、家庭、個人帶來沉重的負擔。在心腦血管病患者隨身攜帶的急救藥盒中，常常會配有一味傳統中成藥，麝香保心丸。

有三十年歷史的麝香保心丸每粒在六角錢左右，從2003年起連續三年銷售額增幅超過40％，去年以一‧五億元銷售額名列全國三十六個年銷售上億元的中成藥品種。由於價格便宜藥效好且供應充足，被列入上海市民防災手冊，許多人還將它作為隨身必備藥和常服品種。

2006年1月17日首屆中國中西醫結合學會科學技術獎頒獎大

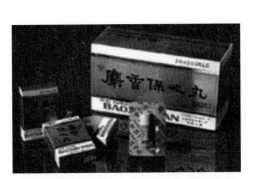

圖5.10 麝香保心丸治療心絞痛，尤其是緩解心絞痛
急性發作療效明確和安全，在冠心病急救治療中享有一
席地位。

會在北京召開。麝香保心丸心血管保護作用研究榮獲首屆中國中
西醫結合學會科學技術二等獎。

上世紀八〇年代，麝香保心丸的作用機制僅局限於冠狀動脈
擴張，通過對麝香保心丸治療心絞痛（尤其是緩解心絞痛急性發
作）的臨床療效和安全性進行評價，確立了其在冠心病急救治療
中的地位。

九〇年代以來，進一步明確麝香保心丸對心血管的保護作
用，闡明慢性穩定性冠心病患者長期使用麝香保心丸的益處。科
研組又在國家教委二一一工程項目基金、上海市科委以及和黃藥
業的經費支持下，在國內首先開展麝香保心丸促進治療性血管新
生的系列研究。整個項目凝聚幾代醫學專家和科研工作者的心
血，共培養博士研究生四名和碩士研究生三名。

麝香保心丸促進治療性血管新生研究採用動物實驗與臨床研
究相結合的方式，探討其作用機制，旨在探索對冠心病長期治療
的有效性，為臨床使用麝香保心丸進行冠心病二級預防提供新的
思路和依據。

該研究結果顯示，麝香保心丸不僅對冠心病心絞痛患者有急
救作用，而且完全有可能在長期使用中，通過保護冠狀動脈結構
和功能以達到減緩動脈粥樣硬化病變進展、建立側支循環、減少
心血管事件發生的作用。

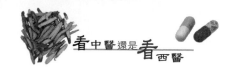

請注意，該研究是西醫的研究方法。

7. 西醫的慢性病治療

慢性病包括心臟病、中風、癌症、慢性呼吸道疾病和糖尿病。視力衰退和失明、聽力衰退和失聰、口腔疾病和遺傳疾患是另一類慢性病，在全球疾病負擔中也佔相當大的比例。

據世界衛生組織（WHO）的報告：2005年估計將有五千八百萬人因各種病因而死亡，其中慢性病造成的死亡人數將達三千五百萬，這比所有傳染病（包括艾滋病、結核病和瘧疾），加上孕產和圍產期疾患以及營養不良所導致的死亡人數總和還要多一倍。

WHO認為：常見、可變更的危險因素是導致主要慢性病的原因。在世界所有地區、所有年齡組、無論是男性還是女性，這些危險因素是導致絕大多數慢性病死亡的原因。它們包括：

（1）不健康飲食；（2）不鍛鍊身體；（3）使用煙草。

WHO預測：今後十年，三‧八八億人將死於慢性病。在這十年中，傳染病、孕產和圍產疾患以及營養缺乏所導致的死亡總數將下降3％，而同期慢性病死亡人數將增加17％。每年至少有四百九十萬人死於吸煙；二百六十萬人死於超重或肥胖；四百四十萬人死於高膽固醇；七百一十萬人死於高血壓。這就是說，據預測在2015年因各種病因而死亡的六千四百萬人中，四千一百萬人將死於慢性病——除非我們採取緊急行動。

WHO估計，在今後十年裡，中國將因為心臟病、中風和糖尿病而累計損失五千五百五十八億美元。俄羅斯將損失三千多億美元，印度損失二千三百六十億美元。

WHO批評了十種對慢性病認識錯誤的觀點：

（1）人總得死於某種疾病。每個人確實都會死於某種疾病，但死亡並不需要緩慢、痛苦和過早地發生。絕大多數慢性病不會導致突然死亡。

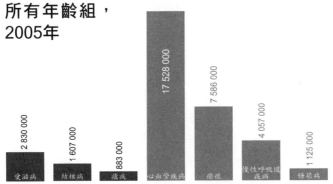

按病因分列的全球死亡人數預測
所有年齡組，
2005年

圖5.11 WHO預測2005年各種慢性病的死亡率

（2）「我的祖父吸煙，超重——活到九十六歲。」在任何
人群中都有一些人顯現不出其他絕大多數人所呈現出的典型模
式。這種人確實存在，但是非常少見。絕大多數慢性病可以追溯
到相同的危險因素，並可通過消除這些因素達到預防的目的。

（3）慢性病的預防與控制太貴。事實上一系列防治慢性病
的措施對世界所有地區都是非常經濟有效的。

（4）慢性病無法預防。有些人很悲觀，認為對於慢性病，
做什麼都不管用。事實上慢性病的主要病因是已知的，如果消除
這些危險因素，至少80％的心臟病、中風和Ⅱ型糖尿病，40％以
上的癌症都是可以避免的。

（5）慢性病是不健康的「生活方式」所致。事實上只有當
一個人有公平的機會獲取健康的生活，並在做出健康選擇方面獲
得扶持的情況下，個人才能對自己的行為承擔完全責任。

對兒童來說尤為如此。兒童無法選擇其生活環境和飲食，也
無法選擇要不要被動吸煙。他們更無法充分了解其行為的長期後
果。

（6）慢性病主要危害男人。某些慢性病，特別是心臟病，
往往被視為主要危害男性。事實上包括心臟病在內的慢性病幾乎
同等程度地危害女性和男性。

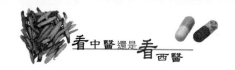

（7）慢性病主要危害老年人。
我們現在知道，幾乎半數慢性病死
亡過早地發生在七十歲以下人群。
慢性病死亡總數的四分之一發生在
六十歲以下人群。在低收入和中等
收入國家，中年人特別容易患慢性
病。和高收入國家相比，這些國家
的人們發病年齡更低，患病時間更
長─往往伴隨著一些本來可以預防
的併發症─而且會更快地死亡。

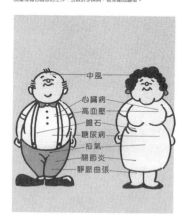

　　兒童超重和肥胖是日益顯著的
全球問題。大約二千二百萬五歲以
下兒童超重。在英國，二～十歲兒
童超重率從1995年的23％上升到
2003年的28％。在中國的城市地
區，二～六歲兒童超重和肥胖現象
在1989年到1997年期間有顯著增長。

圖5.12 兒童超重和肥胖
是日益顯著的全球問題。兒
童和青少年二型糖尿病過去
聞所未聞，而現在這類病例
已經開始在全世界出現。

　　（8）慢性病主要危害富人。事實上，除最不發達國家之
外，在世界上所有其它國家，窮人比富人更有可能患慢性病。在
全世界所有地區，窮人比富人更容易因慢性病而死亡。此外，慢
性病還造成沉重的經濟負擔，將個人和家庭推向貧困。

　　（9）低收入和中等收入國家應該先控制傳染病，然後再對
付慢性病。事實上，低收入和中等收入國家處於新舊公共衛生挑
戰的中心。在繼續應對傳染病問題的同時，他們在許多情況下經
歷著慢性病危險因素和死亡的快速增長，特別是在城市地區。這
些慢性病危險因素和死亡的快速增長預示著這些國家未來將承受
巨大的負擔。

　　（10）慢性病主要危害高收入國家。儘管人們通常認為慢性
病主要危害高收入國家，但事實是五分之四的慢性病死亡發生在
低收入和中等收入國家。

120

　　現代醫學已經充分認識到慢性病對人類的威脅，並且在認識到慢性疾病所造成的代價之後，著手採取一些行動。WHO建議預防慢性病的方案很簡單，WHO的慢性疾病與健康促進部主任比格勒霍以波蘭為例說，在波蘭，年輕成年人的死亡率在九〇年代每年下降10％，年紀大一些的人是每年6％。波蘭政府付出很低的成本就做到了這一點，那就是推廣蔬菜和水果，並取消對奶製品、特別是黃油的補貼。隨著奶製品價格升高，政府降低更為健康的食用油的價格。WHO還提出其它低成本、高效率的改善健康措施，包括減少加工食品中的食鹽量、改善學校的伙食，並

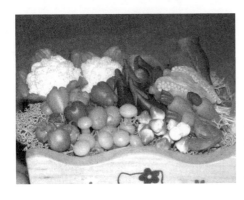

圖5.13 水果和蔬菜即可以降低慢性病，與《黃帝內經》中治療疾病的觀點不謀而合。飲食調理可以除百分之百的疾病。

對煙草產品徵稅。

　　《黃帝內經‧素問‧五常政大論第七十二篇》認為飲食調理是根除疾病的唯一辦法：

　　病程有長有短，藥方有大有小，有毒有無毒，應當經常加以考慮制約。

　　大毒的藥方治病，十去其六；

　　常毒的藥方治病，十去其七；

　　小毒的藥方治病，十去其八；

　　無毒的藥方治病，十去其九；

　　穀肉果菜，飲食調養，可以去除全部的疾病。

　　這與WHO的預防慢性病的方法相去不遠了。就中國的膳食情況來看，2005年，國家衛生部副部長在《人民日報》上發表文

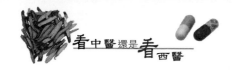

章──《中國人需要一場膳食革命》指出：（注二）

「中國第四次居民營養與健康狀況調查結果顯示，與膳食密切相關的慢性非傳染性疾病患病率迅速上升：鐵、維生素等營養素缺乏在中國普遍存在；與1992年相比，成人肥胖、體重超重率分別上升39％和97％；血脂異常患病率為18.6％；高血壓患病率為18.8％；糖尿病患病率為2.6％。

當前中國居民膳食存在的主要問題是：不能科學地把握攝入食物的結構和數量；肉類、脂肪消費過多；穀類食物消費偏低；鈣、鐵、鋅、維生素A等營養素攝入不足；蔬菜攝入量明顯偏少；很多居民沒有養成經常進食水果的習慣。」

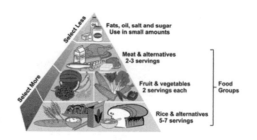

圖5.12 兒童超重和肥胖是日益顯著的全球問題。兒童和青少年二型糖尿病過去聞所未聞，而現在這類病例已經開始在全世界出現。

中醫和西醫在慢性病的預防上，都注意到飲食調理是根本。我們看不出有什麼不同。

8. 兩位長壽醫學科學家的秘方

中國醫學科學界有兩位德高望重的科學家和外科醫師，也是仍然奮鬥不止的高齡科學家。一位八十五歲，仍然活動在臨床第一線，不僅管理一個附屬醫院的大小事務，而且在手術台上操刀不息，這就是獲得2005年度國家科學技術最高獎的第二軍醫大學第三附屬醫院院長吳孟超院士；另一位是他的老師，九十二歲的華中科技大學同濟醫學院名譽院長裘法祖院士。裘法祖院士1930

注：2 轉引自《健康報》2005年3月10日第八版

年代留學德國慕尼黑大學，是正宗的西醫外科專家。

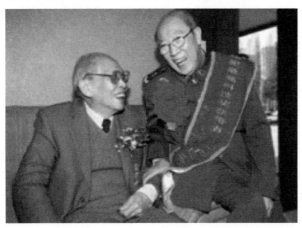

圖5.15 2006年1月18日，在上海市政府祝賀吳孟超獲「國家最高科學技術獎」大會上，吳孟超見到從武漢趕來的裘法祖老師，喜上加喜。

1983年起，作者有幸與吳孟超院士在一個醫院工作，1996年起更是在其直接領導下，朝夕受教達十年之久。也曾經吳孟超院士推薦，參與擔任全國高等醫藥院校教材評審委員會主任委員二十二年之久的裘法祖院士編審的七年制教材的編寫，當面聆聽裘老逐字逐句地修改和點評。由於工作關係，多次聽吳老說起他們的養生之道，很簡單，每天服用二粒維生素B6和阿斯匹林。

科學家在1940年代在對糙皮病（即煙酸缺乏症）的研究中，發現了維生素B6。其主要生理功能如下：

（1）在蛋白質、碳水化合物和脂肪代謝中都具有重要的作用。

（2）參與氨基酸的代謝，將色氨酸轉化為煙酸，在蛋白質的消化和合成方面起重要作用。

（3）參與脂肪代謝，可降低血中膽固醇的含量，是激素合成的主要必需成分。

（4）參與抗體合成，是建立健康的免疫系統的關鍵。

阿斯匹林在西醫中使用的歷史就更加久遠了。據說其單體化合物有一百多年的歷史，是西藥中最早的化合物之一，也是臨床

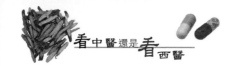

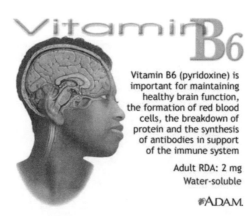

Vitamin B6 (pyridoxine) is important for maintaining healthy brain function, the formation of red blood cells, the breakdown of protein and the synthesis of antibodies in support of the immune system

Adult RDA: 2 mg
Water-soluble

ADAM.

圖5.16 維生素B6還有維持大腦功能，形成紅血球，組成蛋白質框架，整合抗體的作用。

應用最為廣泛的藥物之一。

2300多年前，西方醫學的奠基人希波克拉底就已發現，水楊柳樹的葉和皮具有鎮痛和退熱作用，但弄不清它的有效成份。

1827年，英國科學家拉羅克斯首先發現柳樹含有一種叫水楊甙的物質。1853年，德國化學家傑爾赫首次合成水楊酸鹽類的前身——純水楊酸。它具有退熱止痛作用，但毒性大，對胃有強烈的刺激。

1897年，另一位德國化學家霍夫曼為解除父親的風濕病之

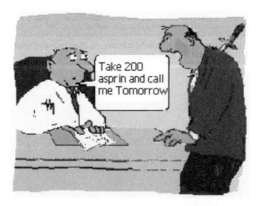

Take 200 asprin and call me Tomorrow

圖5.17 阿斯匹林是臨床應用最為廣泛的藥物。圖中身中刀傷的病人來看急診，醫師說先服二百片阿斯匹林，明天早上再給我電話。

苦，將純水楊酸製成乙醯水楊酸，這即是沿用至今的阿斯匹林。它保持了純水楊酸的退熱止痛作用，毒性相副作用卻大為降低。

1899年，德國化學家拜爾創立以工業方法製造阿斯匹林的工藝，大量生產阿斯匹林，暢銷全球。

至今一百多年過去，阿斯匹林仍是一種使用廣泛、療效肯定的藥物。在人體內可以具有明確的退熱、鎮痛、抗凝血、消炎的作用，而且不會產生藥物依賴性。近來的研究又發現其具有活血化瘀等新的臨床藥理作用。

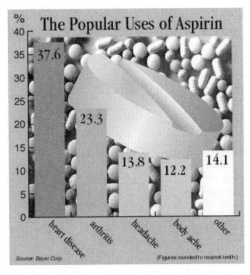

圖5.18 圖為當前西方臨床使用阿斯匹林的病種比例（從左到右）：心臟病，關節炎，頭痛，軀體痛，其他。心臟疾病的應用已經大大超過了關節炎和疼痛。

看來，西醫治療慢性病也有其特殊的辦法和明確的療效，並不讓中醫獨占花魁。

125

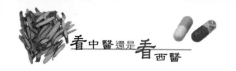

第六章　良性病與惡性病

　　對那些不治之症的患者如何安慰呢？在滬上從醫二十多年，作為醫師，每每遇到束手無策，無計可施的病人，眼睜睜地見到他們一步步走向死亡，內心痛苦愧疚，如何表達呢？曾幾何時，大概是從自己的老師傳下，我們對他說，去看看中醫吧。把難題推給中醫去解決。有時，住院病人已安排過中醫會診，中醫也沒有辦法。則還有最後一個選擇，建議病人去群力草藥店試試看。

　　上海金陵東路的群力草藥店，據說現在至少開了三爿連鎖店，可見其生意之好。至少說明在患者心裡，是有相當市場的。

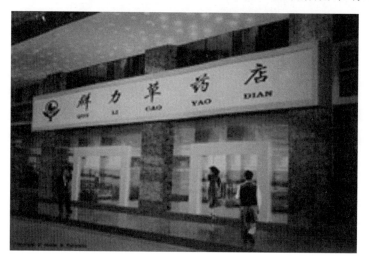

　　圖6.1 群力草藥店。草藥醫有時連傳統中醫也看他不上眼。開設於1924年的群力草藥店，是一家保持發揚「問病賣藥、醫藥聯繫」傳統服務方式、主管草藥的中華老字號名特商店，享有「滬上草藥第一家」的美譽。在西醫發達，中醫林立，醫藥行政管理嚴格的狀態下，能夠生存發展，足見其生命力。

　　有時捫心自問，自己無法治療的病人推給別的醫師去看，是否說明自己的能力有限，自己能力有限，為什麼不一開始就介紹給其他醫師，說不定對患者更好！所以，醫師真是痛苦呀！美國

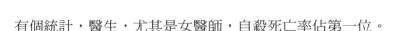

有個統計，醫生，尤其是女醫師，自殺死亡率佔第一位。

1. 良性和惡性疾病的分別

當然，肯定有醫師會說，惡性病是自然無法治癒的。中醫無良性病和惡性病之區分。我們看看西醫的定義。

良性（benign）一詞作為醫學名詞解釋時，是無害於健康，不會復發，不會發展，或者非惡性的。

惡性（malignant）一詞是良性的反義詞，是病理學的專有名詞，指向威脅生命的、可能轉移並可以致命的疾病。常用來描述腫瘤的性質。

但是，良性病一樣可能發展至終末期，一樣令醫師束手無策，比如肝硬化晚期、腎小球腎炎病晚期、風濕熱晚期等等。有時良性病也有向惡性病轉變的可能，比如萎縮性胃炎、結腸息肉、乙型病毒性肝炎等等。

2. 拿破崙之死

1821年5月5日，法國歷史上最為著名的人物之一，也是近代史上幾乎無人不知的人物，法國大革命後產生的平民出身的拿破崙皇帝在聖海倫娜島上去世，享年五十二歲。拿破崙有家族胃癌史，死亡之前長期患有上腹疼痛，他在遺囑中要求進行屍體解剖，以便讓他的兒子知道他是否患有胃癌。Francesco Antommarchi 醫生執行了這個遺囑，在場同時還有七位醫生。根據三份獨立的屍檢報告，都一致證實：胃中具有的癌性潰瘍，中間穿孔導致腹膜炎。其中有一個屍檢還報告肝和脾臟腫大，肝臟有慢性炎症，膀胱有一個小結石。當時還沒有組織學報告，我們在前面章節知道魏爾嘯的細胞生物學，要到1858年才誕生。但結合家族史、臨床症狀以及大體解剖足以證明胃癌的診斷，並可知這位曾經不可一世的皇帝經歷了極為痛苦的死亡歷程。

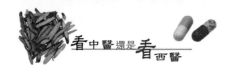
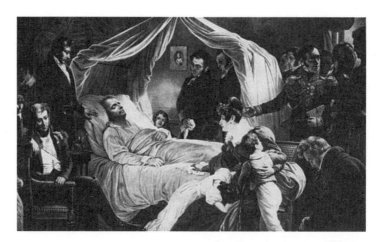

圖6.2 拿破崙的死亡場景。圍觀者態度迥異,從侍從的疲憊神態可知最後的階段是一個比較漫長的時間。長期有人懷疑是英國人慢性投毒殺死了法國的偉大皇帝,但這一說並不能排除胃癌的存在事實。

根據拿破崙的遺囑,我們知道他自己一直擔心家族的病史在自己身上發作。顯然,當時也知道胃癌是一種不治之症,是惡性的不治之病。雖然貴為皇帝,即使流放在聖海倫娜島上,他也是享有一般平民百姓所沒有的待遇,可是一樣不能防止這種疾病的發生。

胃癌也可能是來自良性的病變,現在可以明確知道有可能癌變的是萎縮性胃炎。最新的研究認為萎縮性胃炎可以由一種細菌引起。

3. 幽門螺旋桿菌的發現

1982年,西澳大利亞皇家朴茨醫院病理科醫師Warren和Marshall度完五天的復活節假回來,發現在患有胃炎和上消化道潰瘍患者內窺鏡活檢標本的培養皿中長出一種從未見過的細菌(圖6.3)。Warren在臨床上觀察到:無炎症的地方,則很少發現細菌,經常在慢性胃炎時發現它們。曲菌幾乎總是多發於活動性慢性胃炎,常常是大量的,經常生長在表面上皮細胞之間,曲菌

和伴隨而來的組織等改變可能表現在胃的任何部分，但絕大多數發生在胃幽門部。無細菌的炎症，發生在局部損害附近，諸如癌或上消化道潰瘍的黏膜。在這些例子中，白血球通過厚厚的黏膜層遷移，伴隨著細菌的表面浸潤形成鮮明對比。細胞和典型的組織改變常常在未被局部損害影響的黏膜層發現。

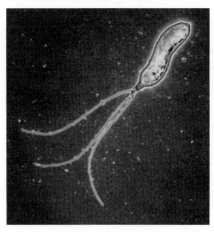

圖6.3 幽門螺旋桿菌（Helicobactor pylori）。曲形和S形的細菌，緊密地粘附在表面上皮細胞上，在胃小凹之內或之間可存在。細胞可以被Warthin-Starry方法（銀染色）所染色，在常規的蘇木精和伊紅染色下難以見到。

　　Marshall在他的研究文章中寫道：「如果這些細菌真的像Warrren描述的那樣，伴生於幽門胃炎，那麼，它們可能對我們目前只有很少了解的胃炎相關疾病（即上消化道潰瘍和胃癌）承擔部分角色。」

　　到1986年，英格蘭、荷蘭、德國、加拿大、日本、秘魯及中國等地的實驗室紛紛從胃炎和胃潰瘍患者身上分離培養成功幽門彎曲菌。隨後，人們還發現Hp感染時宿主出現胃泌素／生長抑素分泌紊亂，炎性介質釋放，氧自由基形成，免疫損傷，胃上皮增殖與凋亡失衡，癌基因與抑癌基因改變等諸多變化。1997年，美國的基因研究所成功地完成Hp全基因序列的測定。2005年，Warren和Marshall因發現導致胃炎和胃潰瘍的細菌——幽門螺旋桿菌而獲得諾貝爾醫學和生理學獎。這離他們在著名醫學雜

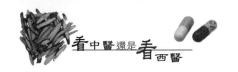

誌《柳葉刀》上首次發表他們的發現已經二十二年了。但是更值得一提的是，因發現某種致病菌而獲得諾貝爾獎的上一次時間是1928年，法國科學家尼科爾因對斑疹傷寒的研究獲諾貝爾生理學或醫學獎。科學研究早就把致病菌的研究不看作是什麼高科技的前沿了。

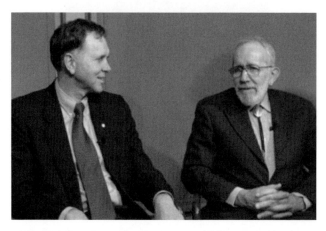

圖6.4 2005年12月6日，J. Robin Warren（R）和Barry J. Marshall（左）在斯德哥爾摩獲取該年度的諾貝爾醫學和生理學獎時合照。

4. 良性病與惡性病的界限

幽門螺旋桿菌的發現與有關研究令人們不得不對以往的胃病，尤其是胃炎、上消化道潰瘍及胃癌加以重新認識。幽門螺旋桿菌是人類胃黏膜慢性炎症的重要病因。

1994年，幽門螺旋桿菌被國際癌症研究所認為是Ⅰ類致癌物。世界衛生組織和美國國立衛生研究院已正式將幽門螺旋桿菌確立為胃癌的首要致癌因子。1997年，歐洲共識會議公報積極推薦消化性潰瘍，MALT組織淋巴瘤，嚴重肉眼或鏡下胃炎或早期胃癌切除後應接受以質子泵抑制劑為主的三聯根除治療。

如此一來，良性病與惡性病具有相同的病因，似乎只是發病過程或者人體對外界侵犯的反應過程的不同階段。良性病與惡性

病還有界限嗎？

　　從希波克拉底起，疾病的預後（prognosis）就是臨床治療的一個重要指導的因素。拿破崙對胃癌家族病史的恐懼和對英國人的懷疑，使他決定死後進行屍體解剖，以便給他的兒子一個交代。

　　惡性病只是病理學上的一個專業名詞，許多疾病不是病理學上的惡性疾病，但是疾病的發展是不可逆的，只有一個轉歸，一步步地向生命的盡頭走去，如老慢支肺氣腫、風濕性心臟瓣膜病、肝硬化、重症肌無力、帕金森氏病，等等。還有些如遺傳性的基因疾病，不論中醫治療和西醫治療，可能都無法解決問題。

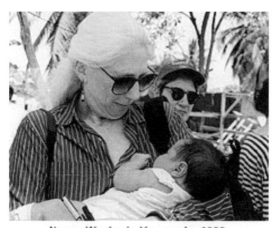

Nancy Wexler in Venezuela, 1999

　　圖6.5 亨廷頓氏舞蹈病基因的發現者Nancy Wexler重回委內瑞拉。George Huntington在1872年以自己名字命名的這一疾病，是個遺傳性疾病，一般40左右發病，先是運動神經系統，以後到精神意識狀態。子女有50％遺傳可能。1979年，Wexler醫生和同仁們追蹤到委內瑞拉的一個小漁村，最後檢測出人類歷史上第一個疾病的基因片段。

　　1983年，科學家發現人類第一個疾病基因——亨廷頓舞蹈病（Huntington's chorea）的基因後，開創了疾病基因研究的領域，打開人類基因組計劃的源頭。這一研究項目的發起人Nancy Wexler，她的外公、母親和三個舅舅都是該病患者，親身經歷這種疾病的痛苦悲哀，使她立志要解除這種疾病的危害。當亨廷

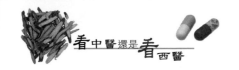

頓氏舞蹈病的基因人類被檢測出來後，她第一個想到的是倫理問題，如果預先了解一個人今後可能的發展，擔心可能會成為受人歧視的一個原因。二戰的種族殺戮，令人記憶猶新。

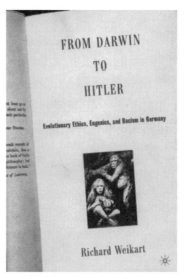

圖6.6 2004年，紐約出版的《從達爾文到希特勒：德國的進化倫理、優生學和種族主義》。書中認為：「不管從達爾文到希特勒的道路有多少崎嶇，達爾文主義和優生學明顯為納粹思想鋪平了道路，尤其是納粹強調的擴張、戰爭、種族鬥爭和種族滅絕。」二戰已經過去六十年了，人們還仍然沒有忘記那些血腥的種族屠殺，包括納粹上台後首先是把自己國內的本種族的精神病、殘疾人、低能兒消滅掉了。因此，優生學一詞對某些西方人來說，是一種痛苦的經歷和備受譴責的概念。

因此，最現代化的疾病診斷所可能帶來的倫理學問題，必定直接影響良性病與惡性病診斷與治療。

5. 良性病與惡性病的流行病學意義

我們繼續回到幽門螺旋桿菌的問題之上。

科學家發現幾乎所有發展中國家的成年人都帶有這種微生物，但發達國家的感染率卻降低了很多。在不常使用抗生素的發展中國家，十歲以上的孩童70％～100％胃裡有幽門螺旋桿菌，

大部分的人終其一生胃裡都有這種細菌。

在國內，幽門螺旋桿菌的研究似乎為大批藥商帶來了商機。因為誰都不想患惡性病。臨床醫生得到各種誘人的條件，大力地開出殺死幽門螺旋桿菌的藥物。有一段時間，據說可以殺滅幽門螺旋桿菌的阿莫西林，成為極為緊俏的商品。

可是，須知中國的生活和飲食習慣使幽門螺旋桿菌的感染率自十歲以上，就幾乎全部感染。實際上，在中國，南方十二指腸潰瘍多見，北方胃癌多見，但幽門螺旋桿菌感染率大致相同；必定還存在其他的致癌原因。困惑還有很多，例如：

（1）在動物模型中，接受接種幽門螺旋桿菌的動物，並不全部感染，而感染的動物中，並非全部有胃炎表現，胃炎在幽門螺旋桿菌感染後一個月可自發消失。

（2）流行病學研究發現：在哥斯達黎加，雖然從兒童起幽門螺旋桿菌就有很高感染率，但高原區小腸化生和胃癌發生率明顯高於低部地區；在非州，幽門螺旋桿菌感染率高達總人數的80％左右，胃癌及腸化生率卻低……可見還有更重要的致病誘

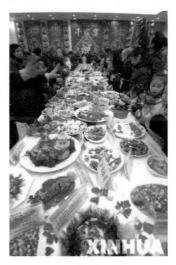

圖6.7 中國這種大桌吃飯，你一勺我一筷，想不得幽門螺旋桿菌感染都是不可能的。但是是否中國的胃炎、胃潰瘍和胃癌都是因為幽門螺旋桿菌感染呢？顯然另有原因。

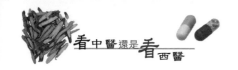

因。

（3）幽門螺旋桿菌感染與社會文化及經濟狀況有關。研究發現：幽門螺旋桿菌感染是個全世界問題，世界上可能有一半以上人口被感染；在發達國家，兒童很少被感染，但在發展中國家，十歲以下兒童幾乎全被感染。

（4）幽門螺旋桿菌不是唯一可引起胃炎的細菌，也不是唯一生存在胃部的微生物。目前至少在胃黏膜已發現了四種類似於幽門螺旋桿菌的微生物，而其中一種（helicobacter hominis Hh）的致病性已被肯定。

（5）幽門螺旋桿菌感染與年齡組有關。很顯然，這一研究是在發達國家做出的，因為如前所述，發展中國家十歲以下兒童的幽門螺旋桿菌感染率極高。研究表明，在有主訴症狀的無上消化道潰瘍的患者中，發現有胃炎而且伴有幽門螺旋桿菌感染者達89.8％，而三十歲以下者，絕大多數患者有胃炎而無幽門螺旋桿菌感染。因此，胃炎的病因並非只有幽門螺旋桿菌感染。

（6）幽門螺旋桿菌感染與人種及吸煙有強相關性，吸入抗氧化微營養劑（antioxidant micronutrients），尤其是維生素C時，可減少感染。非洲裔美國人感染率超出其他人種。

進入新世紀後，更多的流行病學研究發現了新問題。1900年時胃癌仍是美國主要的癌症殺手，到了2000年時胃癌發病率和死亡率已降低80％以上，現在已遠遠落在結腸癌、乳癌和肺癌之後。而且有充足的證據顯示，幽門螺旋桿菌的持續滅絕，在胃癌發病率降低的現象中扮演重要的角色。但是當幽門螺旋桿菌節節敗退時，食道癌卻有激增現象。七〇年代初起，美國、英國、瑞典、澳洲的流行病學家都注意到食道癌病例的激增，這是一種發生在胃部上方的食道內壁、極具侵略性的癌症。在美國，食道癌的發生率一年增加7％～9％，使它成為美國成長最快的癌症。這些疾病的出現，正好是在幽門螺旋桿菌逐漸消失之際，不禁讓人懷疑兩者間是否有關聯。

最近幾年來，有越來越多的研究支持，寄居胃部的幽門螺旋

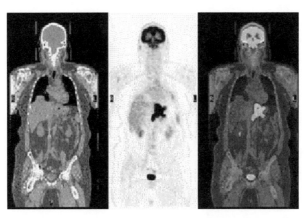

　　圖6.8 食管癌的PET-CT掃描圖像。全世界每年食管癌新發病例達四十八萬人，死亡三十六萬人，約一半是華人農民。中國食管癌死亡率居世界各國之首，範圍覆蓋人口近兩億，高發區居民九千餘萬，食管癌死亡率佔全部惡性腫瘤死亡的16.05％。國際上，關於食管癌的病因假說主要有：環境化學（N-亞硝基化合物、霉變食品、吸煙煙霧、黴菌毒素）、營養微量元素缺乏、生物（黴菌、HPV）、遺傳易感性、不良生活習慣（喝酒）等。這些假說都有相應的實驗根據和一定的事實基礎，但無法解釋食管癌高發區同心圓的地理分布特徵。

桿菌對食道的保護比較強。感染了幽門螺旋桿菌菌株的人，下食道與胃最靠近食道的部位發展出腺癌的風險顯著降低。這些發現具有重要意義。

　　西醫以殺滅幽門螺旋桿菌來治療胃炎，預防胃癌，是否確實可行呢？中國成為全世界最大的臨床藥理基地，國外最先進的理論在中國進行了最大人群的試驗，就像一陣風吹過。

6. 乙型病毒性肝炎、肝硬化、肝癌

　　在中國，幽門螺旋桿菌的感染雖然幾乎百分之百，但對健康影響遠不如另外一種微生物的感染來得嚴重，這就是乙型肝炎病毒的感染。乙型肝炎不屬於惡性疾病，但是對人民健康的影響卻是不容忽視的。

　　本人工作過的上海東方肝膽外科醫院，肝癌手術例數全世界

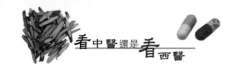

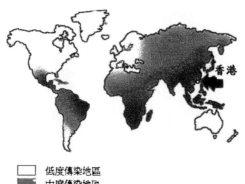

香港

- ☐ 低度傳染地區
- ▦ 中度傳染地區
- ■ 高度傳染地區

　　圖6.9 世界乙型肝炎發病風險分布圖。病毒性肝炎至今發病率居中國傳染病之首，據國家衛生部的資料，六種型別的病毒性肝炎中，甲、戊型肝炎每年發病數佔全國病毒性肝炎報告發病數的50％；乙型肝炎病毒攜帶率為9.75％，其中約一‧二億人長期攜帶乙型肝炎病毒，慢性肝炎患者大約有三千萬人，每年死於乙型肝炎相關的肝病人數約二十八萬例。根據1990年代調查，丙型肝炎病毒感染人數達三千八百萬例。15～20％的慢性肝炎患者可能發展成肝硬化，其中僅有2.5％的人可能發展為肝癌。據說美國的乙肝病人，50％可能轉變為肝癌。

第一。醫生們都相信，乙型肝炎病毒感染、肝硬化、肝癌三者似乎有相當的聯繫，是一個發病的過程。據說期間如果有白酒的催化，就更易罹患肝癌。或許女性很少得肝癌是因為她們飲白酒的不多，而肝癌患者中飲用白酒的較多吧。完全是經驗之談。滴酒不沾的罹患肝癌者也是時有見之。這種看法似乎還有點市場。十餘年前，作者就曾經遇到過一家著名的保險公司，以肝癌患者曾經患有乙型肝炎為由拒絕為其理賠八千元的健康保險。經醫療專家解釋也不能使保險公司收回成見，最後病人訴至法院，才得到理賠。

　　中國市場上的藥物和醫療宣傳，最多的就是治療肝炎，據說藥物有五百多種。這說明什麼？說明都沒有效果。如果有效，只要有二至三種就足以解決問題了。其次，因為肝炎是良性病，是慢性病，病人好騙，吃了藥後，病情穩定或有所好轉，很難判定是藥物的療效，還是食物、休息或其他調養的關係。試想一下，

136

各種各樣的腫瘤也是多發的疾病，可是治療腫瘤的藥物屈指可數。有效無效，立竿見影，真假猴王，當即現形。

一‧二億的國人長期攜帶乙型肝炎病毒是官方公布的數字，民間的說法還要更加可怕，據說廣東省是人口的17.8%，而台灣是20%。很顯然東南沿海是高發區，中醫的天人合一應當更能解說。《黃帝內經》就是強調不同地域因氣候、飲食的不同所患疾病也不同，治療亦應當有所不同。《黃帝內經‧素問‧異法方宜論篇第十二》專門討論不同地域的診斷與治療，黃帝問：「為什麼醫生治病，同樣的病治療方法不同，但卻可以一樣痊癒，是什麼原因？」岐伯回答說：「地勢使然也。」岐伯對地域的不同，生活習慣的不同，飲食的不同，引起的疾病不同，以及治療的手段不同，做了詳細的分析討論：

東方之域，太陽由此升起，海濱傍水，魚鹽之地，百姓食魚而嗜鹹，皆安共處，美其食，魚者使人熱中，鹽者勝血，所以東方的人皮膚皆黑色疏理，生的病皆為癰瘍（在肝就是肝腫瘤——括號內為作者注，下同），治療的方法宜用砭石，所以砭石（見圖6.10）療法來自東方。

西方之域，太陽由此落下，沙石之處，礦產豐富，多風，百姓多居住於山陵之上（中國西部的高原地帶），水土剛強，其民不衣而褐薦，其民華食而脂肥，故邪不能傷其形體，其病生於機其治宜毒藥，故毒藥者，亦從西方來。

北方之域，風寒冰冽，草木難生，是閉藏之域，地勢高，百姓多居高處（如窯洞），以放牧為生，就牛羊乳而食，臟腑寒而生滿病，其治宜灸，故灸者，亦從北方來。

南方之域，地勢低下，水土薄弱，霧露多聚，陽之所盛處也，萬物生長，其民嗜酸而食，故其民皆致理而赤色，其病攣痹，其治宜微針，故九針者，亦從南方來。

中央之域者，其地平以濕，天地所以生萬物也眾，其民食雜而不勞，故其病多痿厥寒熱，其治宜導引按蹻，故導引按蹻者，

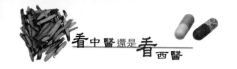

亦從中央出也。

　　岐伯最後說：「所以，好的醫生，應當綜合以上情況，綜合
診治，利用各種療法的長處。同樣的病，因患者的生活習俗、生
長之地不同，因人而實施，才能掌握正確的治療原則。」可是今
天，又有幾人按照經典的理論在治療，絕大多數的中醫對傳統經
典是不信，不讀的，可能更樂意用的是昂貴的免疫制劑，如干擾
素、白介素 II 等等，現在又有更新的抗病毒藥物。

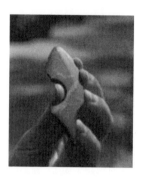
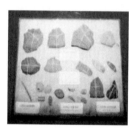
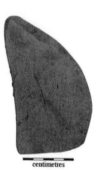

　　圖6.10 砭石。左圖和中圖是中國保存的古代砭石之具，右圖是英國約
克郡出土的西元八世紀早期盎格魯人使用的石針（Needle-making stone），
是否具有砭石的用途呢。據國人研究，砭石，是用細潔光滑的小石塊磨製
而成，古代常「針石」並提，多用於切開膿腫以排膿放血，其形狀亦趨多
樣化，或者有鋒，或者有刃。東漢以後，砭術從史籍中消失，據說中醫的
刮痧是其遺留。

7. 乳房腫瘤

　　現在已經有許多人因為遺傳性家族性疾病而切除相應的患癌
器官，如甲狀腺、乳房、胃、子宮、卵巢。據報導，美國一個胃
癌家族，十一人全部在健康時期就將全胃切除。他們認為，我們
可能死於其他原因，但不會死於胃癌。至少在生存期間，他們不
必因為是否可能，或者何時可能患有胃癌而擔驚受怕。前面我們
看到十九世紀初的拿破崙，雖然沒有基因檢測，而且貴為國家元

138

首，也受胃癌的折磨。其後代不知是否繼續那胃癌的痛苦，沒有讀到這方面的報導。

但是，這種切除有時可能會帶來更大的痛苦。比如，甲狀腺和胃屬於人體器官，前者可以用激素替代，後者可以用腸替代；子宮和卵巢，激素可以替代卵巢的內分泌功能，生育過後的女性，子宮就不那麼重要，至少不像乳房那樣是一個外在的性徵器官，一旦切除，對心理、生理、家庭、社會影響都極為重大。

從古到今，女性體形就是人類公認的美的象徵。因此，形體問題始終與女性內心的心理平衡直接相關。只要看看美容、美體和服裝行業的欣欣向榮，長盛不衰，就知道女性之美對整個世界的影響。

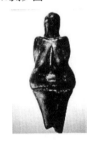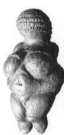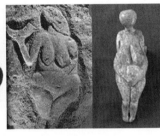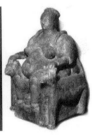

圖6.11 歐洲出土的遠古三萬多年以來的「美神」塑像。從他們對女性性徵器官的突出描繪，可以知道性與生殖在人類大腦深處，以及對生理心理的影響是多麼的久遠和重要。

乳腺癌被認為是全球「頭號女性殺手」。據美國癌症協會估計，美國每年有超過二十一萬人被診斷為患有乳腺癌，其中死亡人數約四萬例，原因就是女性對乳腺癌的了解和預防措施相對較少。但是只要及早發現，85％～90％的乳腺癌是可以治療的，可以免去切除乳房的痛苦，許多生命也有可能因此得到拯救。

至少有一組科學家建議採用預防性乳房切除手術，尤其是帶有BRCA1和BRCA2變異基因的女性。《新英格蘭醫學雜誌》（New England Journal of Medicine）報導說，對於具有嚴重的乳腺癌家族病史的女性來說，預防性乳房切除手術能夠將患病的機率降低90％以上。在隨後的另一次研究中，他們發現有家族病

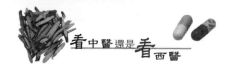

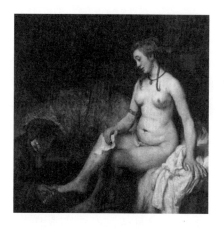

圖6.12 倫勃朗（Rembrandt
1606～1669）：《帕絲虛帕在浴
室》。1654年作，1869年藏羅浮
宮博物館。據說該畫作以其第二
任妻子、曾經是他女僕的亨德里
克為模特兒。有人根據畫中人物
乳房皮膚的橘皮樣改變，推斷她
患有乳腺癌。

史並且攜帶變異基因的女性，在接受預防性乳房切除手術之後乳
腺癌的發病率會有一個「非常大的降低。」雖然在高危險群婦
女中，預防性乳房切除術可降低乳癌的發生率及死亡率，但是需
作術後重建、出現身體形象及性方面的改變及切除後的無法復原
性，其後果的嚴重性是無法估量的。

　　早就有許多著名的女性因為乳腺癌家族病史而在健康期間，
完成了生育哺乳任務後，就將乳房切除。2006的10月18日，英國
《每日郵報》報導說，33歲的選美皇后薩拉・珍・豪在醫生告知
她有90％罹患乳腺癌的機率後，毅然決定將雙乳全部切除。薩拉
說：「我的乳房隨時可能讓我失去生命，所以我想放棄它們。」
她目睹與癌症痛苦鬥爭二十年的母親去世，不想讓自己的三個孩
子再經歷沉重的喪母之痛。「生命好像重新回到我手中」，薩拉
樂觀面對即將進行的乳房切除手術。（注一）

　　顯然，中醫的治療不會使用這種因為預防就把整個器官切除
的辦法。即使攜帶致癌基因，也不是百分之百的必定發病，後天
的各種情況，也可能影響發病。中醫的天人合一理論，應當與西
醫當今的預防醫學概念相去不遠。

注：1 英國選美皇后為抗癌自毀身材切除乳房（2006-10-19）http://news.sina.com.cn/
　　　w/2006-10-19/013010268200s.shtml

8. 老慢支肺氣腫

　　老慢支肺氣腫是一個比較常見的，但絕對是良性的疾病。遺憾的是，它也和肝硬化一樣，是一個不可逆的轉歸，只是不像乙型肝炎所至的肝硬化那樣。

　　老慢支肺氣腫的學術名詞是：慢性阻塞性肺病（chronic obstructivepulmonary diseases,COPD）。是一種慢性氣道阻塞性疾病的統稱，主要指具有不可逆性氣道阻塞的慢性支氣管炎和肺氣腫兩種疾病。

　　慢性支氣管炎（chronic bronchitis）是四十歲以上男性人群中最常見的疾病之一，臨床上以反覆發作咳嗽、咳痰或伴有喘息症狀為特徵，且症狀每年持續約三個月，連續兩年以上。病情進展，常常併發肺氣腫，繼而發生慢性肺源性心臟病。

　　慢性支氣管炎往往是因多種因素長期綜合作用所致。起病與感冒有密切關係，多在氣候變化比較劇烈的季節發病。呼吸道反覆病毒感染和繼發性細菌感染是導致慢性支氣管炎病變發展和疾病加重的重要原因。吸煙與慢性支氣管炎的關係也是肯定的，吸煙者比不吸煙者的患病率高2～8倍，吸煙時間愈久，日吸煙量愈大，患病率愈高，戒煙可使病情減輕。

　　肺氣腫（pulmonary emphysema）是支氣管和肺疾病常見的併發症。與吸煙、空氣污染、小氣道感染、塵肺等關係密切，尤其慢性阻塞性細支氣管炎是引起肺氣腫的重要原因。在成人屍檢例中，約50％可發現不同程度的肺氣腫，其中約6.5％的患者因此病死亡。

　　1960年代末70年代初，毛澤東主席不幸也患上老年慢性支氣管炎，併發肺氣腫。全國掀起攻克老慢支的浪潮。但是，似乎沒有起到作用。但是從圖6.11來看，1972年春天他接見美國前總統尼克森時，就已經飽受肺氣腫的折磨了。春天的北京，天寒料峭，正是肺氣腫患者最不好受的時候。從這張中華人民共和國外交部發布的相片上可以看出端倪。

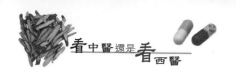

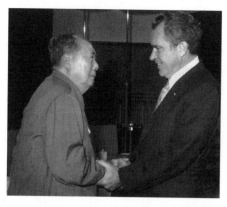

圖6.13 1972年2月24日，毛澤東主席會見美國前總統尼克森。可以說，沒有毛澤東就沒有中醫的今天。他說：「如果先學了西醫，先學了解剖學、藥物學等等，再來研究中醫、中藥，是可以快一點把中國的東西搞好的」；「中醫醫書如不整理，就將絕版。如果做不好這方面的工作，將是我們的罪過」；還說：針灸不是土東西，針灸是科學的，針灸要出國，將來全世界人民都要用它治病的。

據世界衛生組織估計，慢阻肺在全球疾病死亡原因當中，次於心臟病、腦血管病和急性肺部感染，與愛滋病一起並列第四位。2002年11月17日是第三個世界慢性阻塞性肺疾病日，為「慢性阻塞性肺疾病不容忽視的病害」。

在中國，COPD是肺心病的主要基礎病（佔82％），COPD患者預後不良，最終常死於呼吸衰竭和肺原性疾病。中國共約有二千五百萬COPD患者，每年由於COPD造成的死亡可達一百萬人，致殘人數達五百萬～一千萬。環境質量的下降是造成這一疾病高發的最重要原因之一，吸煙、粉塵、化學污染、空氣品質下降等都不同程度地損傷肺部，導致COPD的發生。早發現早治療可減緩COPD發病進程，並可預防由它引起的肺組織破壞。

根據圖6.14，以慢性阻塞性肺病（COPD）的發病原因和上述五個國家整體經濟和環境條件相比，可以知道，治療條件不是最重要的，環境才是最重要的，至少在本病來看。

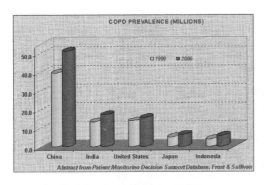

圖6.14 慢性阻塞性肺病
（COPD）的流行趨勢。淺
色為1999年，深色為2006
年。從左到右排列：中國、
印度、美國、日本、印度尼
西亞。全球的發病趨勢都有
升高，但是中國最高，也發
展最快。

9.重症急性呼吸道綜合徵（Severs Acute Respiratory Syndrome, SARS）

　　2002年11月初在廣東省的河源市出現一種肺炎病徵，很快疾病蔓延，而且多為不治。由於疾病與常見的肺炎大不相同，於是將之歸類於非典型肺炎的類別，也就是後來令國人談虎色變的「非典」。疾病發生的早期，中國疾病監測中心的專家認為，該病主要由衣原體引起，並指出有六種抗生素具有較好的療效。

　　此病經由旅遊、商貿、移民人群迅速擴散到香港，並由香港再擴散至越南、新加坡、台灣及加拿大的多倫多。越南河內的一所法國醫院接受了香港來的病人後，疾病來勢極猛，且傳染性極強，急忙向世界衛生組織（WHO）求救。2003年2月，WHO指派無國界醫師組織（Doctors without Borders）的義大利傳染病醫生Carlo Urbani去河內。Urbani很快就指出這是一個急性傳染病，於3月9日會見越南衛生行政部門的官員，立即採取緊急措施。3月11日，越南政府就向全世界宣布發生急性傳染病。後來，越南是第一個宣布控制SARS，解除緊急狀態的國家。

　　2003年4月16日，WHO證實在多個疾病控制實驗室發現的冠狀病毒確實是引起SARS的病毒。

　　2003年5月間，北京和香港的疫情最為嚴重。2003年夏季，染病人數日減，病情得以完全控制。2003年11月，廣州再次出現零星病例。2004年3月，北京再次發現SARS疑似病例，但都沒有

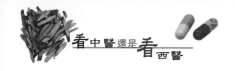

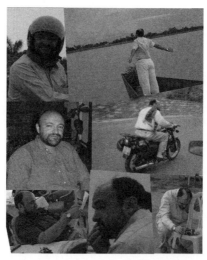

圖6.15 傳染病醫生Carlo Urbani。1999年，作為義大利無國界醫師組織的代表領取諾貝爾和平獎。2003年2月受WHO派遣到河內，最早向國際報告SARS是一種從未發生過的、具有嚴重危害性的傳染病。3月11日，在河內飛曼谷的飛機上發現自己受到感染。下機後，要求泰國的同事遠離自己。兩人面面相對在曼谷機場默默地坐了六小時，等候傳染病隔離和救援設施的準備。3月29日，Carlo Urbani沒有躲過他自己總結發現其嚴重危害的傳染病SARS，在曼谷逝世。

再次演變成疫潮。

　　SARS不是惡性腫瘤，但是其惡性程度比腫瘤要勝過千百倍。SARS的症狀在感染到二～七天後出現。WHO建議：

　　（1）隔離治療疑似病例。

　　（2）抗生素無作用。

　　（3）抗病毒藥，像利巴韋林（ribavirin）和奧司他韋（oseltamivir），有一點作用。

　　（4）糖皮質激素的作用主要是通過抑制免疫反應來緩解炎性症狀，挽救患者生命。

　　（5）嚴重的病例需要機器換氣系統。

　　WHO肯定中國廣東省採取的治療措施是有部分成效的。主要措施是對呼吸困難的病人使用呼吸輸氧機，幫助病人呼吸。據說，廣東省在搶救SARS的過程中，中醫藥的應用起到了重要的

作用，而大量應用糖皮質激素進行治療的病例，即便存活，也留下了不易消除的藥物副作用。

2003年5月6日，新華社對外發布國務院令，公布《中華人民共和國中醫藥條例》，以更好地「繼承和發展中醫藥學，保障和促進中醫藥事業的發展，保護人體健康」。5月22日，國家科技部發布消息，有八個中成藥治療SARS有效。中醫治療原則的要點之一，就是「預防截斷，發於機先」。

六月份，全國防治SARS指揮部科技攻關組發布新聞通告，中西醫結合治療SARS在退熱效果、改善呼吸、保護組織器官、減少激素用量等方面優於單純西醫治療。國家中醫藥管理局公布的階段成果顯示：中西醫結合是治療SARS的最佳選擇。

綜上所述，不論是良性病還是惡性病，中醫與西醫各有千秋。

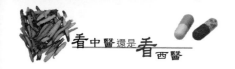

第七章　手術與非手術

　　一講到手術與非手術，人們的概念一定多是手術肯定是找西醫啦，中醫連人肚子裡的解剖結構都沒有搞清楚哩。

1. 上古名醫俞跗

　　《史記·扁鵲倉公列傳》記載：「上古之時，醫有俞跗，治病不以湯液醴酒，鑱石撟引，案扤毒熨，一撥見病之應，因五藏之輸，乃割皮解肌，訣脈結筋，搦髓腦，揲荒爪幕，湔浣腸胃，漱滌五藏，練精易形。」

　　用現代文字來說，就是：上古有名醫俞跗，治病時不用湯液、水酒、石針、導引、按摩、藥物、熱熨等療法，一眼就能看準疾病的表現，以及導致病症的病源所在的五臟六腑。於是剖開皮膚，剖解肌肉，結紮血管，剝離肌腱，保護脊髓和腦神經，一手把持橫膈，一手分離腹膜（或腦膜），鹽洗腸胃，清滌五臟，

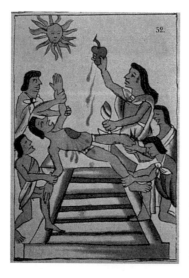

　　圖7.1 古代墨西哥阿茲特克人的祭祀。用人作為犧牲來祭祀神明是上古任何一個民族都經歷過的，中國的祖先也是一樣。因此對器官的大體解剖位置，都會有較為清晰的概念。根據《史記》對俞跗手術過程的描述，足以說明當時對人體解剖有相當明確的概念。

修整形體。

請注意，這裡對俞跗手術細節的描述，具有嚴謹的順序。與現代手術過程幾乎毫無二致！古時文字少，常一字通用，假借、轉注，這裡用的手術用語並不長，可是在這短短二十七字中，就用了十三個字：割、解、訣、結、搦、撲、爪、湔浣、漱滌、練、易，十一個動詞，把一台開胸腺的手術描述得唯妙唯肖，特別注意描述了解剖層次、手的動作、及其與各臟器的關係。最後一句「練精易形」，涉及的是整形和器官移植的手術，我們在後面再討論。

「搦髓腦」有許多現代解釋認為是顱腦手術，其實不然。按照《說文解字》，「搦」字是按的意思，還有抑的意思。結合上下文，這裡的「髓腦」應當是指從顱內延伸而出的脊髓和腦神經，手術過程中必須保護。既然此處提到了「皮」、「肌」、「脈」（血管）、「筋」（肌腱），並描述了對他們的處理，就不應當漏掉「神經」，以及對神經處理。

2. 傳統中醫的解剖觀

作者的一位前輩，從醫六十年，原是西醫，1950年代，響應毛澤東的號召西學中，後來是國內相當著名的中西醫結合研究的高層專家。近來談起中醫的解剖理論，還說他五十年前的老師就說，中醫的解剖觀點是錯誤的。

《中國醫學通史・現代卷》說：「我國古代的人體生理解剖學至奴隸制社會的末期和封建社會的初期就處於滯緩狀態。聶青保提出中國在西元前就在解剖上與西方不同，且一直

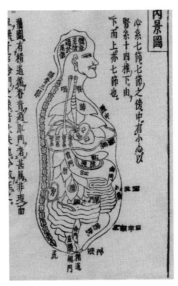

圖7.2 明代張介賓對《黃帝內經》臟腑的描繪。

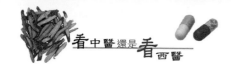

未形成嚴格科學意義上的人體解剖學。侯寶璋《中國解剖史》認為：『以整個解剖言之，實極幼稚。』」

認為中國古代的人體生理解剖學與西醫相比是錯誤的觀點，實際上忽略了一點，就是應當以歷史的、發展的觀點看問題。其實自《黃帝內經》起，就對人體解剖有詳細的描述。

《黃帝內經・靈樞・本藏第四十七》：「五藏者，固有小大高下堅脆端正偏頃者，六府亦有小大長短厚薄結直緩急，……厚薄美惡皆有形。」足見其所指的五臟六腑都是有形的、具體的實體解剖器官。《黃帝內經》中所描述的臟腑作為解剖實體器官的位置，與現代醫學所說的解剖實體器官，基本不存在實質性的差異。例如：

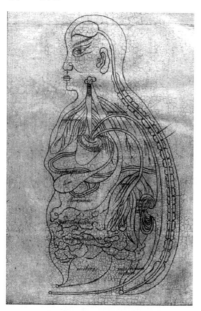

圖7.3 最初傳到歐洲的中醫解剖圖

《黃帝內經・靈樞・平人絕穀第三十二篇》：「胃大一尺五寸，徑五寸，長二尺六寸，橫屈受水穀三斗五升，其中之穀，常留二斗，水一斗五升而滿，上焦泄氣，出其精微，慓悍滑疾，下焦下溉諸腸。小腸大二寸半，徑八分分之少半，長三丈二尺，受穀二斗四升，水六升三合合之大半。回腸大四寸，徑一寸寸之少半，長二丈一尺，受穀一斗，水七升半。廣腸大八寸，徑二寸寸之大半，長二尺八寸，受穀九升三合八分合之一。腸胃之長，凡五丈八尺四寸，受水穀九斗二升一合合之大半，此腸胃所受水穀之數也。平人則不然，胃滿則腸虛，腸滿則胃虛，更虛更滿，故氣得上下，五藏安定，血脈和則精神乃居，故神者水穀之精氣也。故腸胃之中，當留穀二斗，水

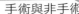

一斗五升，故平人日再後，後二升半，一日中五升，七日五七三斗五升，而留水穀盡矣。」

《黃帝內經·靈樞·腸胃第三十一》：「黃帝問於伯高曰：余願聞六府傳穀者，腸胃之小大長短，受穀之多少奈何。伯高曰：請盡言之，穀所從出入淺深遠近長短之度，唇至齒，長九分，口廣二寸半，齒以後至厭，深三寸半，大容五合，舌重十兩，長七寸，廣二寸半。咽門重十兩，廣二寸半，至胃長一尺六寸。胃紆曲屈伸之，長二尺六寸，大一尺五寸徑五寸，大容三斗五升。小腸後附脊左環，回周疊積，其注於回腸者，外附於齊，上回運環十六曲，大二寸半，徑八分分之少半，長三丈三尺。回腸當齊左環，回周葉積而下，回運環反十六曲，大四寸，徑一寸寸之少半，長二丈一尺。廣腸傳脊，以受回腸，左環葉脊上下辟，大八寸，徑二寸寸之大半，長二尺八寸，腸胃所入至所出，長六丈四寸四分，回曲環反，三十二曲也。」

西元736年，唐代的張守節在注解《史記·扁鵲倉公列傳》時，對臟腑的解剖進行了詳細描述，如：

胃大一尺五寸，徑五寸，長二尺六寸。小腸大二寸半，徑八分分之少半，長三丈二尺。肝重四斤四兩，左三葉，右四葉，凡七葉。心重十二兩。脾重二斤三兩，扁廣三寸，長五寸。肺重三斤三兩，六葉兩耳，凡八葉。腎有兩枚，重一斤一兩志。膽在肝之短葉間，重三兩三株。胃重二斤十四兩，長二尺六寸，大一尺五寸，徑五寸。小腸重二斤十四兩，長三丈二尺，廣二寸半，徑八分分之少半。大腸重三斤十二兩，長二丈一尺，廣四寸，徑一寸半。膀胱重九兩二銖，縱廣九寸。唇至齒長九分。齒已後至會厭，深三寸半。舌重十兩，長七寸，廣二寸半。咽門重十兩，廣二寸半，至胃長一尺六寸。喉嚨重十二兩，廣二寸，長一尺二寸九節。肛門重十二兩，大八寸，徑二寸太半，長二尺八寸。

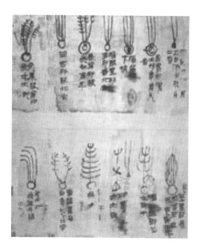

圖7.4 長沙馬王堆三號漢墓帛書中有畫著各種形態的彗星圖二十九幅，這些彗星的彗尾有寬有窄，有長有短，有直有彎，條數也不等，彗星的頭部有的是一個圓圈或圓點，有的是圓圈中心還有一個小圓點或者圓圈，這說明當時的人們已經注意到彗星的不同形態，其觀測的精確程度就今天來看，也是具科學價值的。如果對遙遠的天體且能夠細致觀察，何況近在眼前的人體。

如果按照當前許多學者根據1973年馬王堆漢墓出土的醫書推測，《黃帝內經》的成書時代在司馬遷《史記》之後。當時人們對臟腑解剖的認識，雖然可能有解剖學的精確性問題，但臟腑是實體器官應是沒有疑問的。西方醫學傳入中國時，那些實體器官的翻譯無疑是尋找中國原有的解剖器官的詞彙來轉換的。

1625年，明代名醫張介賓注解《黃帝內經》，出版《類經》、《類經附翼》和《類經圖翼》。圖解《黃帝內經》的人體臟器的解剖位置（圖7.2），並說明：「五藏者，肺為華蓋而上連喉管；肺之下，心包所護而君主可求。此即膻中，宗氣所從。膈膜周蔽，清虛上宮。脾居膈下，中州胃同。膜聯胃左，運化乃功。肝葉障於脾後，膽府附於葉東。兩腎又居脊下，腰間有脈相通。」此文是中國傳統賦的形式，因此，注重駢體文的格式，描述就不夠清晰。但可以明確：胃在膈下居中，脾在胃的左邊，脾的後面有肝葉。按前述，傳統中醫認為肝凡七葉，左三葉，有四時，雖然沒有說明是哪一葉的肝，但卻指出肝葉的東（左）面是膽。這些描述，與現代解剖學幾乎相同。

3. 當時其他國家醫學解剖圖

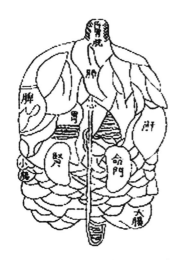

圖7.5 清代陳修圓的五臟位置圖，肝的位置是在右側。

圖7.3出自1682年在歐洲的法蘭克福出版的第一部介紹中醫解剖學理論的著作，這一解剖圖與張介賓的圖相去不遠。可以注意到此圖在心膽之間有一特別的聯結。《黃帝內經》認為心與膽具有相似的功能，今天漢語還有膽大心細，心膽俱裂的成語。膽心反射的解剖證據至今不明確，但是肯定存在，推測是植物神經系統的聯繫。

清朝的名醫陳修園在《靈樞素問淺注》中，對人體的認識基本是按照張介賓的描述，這幅圖與現代醫學的解剖圖大致是相同的。

在此特別值得一提的是，中醫不必為自己早期對人體的認識不足或者不夠準確而有所迴避。對人體的認識，是一個過程，現代科學至今對人體仍有許多未解之謎。也許今後有了更多認識後，回首今日，會覺得今天的可笑。

歐洲自文藝復興以後，才得以對人體進行解剖。一開始還是偷偷摸摸的，為此許多人受到教廷的迫害。最著名的是維薩里烏斯。由於文藝復興是從神到人的轉變，一開始對人體解剖的知識主要是在繪畫上應用，因此興趣集中在人體的骨骼和肌肉上。其後才慢慢進入內部器官。

1682年傳到歐洲的中醫解剖圖（圖7.3），是根據《黃帝內經》的描述畫出來的，說明歐洲人當時對中國醫學的重視。圖7.6是1503年歐洲的一部解剖著作中的圖譜，圖7.7是1720年（或1721年）另一部歐洲出版的解剖學著作中的圖譜。這兩幅一前一後傳進歐洲的中國解剖圖的，與歐洲的解剖學相比來看，足以證明當

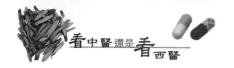
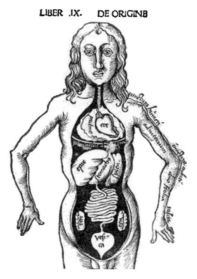

圖7.6 1503年歐洲出版的解剖圖譜

時中國醫學並不落後於西方醫學。圖7.8是19世紀初期波斯的解剖圖譜。足見在歷史上傳統中醫的解剖理論曾經是比較接近於事實的。

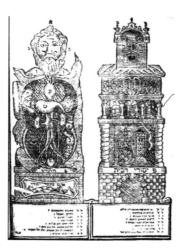

圖7.7 1720年歐洲出版的
解剖圖譜

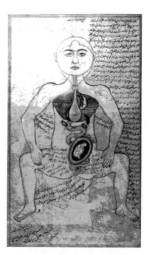

圖7.8 19世紀初期波
斯出版的解剖圖譜

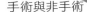

4. 肝生於左，肺藏於右

　　傳統中醫說「肝生於左，肺藏於右」，一直是西醫攻擊中醫不科學的一個武器。關於肝與肺的位置，過去一直認為，那是西醫或者是翻譯的錯誤，為什麼西方的詞彙引進中國來，沒有找到具體相對的器官名詞進行翻譯呢。後來細想，自上古幾百萬年以來，原始先民們狩獵和畜牧，茹毛飲血，甚至為生存拼命，砍殺同類並以其器官進行祭祀，對於五臟六腑的實體解剖部位，怎麼可能會連左右都不分清呢？

　　對上述指責最多的回答是，傳統中醫所說的臟腑，不是西醫所說的實體解剖器官，而是一個虛形功能系統。如果傳統中醫的功能系統，不是由實體解剖器官構成，而是某種沒有形態學基礎的系統，那麼，這種系統的實際功能部位又在何處，人體內的那些實體解剖器官對中醫來說又意味著什麼？

4.1 「肝生於左」的出處

　　《黃帝內經·素問·刺禁論篇第五十二》：「黃帝問曰：願聞禁數。岐伯對曰：藏有要害，不可不察，肝生於左，肺藏於右，心部於表，腎治於裡，脾為之使，胃為之市。鬲肓之上，中有父母，七節之傍，中有小心，從之有福，逆之有咎。」

　　《黃帝內經》論述「肝生於左」，僅此一處。閱讀此文，可知說傳統中醫對肝臟解剖部位的認識是錯誤的指責，是斷章取義，不負責任的。按照此篇文章的標題和上下文，我們知道：

　　（1）本篇討論的是針刺的禁忌。

　　（2）黃帝問的是，針刺有何禁忌。

　　（3）岐伯回答的是，臟腑有要害，不可以不察知。

　　（4）岐伯繼而闡述了應當察知的五臟肝、肺、心、腎和脾，以及六腑之一胃的要害之處。

　　（5）通觀上下文，此處描述的是上述臟腑的要害，而非他們的具體解剖位置；更進一步地講，此處闡述的是上述臟腑的要

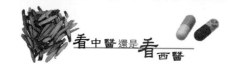

害所在，提示行計者「從之有福，逆之有咎」。

4.2 何謂「肝生於左」和「肺藏於右」

《黃帝內經‧素問‧陰陽應象大論篇第五》：「東方生風，風生木，木生酸，酸生肝，肝生筋，筋生心，肝主目……西方生燥，燥生金，金主辛，辛生肺，肺生皮毛，皮毛生腎，肺主鼻。

本篇討論的是陰陽與象相應的關係。

《易經‧繫辭下傳》：「易者象也。象也者，像也。」《黃帝內經》所說的陰陽應的是什麼像，就是《易經》的象。

《易經‧說卦傳》：「帝出乎震，齊乎巽，相見乎離，致役乎坤，說言乎兌，戰乎乾，勞乎坎，成言乎艮。萬物出乎震，震東方也。齊乎巽，巽東南也，齊也者，言萬物之潔齊也。離也者，明也，萬物皆相見，南方之卦也，聖人南面而聽天下，向明而治，蓋取諸此也。坤也者地也，萬物皆致養焉，故曰致役乎坤。兌正秋也，萬物之所說也，故曰說；言乎兌。戰乎乾，乾西北之卦也，言陰陽相薄也。坎者水也，正北方之卦也，勞卦也，萬物之所歸也，故曰勞乎坎。艮東北之卦也，萬物之所成，終而所成始也，故曰成言乎艮。」

這是通常所說的後天八卦的卦象（也有認為是先天八卦的），如圖7‧9。東方為震，為木，為肝，西方為兌，為金，為肺。

《易經‧序卦傳》：「有天地，然後有萬物；有萬物，然後有男女。」

《黃帝內經‧素問‧陰陽應象大論篇第五》：「故曰：天地者，

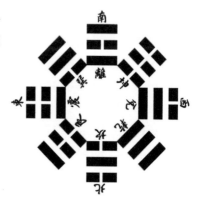

圖7.9 後天八卦圖

154

萬物之上下也；陰陽者，血氣之男女也；左右者，陰陽之道路也；水火者，陰陽之徵兆也；陰陽者，萬物之能始也。故曰：陰在內，陽之守也；陽在外，陰之使也。」

據此，《黃帝內經・素問・金匱真言論篇第四》認為：

「夫言人之陰陽，則外為陽，內為陰。言人身之陰陽，則背為陽，腹為陰。言人身之藏府中陰陽。則藏者為陰，府者為陽，肝心脾肺腎五藏，皆為陰，膽胃大腸小腸膀胱三焦六府，皆為陽。」五臟與五行相應，所以在卦象上，有他們相應的位置，只是卦象上的位置，而不是人體解剖的位置。

在《黃帝內經・靈樞・九宮八風第七十七》中，明確指出不同方位來的風，對臟器的影響：

「風從西方來，名曰剛風，其傷人也，內含於肺，外在於皮膚，其氣主為燥……風從東方來，名曰嬰兒風，其傷人也，內舍於肝，外在於筋紐，其氣主為身濕。」

根據上文，我們就更能理解前文《黃帝內經・素問・刺禁論篇第五十二》為什麼要把「肝生於左，肺藏於右」作為針刺的要害來討論。

從而確知「肝生於左」和「肺藏於右」是與《易經》的卦象相對，而不是指具體的解剖部位。

5. 三焦之謎

西醫對傳統中醫的解剖觀還會說，三焦是什麼？請說出他的解剖位置。

按《黃帝內經》說三焦為六腑之一，與心包相為表裡，為水

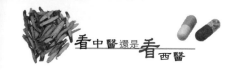

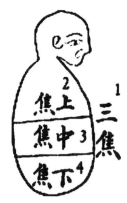

TRIPLE BURNER
三焦

圖7.10 關於三焦的一種說法。顯然不是一個明確定位
的說法。這種說法認為三焦是分屬於胸腹部的三個區域：
上焦包括心肺；中焦包括脾胃；下焦包括肝腎等臟器。

液運行之道路。但由於《難經》提出「三焦有名而無形」之說，
從而引起傳統中醫至今未決的基礎理論爭論，不同的觀點可以歸
納如下：

（1）三焦有名而無形說。始於《難經》。《難經·二十五
難》曰：「心主與三焦為表裡，俱有名而無形。」《三十八難》
亦云三焦「有名而無形」。此後諸多醫家追隨此說。

（2）三焦有名有形說。源出於《內經》，但《內經》未明
確指出三焦的具體形質，故後世醫家對其形質作了諸多探討。①
三焦指腔子。②三焦為一腔之大腑。③三焦為腎下脂膜如手者。
④三焦為周布上下，包括臟腑之腑。⑤三焦為油膜、網油。⑥三
焦為胃之匡廓。⑦三焦為淋巴系統。

如果僅從大體解剖學角度來看，我們可以根據以下幾個論據
來推論：

（1）五臟六腑除三焦以外，其他十個器官均為有形之器
官。

（2）與三焦相為表裡的心包也可以找到解剖學上的相應器官和位置。

（3）按照《內經》，臟為實體器官，腑為空腔器官。從發生學來看，動物只有五個實體器官。（見圖7.11和圖7.12）

傳統中醫的五臟脾、肺、心、肝和腎是人體中的實體器官。除了五臟以外，解剖學中的實體臟器，還有就是大、小腦、胰腺和幾個內分泌腺。胰腺是內、外分泌腺。從神經內分泌學的角度看，大、小腦可以看作是分泌和傳遞神經遞質的腺體，而神經只

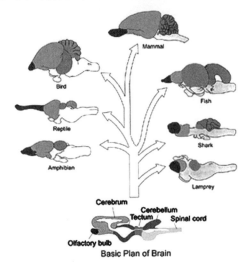

圖7.11 腦的進化樹：灰色部分是大腦皮質，綠色部分是小腦。最上是哺乳類，最下是具有全腦各個部分的原始生物的腦。

是傳送通道。

從生物的進化樹上看，較低等的生物向較高等的生物進化時，是從神經索、腦幹、邊緣系統到大腦皮層的發展。根據最新的基因序列的研究，與人類最相近的生物是黑猩猩，只有0.8％的差異，但是在大腦皮層的差異上，則是外在表現最為明顯的特徵之一。如圖7.11和圖7.12。

如此一分類，除了腺體，人體內還能找到其他的實體器官嗎，沒有了！

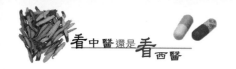

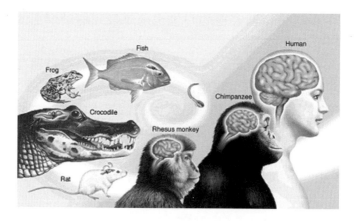

圖7.12 腦的進化序列：魚、蛙、爬蟲、鼠、猴、猩猩、人

（4）三焦為六腑之一，應當屬於空腔器官。如上述，認為
三焦有名有形的學者們，多認為三焦是指腔子。那麼人體中除了
六腑中的胃、膽、大腸、小腸、膀胱之外，還有什麼空腔器官
嗎，如果有，那就是三焦！人體中還有什麼具體的解剖器官是空
腔器官的嗎？

請看圖7.13，這幅圖已經是現代的解剖學圖譜了。其實，我
們祖先給我們出的這個謎，應當不是十分難猜的。

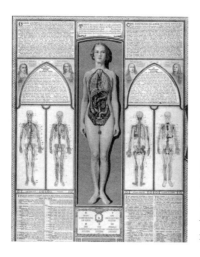

圖7.13 1935年紐約出版的解剖
圖譜。我們還能找到空腔器官嗎，
除了胃、膽、大腸、小腸、膀胱之
外。當然，女性的子宮不是我們要
找的謎底。（作者姑妄猜之的謎底
放在本書附錄）

6.《黃帝內經》中的臟腑是實體解剖器官

6.1《黃帝內經》中的臟腑與現代解剖學

① 由於時代與歷史的局限，《黃帝內經》的臟腑解剖說沒有現代解剖學那樣的精確，並不是什麼羞恥。現代解剖學對人體的準確認識，也就是近二百多年的事。

從對圖7.2、7.3、7.5至圖7.8這六幅圖的比較，我們只能說，不論是中醫還是西醫，對人體器官的實體解剖認識是幾乎完全相同的。至少在認為二者不同的觀點開始之前（有學者認為是自1949年後，詳見下文）是這樣的。

② 現代醫學是在西方醫學的基礎上建立起來的，至今還是在不斷發展的、不斷完善的，傳統中醫也是行進在這樣一個過程中，五十步笑百步是不可取的。

③ 認為《黃帝內經》對具體器官的解剖部位的認識是錯誤的，具體地說就是對「肝生於左，肺藏於右」的觀點橫加指責，本身沒有正確理解這句話的真正含義。

④《黃帝內經》對臟腑的認識，首先，臟腑是實體的解剖器官；其次，他們組成各自不同的功能系統。傳統中醫的功能系統是建立在實體解剖器官的基礎之上的。

⑤ 如果不承認《黃帝內經》的臟腑觀是實體解剖器官，只可能使人們對傳統中醫的認識更覺虛玄。就是要把臟腑看作是一個功能系統，也必須建立在實在的、具體的、解剖實體器官之上。一如現代醫學的系統，是由具體的實體解剖器官組成的功能系統。必須由具體的解剖實體器官來執行系統的功能，這才是科學的基礎。而傳統醫學，即使追溯到《黃帝內經》的理論，也是建立在這種具體的實體解剖器官的功能之上的。

⑥ 值得強調的是，《黃帝內經》所說的臟腑在大體解剖上與現代醫學所指的相應器官是大致相同的，而兩者對這些器官的功能的理解和闡述是不完全相同的；但是，如果我們只是一味強調

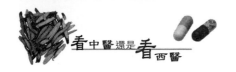

後者，比如，強調中醫的肝不是西醫的肝，這種說法不僅可能不是客觀實在的，而且可能會把我們引向誤區。例如：除了我們在上述的討論中證實，傳統中醫的臟腑觀在實體解剖上與現代醫學有著基本相近的看法外，在功能上也有許多一致的看法；不論是傳統中醫還是現代醫學，都認為肝臟是儲藏血液的主要器官。

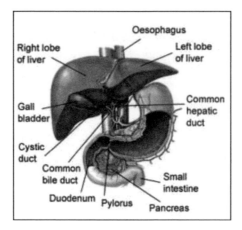

圖7.14 肝膽、食管、胃、胰、小腸解剖圖。
中西醫都認為肝臟是人體最重要的藏血器官。

6.2 臟腑說或藏象說

實際上，現代中醫說：《黃帝內經》所指五臟：脾、肝、肺、心、腎不等於現代醫學的五臟，並不是中醫向來就有的觀點，從中醫不同學派的說法看，是臟腑說與藏象說之爭。

《中國醫學通史‧現代卷》說：

中醫臟象學說中有關解剖部分出於揣摩者居多，甚至有中醫臟器是「功能性臟器」之說。較早對中醫解剖學及生理學進行現代意義的探討的是劉廣洲，在1955年《中醫雜誌》上有「祖國醫學對解剖及生理學的認識」系列文章。黃勝白1955年也在《中醫雜誌》發表「二千年前中國的人體解剖學」後，對古籍中中醫臟器僅有的解剖學記載與現代人體解剖學的臟器多有比較，有用於

探討古代解剖的科學性，更用於探討二者的真實聯繫與區別。如對脾與胰腺關係的研究。1977年廣州中醫學院王建華從脾虛證候實質研究結果認為，脾臟與消化、神經、內分泌及免疫系統等有關。北京中醫研究所危北海1980年分析八十例中醫肝病，其中急慢性肝炎十二例，說明中西醫學對肝臟解剖位置、生理功能有一些共同認識等。黃鐸香1982年前後在《泰山醫學院學報》發表系列文章，論述中醫五臟的解剖生理學基礎。中醫臟腑的解剖定位討論從時間來看以六十年代為主，尤以三焦的爭論更突出，如「三焦有形和無形問題」，「關於三焦之我見」等。

　　有學者指出：這一現象發生在1949年以後，中華人民共和國對中醫理論體系的整理才開始將《內經》有關臟腑論述命之為「藏象學說」。具體說來，即定型於中醫高等教育教材的編寫。現在的中醫絕大多數都是五〇年現代中醫教育所培養，因此他們都不認為《黃帝內經》所指的五臟——脾、肝、肺、心、腎是等同於現代醫學所指的相應的五個臟器。

　　從中醫期刊來看，1957年以前沒有發現以藏象或臟象為題的文章。1962年6月，湖北中醫學院第二屆西醫離職學習中醫班學員發表了「從臟腑學說來看祖國醫學的理論體系」一文，明確提出「臟腑學說是祖國醫學理論體系的核心」。同年10月上海中醫學院《內經》教研組發表「對『從臟腑學說來看祖國醫學的理論體系』一文的商榷」，其中談到「根據中醫的傳統，稱『藏象學說』而不稱『臟腑學說』」。不知何故，凡此以降，中醫著作、教科書中關於人體臟腑理論，皆稱曰藏（臟）象或藏（臟）象學說。作者特別同意以下見解[注一]：

　　「中醫學界熱衷於『藏象』，究其本意無非是說中醫的臟腑並不是或不全是指解剖學上的同名臟器。這種說法雖然在一定程

注：1德明中醫.究竟是臟腑,還是藏象？http://www.100md.com/html/DiyOu/2005/09/01/71/31/76.htm

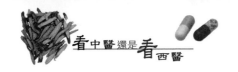

度上解決了中醫關於臟腑功能的論述與解剖學的同名臟器『名實不符』這一大問題，但冷靜、客觀地加以考察，由此而帶來的負面影響也是十分巨大的：中醫界不得不對『中醫臟腑不是人體胸腹腔內的實體器官，到底是指什麼』這一自己給自己提出的問題作出回答。迄今為止，雖然投入了大量的人力、物力、財力，但所取得的成果仍未能科學地回答這一問題。其實，中醫臟腑本是指人體胸腹腔內客觀存在的臟器實體，不能因中醫臟腑與西醫學相應臟器在功能上存在著『不可通約』的差異，就否認中醫臟腑的解剖學屬性，也完全沒有必要將『臟腑』改稱『藏象』。因為這種做法不僅從根本上把中醫臟腑學說賴以形成的客觀基礎推翻了，而且也無助於解決臟腑與解剖學同名臟器『名實不符』的矛盾。應該把臟腑學說放回到其發生、發展的特定歷史條件和背景下去研究和再現其形成過程，用中醫學的固有認知模式甚或中國傳統思維方式說明中醫學何以產生這種認識，這才是我們今天整理中醫、發展中醫、振興中醫的正確態度和根本出路。」

其實，傳統中醫沒有必要為自己對臟器解剖的不準確而尋找遁詞來迴避歷史原因。如前文所述，西方醫學在十七世紀時引用中國的傳統解剖圖像時，並不比我們來得精確。至今，中國傳統解剖概念，仍然有其正確的一面。就是當前與現代醫學不同的一些觀念，也未必就是錯誤的。

7. 練精易形——最早的器官移植手術

傳統中醫進行手術，早已有之，早先並不比西醫落後，現在落後，也一樣可以學習先進，迎頭趕上。前面引用《史記》記載俞跗的手術，最後一句話是練精易形，因為記載的是手術過程，把練精解釋成保養精氣，就比較不通，「精」看做是精細完美就通了，是整形美容手術，就和上下文聯會貫通。《列子》中更詳細地記載了扁鵲的心臟移植手術。用當今器官移植的理論和實踐

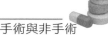

來看，似乎是不太現實的。故事梗概如下：

扁鵲給魯國的公扈和趙國的齊嬰醫治好病後，說：「你們倆都患有一種與生俱來的疾病，隨著你們身體的生長，越來越嚴重。不如我現在就給你們治療，你們覺得如何？」二人都非常詫異，忙問道：「我們倒想先聽一聽這是什麼樣的病。」扁鵲說：「公扈的自我意志強，可是勇氣不足，因此足智多謀，但優柔寡斷；齊嬰的自我意志弱，可是有勇氣，因此不善於出謀劃策，但獨斷專行。如果能把你倆的心交換一下，那你們兩個人就很完善了。」二人一聽，天下有如此便宜之事，如何不肯。於是扁鵲就讓他們喝下麻醉藥酒，公扈和齊嬰昏迷了三天。在他們處於麻醉狀態時，扁鵲給他們倆更換了心臟。術後二人辭別神醫扁鵲，各自回家。

如果故事就此打住，說不定現在人們還不會懷疑這個手術的真假，但是故事繼續下去。

換心的結果是公扈回到齊嬰家，而齊嬰去到了公扈的家，兩

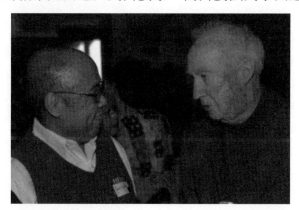

圖7.15 Norman E. Shumway（圖右，1923～2006）心臟移植的先驅。1968年在美國斯坦福為一位五十八歲的鋼鐵工人進行世界上首例心臟移植手術，患者存活了十四天。圖左是一位進行過二次心臟移植的病人。

人的妻子不幹了。於是兩家人打起官司，請求扁鵲給予說明。

雖然有報導，進行器官移植後的病人有性情的改變，但顯然不會造成如此的變化。就是說當時的麻醉藥物副作用很大，也

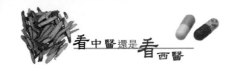

不至於二人走錯家門。這個故事可能強調的是心臟的功能吧。比
《史記》上記載俞跗的手術的真實性相去很遠。

8. 華佗的手術

　　麻醉藥是手術的一個最重要的關鍵，大家都熟悉不過的是華
佗。他有幾個膾炙人口的故事：

　　（1）被曹操害死了，因為想要為曹操進行開顱手術。但是
《三國志》不是這麼說的。只是說華佗不想為曹操服務而已。

　　（2）為關雲長刮骨療傷。

　　（3）閹雞的技術是他傳下的。

　　（4）中國學醫的都知道，最早的麻醉藥「麻沸散」是他發
明的。

　　本世紀最著名的中國文化學
者陳寅恪先生卻提出了不同的意
見，認為華陀不是中國人，是印
度人，因為他的故事，很多與印
度的神醫耆域的故事相同，而佛
教在華佗那個時代，正是從印度
傳來的高峰期。說是就連他被殺
害，也與印度神醫的故事相同。
還有人認為他是波斯人。

　　陳壽生於漢後主劉禪建興
十一年，死於晉惠帝元康七年，
與華佗和曹操的時代相近。如果
佛教東來帶來了佛經，同樣也
可以帶來印度的醫學。學術的交
流，古往今來，相互交融，可能
並不是一件奇怪的事情。但是，
陳壽在該文最後，卻說他只是記

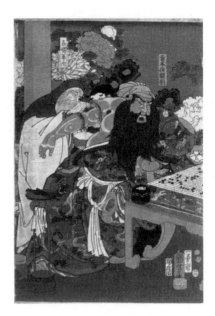

圖7.16　日本木刻家Pawa
Kuniyoshi（1798～1861）的作
品，華佗為關公刮骨療傷。可見
他們的知名度。

錄傳聞而已。

9. 梁啟超的手術

戊戌變法的中堅人物、中國近代思想文化巨擘梁啟超先生於1929年1月29日在北平溘然長逝，年僅五十七歲。壯年去世，引發社會不少議論。

1926年2月間，梁啟超尿血不癒，入住協和醫院。經X光透視，左腎出現黑斑，醫生診斷為腎結核，也有說懷疑為腎臟腫瘤，必須迅速切除。1926年3月16日，手術由當時協和醫院院長，哈佛的博士，當時正是第六屆中華醫學會的會長，後任國民政府衛生部次長的劉瑞恒醫生主刀。術後梁啟超尿血依然如故，另查病因，乃說壞在牙齒。於是一連拔去七顆，殊料病痛仍無一點起色。

對於這一手術，當時社會人士和梁啟超的家人多有責言，但梁啟超本人卻十分通情達理，並不苛責。他寫信向孩子們勸解說：「這回手術的確可以不必用，好在用了之後身子並沒有絲毫吃虧，只算費幾百塊錢，挨十來天痛苦，換得個安心也還值得。」

梁啟超還發表一個英文聲明，《我的病與協和醫院》，並譯成中文發表於1926年6月2日《晨報》副刊上，在協和醫院的病例檔案內至今仍然保留這篇文章。（圖7.17）文章替協和醫院辯解：

「右腎是否一定該割，這是醫學上的問題，我們門外漢無從判斷。但是那三次診斷的時候，我不過受局部迷藥，神智依然清楚，所以診查的結果，我是逐層逐層看得很明白的。據那時的看法罪在右腎，斷無可疑。後來回想，或者他『罪不該死』，或者『罰不當其罪』也未可知。當時是否可以『刀下留人』，除了專門家，很難知道。但是右腎有毛病，大概無可疑，說是醫生孟

165

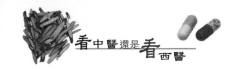
浪，我覺得冤枉……出院之後，直到今日，我還是繼續吃協和的藥，病雖然沒有清除，但是比未受手術之前的確好了許多。想我若是真能拋棄百事，絕對休息，三兩個月後，應該完全復原。至於其他的病態，一點都沒有。雖然經過很重大的手術，因為醫生的技術精良，我的體質本來強壯，割治後十天，精神已經如常，現在越發健實了……敬告相愛的親友們，千萬不必為我憂慮。」

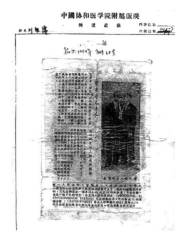

圖7.17 協和醫院的病例檔案內保留的梁啟超聲明《我的病與協和醫院》

　　梁啟超之弟梁仲策的《病院筆記》，看不過兄長在協和醫院的診斷治療效果，細心探究，略有微詞。梁啟超入住協和前，曾經由被譽為中醫「四大名醫」之首的肖龍友先生診治，說「這病不是急症」，不就是尿裡有血嗎，「任其流血二三十年，亦無所不可」。而在協和經外科手術割掉一個腎，得出的結論，也是「無理由之出血症」。梁仲策說：梁啟超「辛苦數十日，犧牲身體上之一機件，所得之結果，乃僅與中醫之論相同耶。」

　　坊間還有另一說：說是當時手術把健康的腎切除了。直到1949年，醫學教學在講授如何從X光片中辨別左右腎時，才舉出這一病例。而梁啟超之子、建築大師梁思成直到1970年因病住進協和醫院，才從自己的主治醫生那裡得知事情的真相。

166

　　既然保留有病例檔案，那就一定還能保留更有說服力的醫學
證據。從當時的醫療水準看，腹部的X線平片是要進行一定的訓
練才能分別左右腎的。（圖7.18）而更進一步分析腎臟病變的靜
脈造影（Intravenous pyelogram IVP，當時還稱作Swick方法）技
術要等到四年後，即1930年才在美國發明。

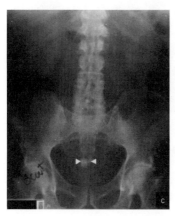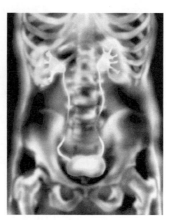

圖7.18 X線腹部平片（左）和靜脈造影片（右）。解剖位置上左腎高
右腎低，不了解這一點的話，反轉片子，就不知左右腎之分了。左圖中的
三角標記是膀胱結石。

10. 孫中山的手術

　　為梁啟超進行手術的劉瑞恒醫師，當時人稱劉一刀，他還為
孫中山先生做過手術。

　　1924年，馮玉祥發動「北京政變」之後，邀請孫中山北上共
商國是。在孫中山北上途中，軍閥段棋瑞、張作霖進入北京，成
立了「中華民國臨時執政府」，段棋瑞當上了「總執政」，而馮
玉祥卻被排擠到張家口去了。

　　政局突變，更加重孫先生的壓力。到達天津的當天晚上，孫
中山突發高燒，肝痛劇烈，頹然病倒了。12月31日，他乘坐的專
列駛進北京前門車站。經德國醫生主持會診，認為是肝膿腫，然
而治療十數日，並無好轉，反而發現眼睛出現黃疸跡象。

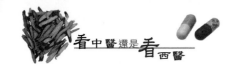

1925年1月26日，孫中山被送進協和醫院手術室。時為協和醫院的劉瑞恒，同時也是孫先生的故朋舊友，打開他的腹腔時，驚訝地發現「肝部堅硬如木，生有惡瘤」，立即取出活體標本進行化驗，結論是肝癌。

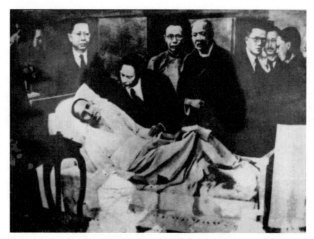

圖7.19 孫中山最後的日子。

1925年3月12日，孫中山逝世。當天中午遺體被送抵協和醫院。遺體解剖不但證實孫中山肝癌屬實，同時還發現膽囊內有6塊結石，說明他已經被病痛折磨許久了。

八〇年後的今天來看，我們可以得出以下幾條：

（1）孫中山作為西醫出身，應當很早就知道自己的病情。只是一生為革命操勞，根本顧及不到自己的健康，從中可以看到一個偉大革命者的胸懷。

（2）孫中山先生是肝硬化轉肝癌，肝硬化的原因最有可能的是乙型肝炎，當然，當時還沒有認識到這種病毒。

（3）很顯然，之所以開腹手術，是因為診斷為肝膿腫，如果診斷為肝癌，就根本沒有必要打開腹腔。因為肝臟一直被西醫列為手術禁區，一直到1950年代末期，才開始進行肝臟的手術。

很顯然，手術是隨著科學技術的發展而發展的。

11. 手術無中西醫區別

其實，不管中醫還是西醫，都有自己傳統的手術方法，手術是一門手藝，一門技術。隨著科學的進步，技術的發展，二者互通有無，學術交流，取長補短，是很正常的，沒有必要設立什麼界限，區分什麼手術是西醫的手術，什麼手術是中醫的手術。或者只有西醫才可以動手術，而中醫不能。中醫利用現代化技術進行手術是正常的發展。

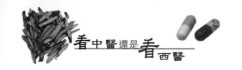

第八章　生理與病理

　　傳統中醫與西醫都有自己的理論，《黃帝內經》和《希波克拉底文集》就是他們的經典，對生理與病理的討論成為各自發展的基礎。西醫自科學誕生以來，已經有了突飛猛進的發展，但是許多基本觀念還保留希波克拉底的思想，如疾病的危險期、轉歸、預後等等，中醫則沒有太大的變化。

　　西醫發展得很快，人類可以到太空去動手術了，但是，一些基本思想則有「返祖」現象。倒是中醫似乎以不變應萬變，悄悄地吸收著當代科學的養分，緩慢地前進著。

1. 內環境平衡與陰陽平衡

　　內環境平衡（Homeostasis）不僅是生理學最重要的基礎理論，也是現代醫學診斷和治療學的核心。二千多年前，希波克拉底也說平衡，只不過是他的四種體液（黑色膽汁質、黃色膽汁質、多血質和黏液質）的平衡。蓋倫也說平衡，是在希波克拉底

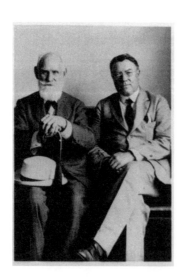

圖8.1 1923年6月26日，坎農（Walter Bradford Cannon,1871～1945，圖右）和巴甫洛夫（Ivan P. Pavlov,1849～1936，圖左）在波士頓，社會主義和資本主義二大陣營的生理學家，體液調節和神經調節的二位先驅，共坐一堂。

四體液理論的基礎上，加上冷、熱、濕、乾四種特性。（見第四章圖4.5）

科學的誕生，引導人們用機械還原的方法來研究醫學，傳統的概念受到衝擊。到1932年，美國的生理學家坎農（Waiter Bradford Cannon,1871～1945）在他的著作《軀體的智慧》一書中，正式提出內環境平衡的概念。坎農曾任1914年到1916年美國生理學會的會長。

Homeostasis是坎農取自組合兩個希臘單詞：homoios，同樣、相同的意思；stasis 是維持穩定、狀態的意思。坎農定義Homeostasis是一個開放的、完整的系統，尤其是活的有機物，通過由相關的調節機制控制的、依靠多種動態平衡的調節機制，調節自身的內部環境以維持穩定，平衡的狀態。所以，譯成「穩態」可能更為合適。

坎農在他的著作中，對血糖、體溫、電解質、氧氣和二氧化碳、激素等多個方面機體的自我調節進行了細致的研究，最後提出他的穩態理論。但是，當時沒有電腦，而且也沒有後來建立的文獻檢索體系，要想查詢資料不是那麼容易的，等他做完這一切後，才發現在大洋彼岸，法國生理學家伯爾納在他前八十年，就已經提出這一思想。

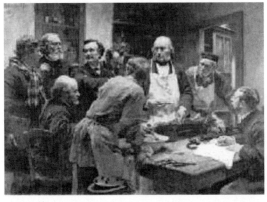

圖8.2 伯爾納（Claude Bemard,1813～1878，圖中穿白大褂者）在進行實驗。他的著作《實驗醫學導論》曾被評為影響世界的一百本書之一。

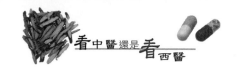

伯爾納在1859～1860年提出內環境平衡的理論：對於複雜的生物來說，存在兩種環境——一個是外環境（milieu externe），大體上說就是機體周圍的環境；另一個是內環境，（milieu interne），在這個內環境中，機體的有生命成分找到它們的適當的場所。伯爾納是傳統的經驗主義科學哲學家，他堅持認為科學的進程需要理論與假設，缺少指南的資料搜集是無價值的。他傾向於把精神與生理現象最終還原到生理化學過程。內環境不僅是處在離外界的接觸面很遠的深層組織中的細胞轉運營養物質的工具，而且也是從這些細胞運走排泄廢物的工具。只有在保持穩態的情況下，有機體才能從外界的變化中取得自由。

內環境平衡是現代醫學的重要基礎，臨床治療原則是，缺則補之，多則去之，如激素替補，抗菌素抑菌，水、電解質、酸鹼平衡等。伯爾納說：「內環境的穩定性乃是自由和獨立生命的條件」；「一切生命機制不管它們怎樣變化只有一個，即在內環境中保持生活條件的穩定。」的環境平衡的理論原型或許可以追溯到中醫的陰陽平衡理論。

陰陽平衡是傳統中醫最基本的理論，此一平衡從世界上最龐大的到最渺小的任何物質，乃至現象都可以找到他的正反兩面，或陰陽二面。攻擊傳統中醫不科學者，可以說五行是不科學的，與希波克拉底和蓋倫的體液學說一樣都是站不住腳的，但是他們很難反駁陰陽，因為內環境平衡的穩態調控，首先就是以正或負的反饋來進行調節的，而正或負，就是陰與陽的一個重要的表現。在人體或生命穩態調控機制的基礎上。維納將其發展成為現代化高科技的最基本理論之一——控制論。

伯爾納和坎農提出的內環境平衡，或者穩態，在西方醫學界取代了希波克拉底和蓋倫的體液平衡學說，雖然他們都定義機體內部存在某種物質成分，健康在於在保持機體內部這些物質的平衡。在當年科學思想最為強盛的時代，立即被接受。因為這一切都是通過科學實驗觀察得到的，而絕非靠想像力來達到。每一實驗都可以重複做出。

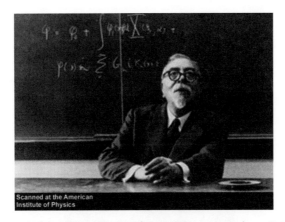

Scanned at the American
Institute of Physics

　　圖8.3　維納（Norbert Wiener）在講課。1948年，維納發表《控制論》，該書的副標題是：或在動物和機器中的控制和通訊。控制論一詞來自希臘語Cybemetics，原意為掌舵術，包含了調節、操縱、管理、指揮、監督等多方面的涵義。現代高科技無處不體現終端與中樞的協調控制。

2. 環腺苷酸和環鳥苷酸與陰陽

　　環腺苷酸（cAMP）和環鳥苷酸（cGMP）廣泛存在於一切細胞中，是傳遞細胞信息、調節細胞代謝、影響細胞功能的重要物質，參與調節細胞生理生化過程而影響生物的生長、分化和細胞對激素的效應，故有第二信使之稱。

　　1973年，美國生物學家Goldberg等人根據cAMP、cGMP這一對環核苷酸對細胞功能的相互對抗、相互制約，保持一定比例關係和相對平衡作用，提出了生物控制的陰陽學說，認為這就是東方醫學的陰陽學說的物質基礎。環腺苷酸增強代謝功能，因此是陽；環鳥苷酸抑制代謝，則為陰。

　　1970年代後期起，上海第二醫科大學瑞金醫院的鄺安堃醫師，一位正規西醫教育出身的學者，在中國最早對此進行研究。其後，中醫研究人士對cAMP、cGMP與中醫陰陽學說進行許多研究。不少文獻報導陽虛者cGMP水平升高，cAMP/cGMP比值下降；陰虛者cAMP水平升高，cAMP/cGMP比值升高。進一步分析cAMP、cGMP與陰虛、陽虛的關係，可見陽虛者主要表現副交感

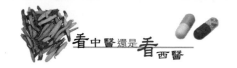
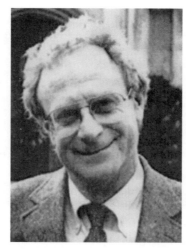

圖8.4 2006年，美國明尼蘇達大學網站上介紹的Nelson D. Goldberg。
他最著名的研究就是cGMP的合成與代謝，以及它與cAMP在信號調節方面
的關係。以一個非中國文化的學者，提出細胞內的第二信使可能與陰陽相
關，說明陰陽理論廣泛地傳播到中國本土以外。但也說明對陰陽的理解，
各有千秋。

神經系統活動加強的臨床證候；而陰虛者主要表現為交感神經系
統活動加強的臨床證候。有些中醫的高等學校的教科書也將其收
入，但僅只介紹，指出有待更多的研究。但是三十年來，西方提
及這一學說者寥若晨星。

　　畢竟陰陽不僅僅存在於細胞之中。但是，機體要健康生存，

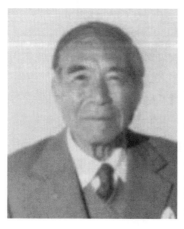

圖8.5 鄺安堃（1902～1992）。
1919年赴法國留學，1929年任法國國立
醫院醫生。曾任上海第二醫學院教授、
上海市高血壓研究所、內分泌研究所所
長、中華醫學會內分泌學會副主任委
員、中國中西醫結合研究會副理事長、
衛生部醫學科學委員會委員等職。1985
年法國政府授予騎士勳章。他認為中醫
是我國獨特的傳統醫療體系，是科學
的，是非常值得研究和發展的。在國內
最早提出cAMP, cGMP與中醫陰陽學說
有所關聯的的證據。

就必須保持機體內部的環境或者元素平衡的概念，卻是不論傳統中醫，還是傳統西醫，或是現代醫學，都一致承認的。

3. 波爾──互補定律

陰陽互補是傳統中醫最為核心的理論，一陰一陽謂之道，陰陽的平衡和變化是這宇宙運行的規律，也是健康和疾病的源起。

1927年，世界著名的量子力學家、丹麥的波爾首次提出的互補原理。按照他的看法，物質世界中的客體，精神世界中的概念，語言文字中的單詞，全都各自具有許多不同的「方面」，有如數學中同一個多值函數的許多不同的值。對於同一個研究對象來說，人們一經承認它的某些方面就必須放棄另外的一些方面，在這種意義上二者是「互斥的」。然而，那些另外的方面卻又不是可以徹底廢除的，因為在另外的適當條件下人們還必須用到它們（這時就必須放棄在前面提到的條件下所應承認的那些方面）。在這種意義上二者又是「互補的」。波爾認為，微觀客體的「粒子性」和「波動性」，就是這樣既互斥又互補的兩個方面。這種想法，就是所謂互補原理的基本內容。

「互補一詞的意義是：一些經典概念的任何確定應用，將排除另一些經典概念的同時應用，而這另一些經典概念在另一種條件下卻是闡明現象所同樣不可缺少的。」也許波爾的初衷是想彌

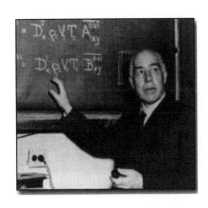

圖8.6 波爾（Niels Henrik David Bohr,1885～1962）。物理學哥本哈根學派的領袖人物。1922年獲諾貝爾物理學獎。

175

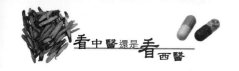

合牛頓經典物理學與量子力學之間的矛盾。

後人對玻爾的互補性作出如下一種通俗的表述。（注一）

設用AB代表兩個概念、圖像、現象、單詞的含義、人類文化等等。說A和B是互補的就是意味著A和B滿足下列條件：

① A和B具有某些互相反對的性質和行為（例如分別滿足熵原理和守恆原理，分別表示具有連續的和分離的性質，分別具有點狀性和廣延性，等等）。

② A和B不能按照人們習慣的邏輯法則來結合成唯一的、統一的、無矛盾的圖像或體系。

③ 但是，為了得到所研究對象的完備描述，A和B卻是同樣地不可缺少的；我們只能按照當時的或所選的條件來分別地應用A或者應用B，不能一勞永逸地拋掉A或者拋掉B。

④ 條件①和②反映了A和B之間的關係的互相排斥的一面；條件③反映了A和B之間關係的互相補充的一面。關係是唯一的，只是兩個不同的方面而已。

雖然對波爾的互補性原理爭論至今未息，但是沒有遏止互補原理推廣到其他科學，甚至人類文化、藝術和社會關係中，這就使波爾的互補原理具有普遍的哲學意義。

陰陽是互補的道理大家都能接受，或許，我們也可以把中醫與西醫看作是符合這種互補原理的情況之一吧。只是，我們並沒有發現在中醫與西醫之間存在像經典物理學和量子力學之間那樣大的矛盾。

4. 萊布尼茲──二進制

與陰陽學說的研究相關的西方科學家中，還有一位就是赫赫有名的萊布尼茲（Gottfried Wilheld von Leibnitz,1646～1716）。

萊布尼茲創造二進制，近年來中國人有人認為他是受到陰陽八卦的啟發。另外一種論點認為他發明二進制的論文寫成後，沒

注：1 錢臨照,許良英主編.世界著名科學家傳記:物理學家Ⅰ.科學出版社,1990年。p147

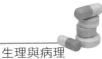

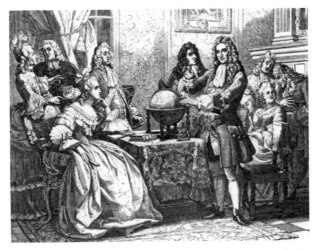

　　圖8.7 萊布尼茲是德國人，世界歷史上最負盛名的數學家、哲學家之一。萊布尼茲的多才多藝，著作包括數學、歷史、語言、生物、地質、機械、物理、法律、外交等各個方面。不過有點意思的是，他發明微積分，而當時英國著名的科學家牛頓認為是他首先發明微積分，據說為此，德國和英國的數學家爭論了一百多年，並且不相往來。

有發表，二十年後，他的朋友，在華的法國傳教士白晉1701年從中國給他兩張《易經圖》，其中一張就是著名的「伏羲六十四卦方位圓圖」。萊布尼茲發現，陰陽二爻演變成六十四卦與二進制有同工異曲之妙，正好與六十四個二進制數相對應，大受鼓勵，於是將文章發表。1716年，萊布尼茲發表《論中國的哲學》一文，專門討論八卦與二進制，指出二進制與八卦有共同之處。

　　爭論萊布尼茲是否因為受到「伏羲六十四卦方圓圖」的啟發而創造二進制，似乎沒有意義。因為幾乎世界上所有的發明，都能夠在我們祖宗的寶藏中找到痕跡，只不過我們這些不肖子孫不會繼承發揚罷了。例如，說中國人發明指南針，最先航海發現新世界，可是歐洲人卻漂洋過海在美洲生根開花；發明火藥，我們拿來放煙花，和平享樂，而歐洲人利用火藥製造槍炮，來打開中國的大門，恃強凌弱，並高價把這些技術賣給你；諸如此類，講起來只會更傷國人之心，恐怕沒有任何的自豪感。

　　漢民族從古以來自以為是泱泱大國，禮義之邦，位居世界中

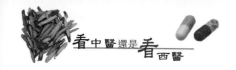

心，周邊都是蠻、夷、狄、獫狁、匈奴，瞧不起人家，不肯承認別人的進步，不肯學習他人的長處，最後掩耳盜鈴，或者像鴕鳥那樣，把頭埋進沙堆以躲避追殺，索性閉關自守，不與外界來往以保住自己認為的天國地位。結果，人家用你發明的火藥造利器，指南針造艦船，紙張和印刷術傳播基督的聲音，軟硬兼施

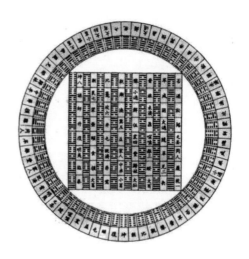

伏羲六十四卦方圓

圖8.8 伏羲六十四卦方圓圈。有傳說是宋朝邵雍所作。

地叩開中國自大而又緊閉的的關門。直到現在，西方的科學思想仍在斬殺著中國的傳統文化。

　　不管怎麼說，萊布尼茲證明了中國的《易經》卦象是具有數學基礎的，或說有潛在的數學內涵。數學是什麼，就是科學的基礎。在中國，最古老的《易經》原來是建立在數學基礎上的。知道這一點，可能比爭論到底是誰最先發明二進制要重要的多。也

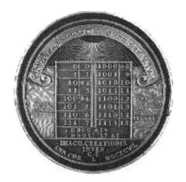
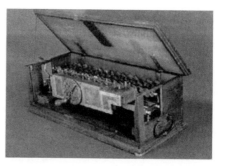

圖8.9 萊布尼茲的二進制圖（左），右圖是他用二進制算法做出的第一台加法計算機。據說還專門送給康熙皇帝一台，以表達他對中國的敬意。

178

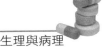

許我們還能夠從其中發掘出更多新的東西。

2006年的諾貝爾醫學和生理學獎頒發給了二位美國科學家安德魯‧法爾和克雷格‧梅洛。已經知道,人的基因組通過從細胞核裡的DNA向蛋白質的合成機制發出生產蛋白質的指令運作,這些指令通過mRNA傳送。美國科學家法爾和梅洛發現一個有關控制基因信息流程的關鍵機制,可以從特定基因降解mRNA的方式,在這種RNA干擾現象中,雙鏈RNA以一種非常明確的方式抑制了基因表達。

他們獲獎的文章八年前才發表在英國的《自然》雜誌上,這樣短的時間就獲獎,在諾貝爾頒獎史上是比較少見的。為此,瑞典卡羅林斯卡醫學院諾貝爾生理學或醫學獎評審委員會主席約蘭‧漢森專門進行解釋:那項原理已經為全世界其他科學家所驗證,它已獲得正式確認,現在已是(為它)頒布一項諾貝爾獎的時候。

圖8.10 基因密碼圖。按照鹼基配對定律,RNA上的四種鹼基組成固定的二種配對,每三對即可指導合成一種氨基酸,一共有六十四種密碼子,指導合成人體必須的二十種氨基酸,其中包括一個起始密碼,三個終止密碼。發現這密碼規律的美國科學家Marshall Warren Nirenberg(1927~)獲得1968年的諾貝爾生理與醫學獎。為什麼生命的遺傳密碼和周易卦象一樣,都是只有六十四個?而且是每三個鹼基對(或爻)組成一個密碼?是否暗合「一生二、二生三、三生萬物」的規律?

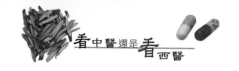

控制基因表達首先要知道基因的密碼，mRNA上的密碼四十多年前就被美國密執安大學的Marshall Nirenberg（1927～）發現，在RNA轉錄時，mRNA上每三個鹼基可以代表一個氨基酸，他因此獲得了諾貝爾獎。這一密碼圖（見圖8.10）還真有點像「伏羲六十四卦方圓圖」中間的那一塊方圖。誰能解出個中奧妙？

5. 五行源起

傳統中醫被批得最無招架之功的可能就是五行的理論了。

五行學說的起源似乎遠比陰陽來得要晚。最早可能是《尚書·洪範》。《尚書·洪範》講的是中國古代一個很有意思的故事。周武王得天下後十三年，去向商紂的兄弟箕子討教，「嗚呼！箕子。聽說上天治理天下，百姓安居，如何做到這樣的民生

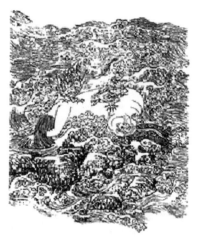

圖8.11 鯀化黃龍圖。傳說鯀因治水失敗，被雷電打死，死後屍體三年不腐，用吳刀剖開，一條黃龍飛出，就是禹。根據司馬遷《史記》記載，堯派鯀治水九年不成，民怨沖天。堯用人不當，不得不辭職讓位於舜。舜一上台，就將鯀殛死於羽山，卻讓鯀的兒子禹繼續擔任治水的重任，可見舜的政治手腕不輸今人。後來，舜南巡，莫名其妙地死在九嶷山。他的二個妃子據說還是堯的女兒聽說後，追到九嶷山，卻也投水而死。其後禹不但繼承了舜，而且從此把帝位變成世襲制。此一公案，真是萬古的燭光斧影，無人知曉。僅只九嶷山這個地名就表示了多多的疑惑。

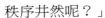

秩序井然呢？」

箕子說，「我聽說古時候，鯀用土採制洪水，偷偷地把五行相生相剋的道理洩漏。天帝震怒，不予其『洪範』九疇，於是，社會民生的秩序大亂。結果鯀被殛死，禹繼承其父治水，天乃賜禹『洪範』九疇，社會民生的秩序才井井有條起來。」五行就是「洪範」九疇的核心內容。

「五行：一曰水，二曰火，三曰木，四曰金，五曰土。水曰潤下，火曰炎上，木曰曲直，金曰從革，土爰稼穡。潤下作鹹，炎上作苦，曲直作酸，從革作辛，稼穡作甘。」

一般認為，戰國晚期鄒衍提出五行相勝（剋）相生的思想（用來說明王朝統治的趨勢），且已把勝（剋）、生的次序固定下來，形成事物之間相互關聯的模式，自發地體現事物內部的結構關係及其整體把握的思想。這個時期正好是《黃帝內經》成書的年代，著述者把五行學說應用於醫學，形成中醫特有的理論體系。

在中醫裡五行有著特殊的含義：

「土爰稼穡」，代表生化、承載、受納等性質，在人體為脾。

「金曰從革」，代表沉降、肅殺、收斂等性質，在人體為肺。

「木曰曲直」，代表生長、升發、條達、舒暢的功能，在人體為肝。

「火曰炎上」，代表溫熱、向上等性質，在人體為心。

「水曰潤下」，代表滋潤、下行、寒涼、閉藏的性質，在人體為腎。

1973年在湖南長沙馬王堆漢墓出土的帛書，其中有十一種醫書，據考證成書在春秋戰國時，要比《內經》年代更早。這些醫書中大量提到「陰陽」，如《陰陽十一脈灸經》、《合陰陽》等等，表示春秋戰國時陰陽已是醫學哲理的基礎，最早還可以追溯

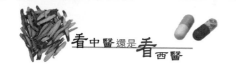
到《左傳》（西元前541年）。然而馬王堆出土的醫書中卻沒有五行的概念。

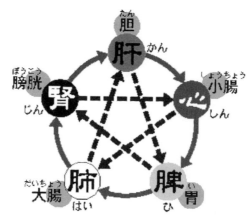

圖8.12 五行生剋、及其相應顏色和代表的臟、腑圖。實線的箭頭指的是相生的關係，虛線的箭頭的指是相剋的關係。裡圈大字是臟器，請注意他們的相應的的顏色；外圈的小字是與臟相對的腑。

但是馬王堆三號漢墓出土的帛書《老子》之後，抄有四篇佚書，佚書與所附的《老子》無直接關連，其中一本被專家命名為《五行》。這篇文章使二千多年來的一椿謎案得以大白。實際上，早在二千多年前，戰國的學者荀子在《非十二子》中就批評了子思和孟軻的五行說，謂其「甚僻違而無類，幽隱而無說，閉約而無解」。只是子思和孟軻所說的五行是什麼，一字未題。有了這篇帛書，知道荀子批評的五行是指仁、義、禮、智、聖五行。這裡五行的「行」不是傳統中醫五行的讀法，而是讀做銀行的「行」。[注二]由此看來，批判傳統中醫五行的人用用荀子的觀點有點風馬牛不相及了。

批判五行者，首先是認為自然界五彩繽紛的萬物不可能以五行來歸納，其次認為五行的相生相剋毫無根據。我們不妨來試探一下。

注：2 龐樸.竹帛五行篇與思孟五行說.（2001-01-20）[2006-10-06]http://www.confucius2000.com/confucian/zbwxpysmwxs.htm

五之數是河圖與洛書的中間之數（見圖8.13和圖8.14），而河圖和洛書是《易經》立卦的基礎，而《易經》無疑是中國傳統文化最重要的基石。這樣，我們再一次感覺到中國傳統文化是建

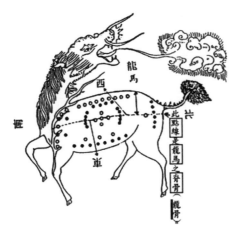

　　圖8.13 河圖。傳說上古之時，黃河有龍馬出現，馬背上有圖分布。東、南、西、北、中五個部分的代表陰或負的點數與代表陽或正的點數之和的絕對值（或者說用絕對值大的數減去絕對值小的數），都是圖中央的數字五。

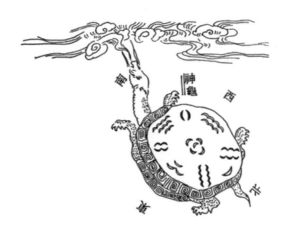

　　圖8.14 洛書。傳說上古之時，洛水有龜出現，龜背上分布有三行三列共九組點數。分布的方式正好是數學上的九宮圖。不論是橫向、豎向、左右斜向，三個數字相加都是十五，而數字五就排在九個數字的中間。

183

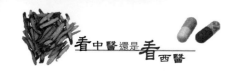

立在數學的基礎上，而這個基礎正是伽利略所說的科學的基礎。

因此，不難理解為什麼古人尊重數字五。不僅在倫理道德上有仁、義、禮、智、聖五行（hang），而且在醫學上也引入金、木、火、火、土五行（xing）。

6. 試探五行的科學演繹

全世界各民族的學者，都想將世界進行分類，以便找出其中的規律。比如古希臘人早就有了原子、以太的概念，用四種類型來對萬物分類；印度學者用地、火、水、風，稱作四大來分類萬物。俄國科學家門捷列夫用原子運動來排列元素，只是現代科學藉助技術手段可能才得以實現的分類方法。傳統中醫用五行分類萬物，也是人類文明中的一個進程而已。

其實，分類只是一個標準罷了，按照科學分類法，越是有量化的指標就越是準確。傳統中醫的金、木、水、火、土，無法提供出某種量化的指標，所以，很難令今人相信。但是，如果我們進一步的探討，或許可以發現某種輔助的方式，或許可以找到將五行量化的指標。

按照量子力學，萬物都在運動之中，既然運動，就必定表現為頻率（波長）和振幅二種參數，就有可能被檢測出來。在現代科技上，有二種檢測手段，或者可能與五行相關，這就是光譜和聲譜的研究。

《黃帝內經》在定義或描述宇宙、萬物、機體、乃至臟腑和健康時，對五行都有二個附帶的評判指標：顏色和聲音。我們就從這二個領域進行探討。

6.1 光譜研究

無疑，對於古人來講，我們要討論的顏色，只能是我們肉眼所感知的顏色。用現代科學技術來看，人的肉眼所能感知色彩的範圍是非常小的（如圖8.15），那是因為受到人類視網膜上感光

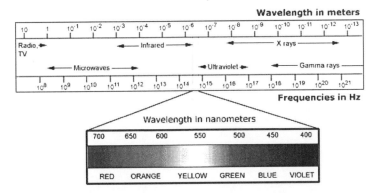

圖8.15 光譜圖（electromagnetic_spectrum）。圖下方色彩，從右到左（波長從小到大）是紫、藍、（青－原圖未標）、綠、黃、橙、紅。人類的眼睛只能感受400到700奈米（nanometers）波長的顏色。圖上面一行的數據是波長（以米為單位），反映了光的波動性，數據下面的三組英文詞彙從左到右是：無線電及電視波，紅外，X線；下面一行數據是頻率（以赫茲為單位），反映了光的粒子性，數據上面的三組英文詞彙從左到右是：微波，紫外波，伽瑪線。

細胞的限制。

傳統中醫的五行都是有顏色的，按波長從低到高排列如下：

水在人體為腎，顏色為黑。

木在人體為肝，顏色為青。

土在人體為脾，顏色為黃。

火在人體為心，顏色為紅。

這個排列似乎是有規律可循的：

（1）兩側生中間，水生木，火生土。

（2）上外側剋下外側，水剋火；上內側剋下由內側，木剋土。

但是尚缺一行，白色金。在光譜中沒有白色，「金在人體為肺，顏色為白」沒有排進去。但是，我們要知道，在牛頓用三稜鏡解開白色光為七色的彩色光譜以前，人們只能感知到肉眼可見的光線是白色的，而當他們看到水珠折射出的彩虹時，所得到的

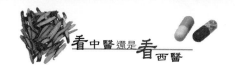

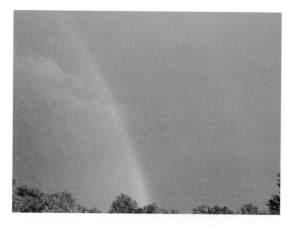

圖8.16 虹所表現出來的光譜

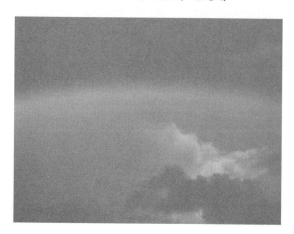

圖8.17 虹所表現出來的光譜

色彩,那個白色就在黃與綠的中間(圖8.16,17,18)。

　　不論是現代高科技的光譜圖,還是肉眼所見的彩虹圖,如果要我們定位白色的所在,我們都可以看見或者感知,確定指出黃綠之間,就是白色所在。這樣,我們再來排列五行的顏色順序,即得如下:

　　水在人體為腎,顏色為黑。
　　木在人體為肝,顏色為青。

186

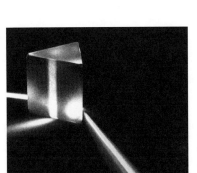

圖8.18 1666年，牛頓第一次發現
用稜鏡可以折射出組成白光的各種色
彩上。我們習慣分成七種顏色。在這
一幅圖上，我們可以清楚的感覺出越
是靠近稜鏡外，越是可以看到在黃色
與青色之間存在白色。

*Figure 2: White light split into its
constituent colours by a prism*

金在人體為肺，顏色為白
土在人體為脾，顏色為黃。
火在人體為心，顏色為紅。

加入後，得出從下外側往上到中間為生，火生土，土生金；
而中間往上金剋木。相生鏈斷裂。其中是否存在更多的關係有待
後人研究。

但是，至少我們找到一個色彩檢測的方法，是否有可能以顏
色所在的波長作為指標來量化事物屬於五行所在的類別呢？

6.2聲譜研究

根據《黃帝內經》，五行是有聲音的。以聲音作為診療手
段，在《周禮·天官冢宰》裡明確規定疾醫「以五味、五穀、
五藥，養其病；以五氣、五聲、五色，眡其死生。兩之以九竅之
變，參之以九藏之動」。（詳見第三章）

請讀者注意，在《周禮》這樣官方文件中，一再強調五的重
要性，說明「五」只是中國傳統文化對萬物分類的看法，最簡單
的例子，東、南、西、北、中就是最典型的五種方位。似乎事物
不達到五，就不具備完整性。

這裡診斷疾病，判斷預後的方法是：五氣，是指望氣，傳統

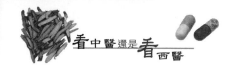
中醫觀看氣色，以氣在面相上的位置，來判斷疾病和預後；五聲，聞聲，中醫有那麼一說，上醫聽聲，中醫察色，下醫診脈；五色，指皮膚顏色和舌苔的辨別，與望氣是不同的。

　　《黃帝內經‧靈樞‧邪氣藏府病形第四》說：「見其色，知其病，命曰明。按其脈，知其病，命曰神。問其病，知其處，命

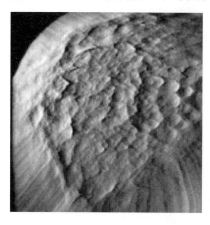

圖8.19 原子力顯微鏡下酵母菌細胞壁明顯起伏運動，可以產生相應的聲音。

曰王。」《難經》六十一難說：「經言：望而知之，謂之神；聞而知之，謂之聖；問而知之，謂之工；切脈而知之，謂之巧。」

　　2001年，國際上著名的奈米技術專家Cimzewski教授聽說活的心臟細胞離體後，放在營養保存液中，仍然會跳動，十分驚訝。他想，如果細胞持續跳動，那麼它就產生振動，這種振動可能是細胞的分子運動產生的推力，這種推力在空氣中產生壓力波，傳導到內耳的鼓膜，就是人所聽到的聲音。因為聲音不過是在空氣中傳播的振動而已。這種振動雖然很微小，但用特殊的儀器完全可以測出。

　　Gimzewski教授是世界上奈米技術的先驅，在藝術展覽館展示分子結構，他發明的奈米計算機，被金氏世界紀錄確定為世界上最小的計算機。他利用原子力顯微鏡（atomic force microscope），可以精確地測知單細胞細胞壁上的任何振動，並把它們轉換為聲音。檢測發現，細胞壁以每秒鐘一千次的頻率上

下波動，波幅平均只有三奈米左右，最高可達七奈米，最小只有一奈米。一奈米等於一百萬分之一毫米，三奈米相當於十五個碳原子疊加在一起，正常狀態下，酵母菌細胞的聲音始終保持在一個穩定的範圍，相當於音樂的C至D調之間，就像一位中音C的歌手。當用酒精噴灑這些酵母細胞時，要殺死它們時，它們發出尖叫，振動頻率大大升高。當它們垂死時，發出低沉的隆隆聲。（圖8.20）Gimzewski教授認為這也可能是隨機的原子運動的聲音。

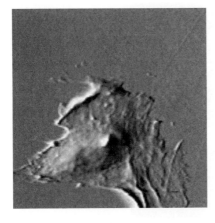

圖8.20 用原子力顯微鏡檢測的人U20S骨癌細胞波動聲。

　　這些細胞振動的頻率在六百至一千六百赫茲，而人的耳朵可以感受二十至二萬赫茲的頻率，正好落入人耳的聽覺範圍，只不過振幅太小，人無法聽見。Gimzewski教授說，只需把音量開關加大，人類就能夠聽到這些聲音。

　　研究還發現，具有遺傳變異的酵母細胞與正常細胞相比，其發出的聲音也有輕微的差異，而哺乳動物的細胞與酵母細胞的發音也略有不同，這就給科學家們以遐想，可以根據細胞聲音的變化來診斷細胞的病變。Gimzewski教授坦率地承認，他不能肯定這些細胞是否真正發出聲音，它們也可能是吸收了來自其他地方的振動，包括顯微鏡本身的振動。但是，如果細胞確實發生振動，這將是一種神奇的、優雅的、新的診斷工具。Gimzewski教授稱把這一研究領域稱作：細胞聲學（sonocytology）。

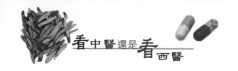

2004年3月，Gimzewski教授的研究首先發表在《Smithsonian雜誌》上，專家評論，這一新的信號的發現，將使人類有一天可以症狀還未出現前，就在細胞水平，「聽」出疾病的發生。

在美國《科學》雜誌還未發表Gimzewski教授的研究前，德國慕尼黑的Ludwig Maximilian大學的Hermann Gaub教授說：「聽起來Gimzewski教授相信細胞的振動可能有其它來源，必須排除來自細胞外的潛在聲源，但『如果振動源來自細胞內部，這一發現將是革命性的，引人入勝的，難以置信的。』」

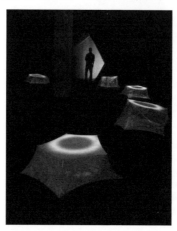

圖8.21 特殊的音樂會：細胞的未被探知的一面。八個表面透明的模擬細胞模型置於展覽廳。四周牆內安裝有錄像設備，以模擬表現八個模擬細胞運動時發出的歌聲和影像。該音樂會由五個部分組成，以表現整個科學發現的過程：首先，是觀察；其次，是構想來龍去脈的可能方式；第三，通過努力將細胞的固有特性順應納入自己特有的整合系統；較好地反映出那些細胞的情感反應範圍；第四，必須使它們符合各種環境。最後，細胞所唱的歌必須是原汁原味的，其聲響效果未經任何修飾。

Gimzewski教授的學生Pelling說，他和Gimzewski教授正在做一系列測試，以排除在細胞營養液或原子力顯微鏡探頭頂端產生振動源的可能性。在Santa Barbara的加利福利亞大學的神經科學和生物物理學家Ratnesh Lal教授在對離體的心臟活細胞進行研究後，認為Gimzewski教授的奈米技術專業是他建立細胞聲學的關鍵，他說：「最終目的是要用這技術進行診斷和預防疾病，在這

個世界上，能夠做到這一點的，除Gimzewski教授以外，別無他
人。」

2004年8月，世界著名的美國《科學》雜誌發表了Gimzewski
教授的研究。

Gimzewski教授的學生Pelling和媒體藝術家Anne Niemetz根據
細胞聲學的研究結果，在洛杉磯市藝術博物館舉辦了一個別開生
面、舉世無雙的音樂會，音樂會的名稱是：細胞的黑暗面。進入
音樂廳時，就如進入細胞內部，既有視覺效果，又有音樂效果，
可以聽到用原子力顯微鏡記錄下的、經過放大了的細胞在各種情
況下的聲音。（圖8.21）

讀者對細胞的聲音最大的困惑可能來自於一個單細胞如何具
備發聲功能，更難理解的是這種發聲功能如何可能具有臨床意
義。但是，只要明白聲音就是振動源在空氣中的傳播，頻率範圍
在人耳的聽力範圍的就是聲音。低於這個頻率的是次聲，高於這
個頻率的是超聲。

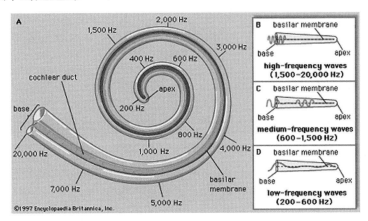

圖8.22 人耳Corti氏器對振動頻率的感受。請注意人耳最
低可接受的頻率是二十赫茲。

Gimzewski教授開創的細胞聲學，為我們打開了微觀世界中
細胞的運動，並開創了一個現代化高科技的領域：聲音與疾病的
關係，也從一個側面證明傳統中醫五聲視病的生理學基礎。五臟

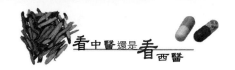

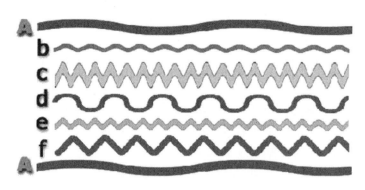

　　圖8.23 人體總體與五臟各個臟器振動與共振的示意圖。A-A是一個閉合系統，類似於人體。a、c、d、e、f相當於五臟脾、肺、肝、心、腎，在A-A內以各自的頻率振動，同時影響A-A的振動。我們可以通過對A-A振動頻率的檢測，推斷系統內部b、c、d、e、f的變化。就像心電圖和腦電圖。

心、肝、脾、肺、腎都在人體這個系統中，以各自頻率範圍中振動，人體作為一個系統也有自己的振動頻率，五臟的振動情況必定影響人體整個系統的運動頻率。因此，我們完全可以根據他們的振動來判定機體的健康與否。

　　由此，我們得到另一個檢測五行的量化指標，振動頻率。

7. 振動、和諧與生剋

　　振動頻率的不同，在聲學上，就是音階。傳統中醫認為五行相應於五聲：

　　水在人體為腎，顏色為黑，聲音為羽音，即La。
　　火在人體為心，顏色為紅，聲音為徵音，即Sou。
　　木在人體為肝，顏色為青，聲音為角音，即Mi。
　　金在人體為肺，顏色為白，聲音為商音，即Re。
　　土在人體為脾，顏色為黃，聲音為宮音，即Do。

　　中國傳統音樂是上述五音階，西方的音樂是七音階。並沒有

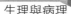

太大的差異，相關的只是二個半音，Fa和Xi。什麼是音樂，就是和諧的聲音，和諧的振動，這個應當就是五行生剋的科學基礎。或許可以這樣說，五音和諧就是相生，五音錯亂就是相剋。

我們發現上述按照音階高低排列的五行色彩很類似植物生命的發展過程：黃色的種子在土中，發芽後未出土前是白色的，屬於金性，具有破土而出的性能；破土而出見到陽光後，成為綠色，抽條長枝；開出五彩繽紛的花朵，結果，具有紅色陽光的性質；成熟後，在地球引力的作用下，落到地上，腐爛發黑。

古希臘哲學家畢達哥拉斯（Pythagoras,大約570～480 BC），在數學、幾何學、天文學、宗教、音樂等許多領域，至今影響西方文化。在西方被譽為科學之父。

畢達哥拉斯很早就注意到和諧在宇宙的重要性。這表現在他對音樂的研究和重視上。他最早發現了音階的五度相生，或說完美五度（perfect fifth）。

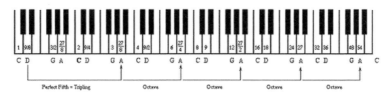

圖8.24 西洋音樂在鋼琴鍵上五度相生表現出來的七音階和調式。

如圖8.24，這是在鋼琴鍵盤上表現出來的各個音階。我們可以注意到：

（1）每一個八度音階成倍頻關係。例如，我們假設DO在C調時的頻率為1，則中音C調的DO的頻率就是2。

（2）C調的3倍頻就形成另一個八度音階G調，即五度相鄰。

（3）C調在三倍頻成G調後，再對半分，或說除以2，得到完整G調音階。即從2分之3（3/2）到3的頻率段。

（4）畢達哥拉斯的乘三再除二，便可得出所有的音階，包括半

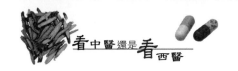

音階（chromatic scale）。就是西洋音樂的七音階do,rei,mi,fa,sou,la,xi。

（5）照以上重複計算，就可得出從C到A的全部音調。

不過中國人似乎在差不多的時間，也發現音階的規律。但是中國人稱做三分損益律。據說在《管子‧地員篇》和《呂氏春秋‧音律篇》都分別記述它的基本法則。管子是春秋時代齊桓公的丞相。如果《管子》確實為他的著作，要比畢達哥拉斯早些時候。而《呂氏春秋》卻要晚大約三百年左右了。

三分損益律是這樣的：以一條弦長為基數，將其均分成三段，捨一取二，即「三分損一」，便發出第一個上四度音；如果將均分的三段再加一段，即「三分益一」，便發出第一個下四度音，用這種方法繼續推算下去，可得十二個音，稱「十二律」。這種「生律法」是一步步推算五度音，所謂宮（do）、商（rei）、角（mi）、徵（sou）、羽（la），就是這麼來的。如圖8.25。這五個音都是全音，每個音之間差五度（後面章節還會詳細論述）。與畢達哥拉斯的完美五度，異曲同工。

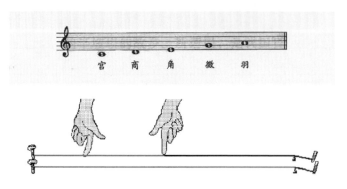

圖8.25 琴弦的三分損益得出中國傳統的五音。

能夠產生悅耳之聲，一定是和諧之聲，是音樂之聲。不論是中國傳統文化還是西方文化，都特別注意到這一點。《呂氏春秋》是中國古代一部十分重要的全書，共二十六卷，前十二卷以一年四季順序編排，以季節輪替為目來論述民生國計，即有農業耕種知識，又有社稷祖先的祭祀，還有忠君愛民之道，上至天

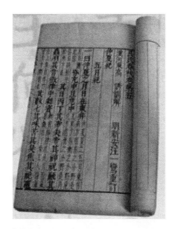

圖8.26 《呂氏春秋》實際是中國古代一部記載內容極為豐富、翔實和真切的綜合性的書籍。由於其編著者呂不韋是秦始皇的宰相，甚至有說後者是其私生子，因此，後世儒生一直避而不提此書。傳說當年此書編纂完成後，城門懸賞，有能更改一字者獎勵一千兩黃金，竟無人能得。儒者說，那是宰相，無人敢提意見。但是，畢竟留下了一字千金的成語。

文，下至地理，中間人事，幾乎無所不包，是中國傳統文化重要的總結和匯集。音律和諧幾乎是其貫串全書的重要核心。

從司馬遷在《史記》中將《呂氏春秋》和《易經》、《春秋》、《離騷》等並列，可以看出其在傳統文化中的重要位置。只是由於作者，或者準確地說總編是呂不韋，戰國時秦國的最後一個丞相，輔佐中國第一個封建王朝秦朝始皇帝強盛壯大，乃至一統中國。秦始皇焚書坑儒，而史書和中國傳統文化幾千年來一直由儒家控制，因此，封建時代的知識分子們對秦始皇口誅筆伐，甚至人身攻擊，指稱秦始皇是呂不韋的私生子。自然，《呂氏春秋》長期以來受到封建文化的貶損。

《呂氏春秋》對音樂有如下看法：

（1）音樂出自太極（太一），而太極生兩儀（陰陽），兩儀生八卦，是中國傳統文化的核心，音樂的規律和度量是原始之初就存在的。

（2）從文中所說「萬物所出，形體有處，莫不有聲。聲出於和，和出於適」，「天下太平，萬物安寧。皆化其上，樂乃可

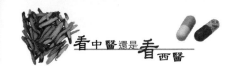

成」，「凡樂，天地之和，陰陽之調也」，和諧對於宇宙、萬物和人體的重要性明顯可見。

（3）「故能以一聽政者，樂君臣，和遠近，說黔首，合家親；能以一治其身著，免於災，終其壽，全其天；能以一治其國者，奸邪去，賢者至，成大化；能以一治天下者，寒暑適，風雨時，為聖人」，治國、安家、養生、修性無一一與和諧相關。

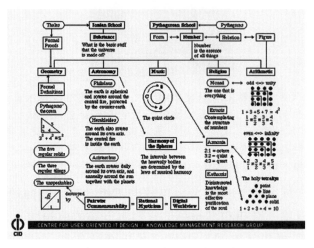

圖8.27 畢達哥拉斯學派：和諧的音樂是宇宙萬物之核心。其外層是天文學和宗教，再外層是幾何和算術。

實際上，孔夫子對音樂也有極高的評價。不然，他不會編纂《樂經》。

中國的學者對音樂有如此之高的評價，而古希臘畢達哥拉斯早也就提出了這點，他把音樂放在宇宙之核心。如圖8.27。

畢達哥拉斯學派致力於研究在天文學、幾何學、算術、醫學、宗教和音樂之間的關係，認為音樂的和諧以及音樂之中的數學基礎，是宇宙萬物的核心。

19世紀詩人James Sylvester（1814～1897）有詩如下：

音樂無法被看作理性的數學，
而數學卻是音樂的前提。

音樂家體會到數學，而數學家思考音樂。

音樂是夢，數學推動生命。

據說，牛頓研究天文學時，正是因為體會到畢達哥拉斯所說的宇宙和諧的理論，想到按照樂理知識，基本音階應當是七個，而當時只發現五大行星，因此推論肯定還有另外兩個行星存在，才能維持天體的和諧，於是發現了天王星和海王星。

8. 六淫致病

風、寒、暑、濕、燥、火，在正常情況下稱為六氣，是自然界六種不同的氣候變化。正常的六氣不易於致病，當氣候變化異常，六氣發生太過或不及，或非其時而真氣，以及氣候變化過於急驟，或在人體正氣不足，抵抗力下降時，六氣才能成為致病因素，侵犯人體發生疾病。這種六氣，便稱為「六淫」。淫，有太過和浸淫之意。由於六淫是不正之氣，研發又稱其為「六邪」，是屬於外感病的一類致病因素。

六淫致病，一般具有下列特點：1.六淫致病多與季節氣候、居處環境有關。2.六淫邪氣即可單獨侵襲人體而致病，又可兩種

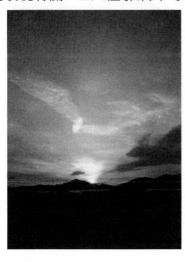

圖8.28 太陽似火，不但給人以熱，還給人以光明。所以，火有兩種特性。

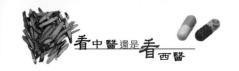
看中醫還是看西醫

以上同時侵犯人體而致病。3.六淫在發病過程中，不僅可以互相影響，而且可以在一定的條件下相互轉化。4.六淫為病，多侵犯肌表，或從口鼻而入，或兩者同時受邪，故又有「外感六淫」之說，其所致的疾病，稱為「外感病」。

如此看來，六淫實際是從五行演變而來。一般認為最早的醫案是《史記‧扁鵲倉公列傳》中記載的倉公的醫案。實際上，最早的醫案應當是《春秋左傳》中記載的昭公元年（531 BC）醫和治療晉平公的醫案。在這則醫案中，醫和認為致病的因素是六氣，即陰、陽、風、雨、晦、明。這顯然與此後的風、寒、暑、濕、燥、火大有不同。昭公元年至倉公的時代相差三百多年，是一個相當長的時間了。

六淫風、寒、暑、濕、燥、火相應與五行和經絡是：

土－太陰濕土，
金－陽明燥金，
木－厥陰風木，
火－少陰君火
　－少陽相火
水－太陽寒水

由於火的行為有兩種，熱能和光明，君火以明，相火以位。所以，君火應其光明，相火應其暑熱。因此，六淫致病，還是與以五行相生相剋的基礎的，所以，就不在此重複了。

綜上所述，傳統中醫陰陽、五行的觀念，不過是生命科學的一種表述而已，與西醫的基本理念，如平衡穩態、病因學，並沒有更多的差異。

第九章 性醫學與房中術

　　性醫學在西醫發展不過百年，而中國傳統醫學最早的記錄就是個性醫學案例，是傳統醫學的重要起源，後來發展成為專有的術語房中術。

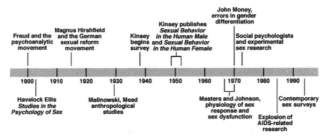

**History of Scientific
Research on Sex**

　　圖9.1 性的科學研究史，始自1905年佛洛伊德（Freud）出版《夢的解析》引發的精神分析運動。然後是靄理士出版《性心理學》。1910年以後，希爾西斐爾德發動德國性改革運動。1930年起，米德對性進行了人類學研究。1930年代末期，金賽開始調查人類性行為，至1950年前後出版。1960年代後期，有馬斯特和約翰森的性喚起和性無能研究。1970年，有莫奈性定位錯誤的研究。1970年代初，性研究開始社會心理和實驗的研究。接著是1980年代初期，AIDS爆發引起的研究。1990年代起，進入現代的性綜合研究。

1. 中國最早的醫案：性醫學

　　在第三章我們可以讀到中國最早的病案記錄，《春秋左傳》昭公元年（531 BC）所記載晉平公的醫案。醫和的診斷，就是中國傳統中醫的性醫學診斷。

　　醫和以《易經》的蠱卦來斷病，說明當時傳統中醫對陰陽的理解，就包括男女之性行為。

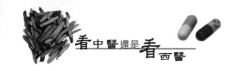

《周易》說：一陰一陽之謂道，「陰陽之義配日月」，「子曰：乾坤其易之門邪，乾陽物也，坤陰物也。陰陽合德而剛柔有體，以體天地之撰」。

「昔者聖人之作《易》也，幽贊於神明而生著，參天兩地而倚數，觀變於陰陽而立卦，發揮於剛柔而生爻。和順於道德而理於義，窮理盡性以至於命」。（《繫辭》）

「昔者聖人之作《易》也，將以順性命之理，是以立天之道。曰陰與陽，立地之道曰柔與剛，立人之道，曰仁與義。兼三才而兩之。故易六畫而成卦，分陰分陽，迭用柔剛，故易六位而成章」。《說卦》）

周文王成《易》至醫和有約五百年，至《黃帝內經》一千年，《易》至《黃帝內經》已經走了相當長的歷史階段。其中孔夫子功不可沒。據說孔子在編纂《春秋》時，做了重大的刪減，但對晉平公醫案，卻完整地保留了下來，可見其用意並非一般。

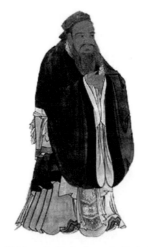

圖9.2 孔子畫像。世界第一位教育家。自漢武帝起，他就成為了中國一切讀書人的偶像。地位超過任何一位帝王。「食、色、性也。」他編纂的《詩經》中有大量的男歡女愛、乃至偷情的細節，如「執子之手，與子偕老」一類戀愛中的男女最喜歡的詩句。

2.《黃帝內經》中的陰陽觀

我們再來看看《黃帝內經》中的陰陽觀：

「夫四時陰陽者，萬物之根本也。」（《素向‧四至調神大論》）

「夫自古通天者生之本，本於陰陽。」（《素向‧生氣通天論》）

「陰中有陽，陽中有陰。……此皆陰陽表裡內外雌雄相輸應也，故以應天之陰陽也。」（《素向‧金匱真言論》）

「陰陽者，天地之道也，萬物之綱紀，變化之父母，生殺之本始，神明之府也，治病必求於本。故積陽為天，積陰為地，陰靜陽躁，陽生陰長，陽殺陰藏，陽化氣，陰成形。」（《素向‧陰陽應象大論》）

「陰陽者，數之可十，推之可百，數之可千，推之可萬，萬之大不可勝數，然其要一也。天復地載，萬物天生，未出地者，命曰陰處，名曰陰中之陰；剛由地者，命曰陰中之陽，陽予之王，陰為之主」。（《素向‧陰陽離合論》）

「脈有陰陽，知陽者知陰，知明者知陽。」（《素向‧陰陽

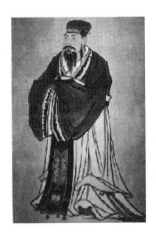

圖9.3 孟子畫像。地位僅次於孔子的亞聖。《孟子‧離婁上》：「男女授受不親，禮也。」強調男女之別。至宋朝，中國男女之間，就有更為嚴厲的分隔，並都說是孔子的教誨。

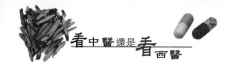
別論》）

以上可以看出《黃帝內經》的陰陽理論與《易經》如出一轍，具體可歸納為如下幾個方面：

（1）陰陽為萬物之根本。

（2）陰陽相生相變。

（3）天地陰陽與人體陰陽相呼應，與萬物陰陽相應。

將陰陽理論導入人體各個方面，即演生出《黃帝內經》論陰陽的各個方面。

3. 中國最早的醫書：以房中術為重要組成

《黃帝內經》的陰陽觀是十分成熟的陰陽觀，其起源很重要的一部分是來自對男女性行為的研究和總結。1973年，長沙馬王堆漢墓出土的帛書中，有十四種醫書。據研究這些醫書早於《黃帝內經》，皆不見傳世。其中《十問》、《天下至道談》、《合陰陽》是性醫學專著，《養生方》、《雜療方》、《雜禁方》和《胎產書》含有大量的性醫學內容。這些文獻不僅是中國性醫學的最早文獻，可能也是世界性醫學的最早文獻。由於性行為基本是男女房中的行為，所以後人以房中術冠其名。

這批在文化大革命中出土的文物，一是幸虧是出土的；二

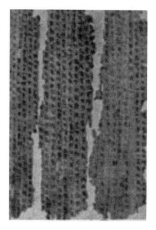

圖9.4 1973年，長沙馬王堆三號漢墓出土的帛書。其內容之豐富，有些是二千年來未曾面世的文字，給中國傳統文化帶來了重大的衝擊和震撼。

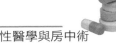

是，內容研究完成已經是文革結束了。不然文化大革命中必定是最黃最黃的黃色書籍了，持有者恐怕有殺頭之罪。

《天下至道談》認為性行為是「天下至道」，強調通過男女交媾進行養生保健的重要性。進而明確指出性行為須經學習，從而提出性教育問題。實際通篇只是性行為過程生理變化的詳細過程。

《十問》以問答方式討論十個有關房中養生的問題。主要論述房中應如何順應天地陰陽的變化進行補養。

《合陰陽》專論行房的原則和方法，如在對女性性反應的五徵描述時，指出男性應怎樣運用相應的親昵行為。書中還闡述一日之中男女精氣各自旺盛的時刻，以及男女交合各自適宜的時機。

《養生方》是一部以養生為主的方書。其中有較大篇幅涉及房中用藥。治療的病種有老年性陽痿、一般性陽痿、陰莖腫大、精液短少以及為男性治陰壯陽，為女性治陰激性等。最重要的是書最後還附有一幅女性外陰各部名稱圖，可惜只是殘片，不然可

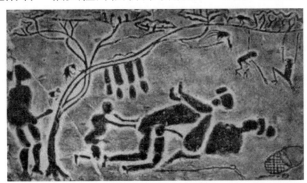

圖9.5 當代墓磚畫：桑林野合。說明至漢代人，性行為還是一種公開的、不迴避的行為。

能是全世界第一幅人體解剖圖了。

《雜療方》為古代醫方書，文字殘缺較多。但可從中看出有一類被稱為「內加」的壯陽藥方，用以增強男性性功能；另有一類被稱為「約」的壯陰藥方，用以激發和增強女性性功能。

《雜禁方》為以厭禁為主的方術之法，事屬迷信，但書中涉

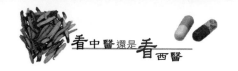

及用禁厭的方法和合夫妻關係，可供參考。

《胎產書》是有關胎產的古醫書。對妊娠期間的胎兒發育特徵及孕婦在不同月份的養胎方法作了較詳細的論述。還記載一些安胎保產求子的藥方。

總括這些書中的內容，它包括下述幾方面內容：

（1）觀念。視人為自然中的一部分，男女之間的交合為天地陰陽變化的規律。

（2）宗旨與目的。有利於健康的和諧、滿足的交合。

（3）生理。以八動、十已、五徵、五音、三詣等概念所構成的男女在房事中的生理反映。

（4）解剖。男女外生殖器各部位的標識。

（5）行為。以八觀、十勢、十修、八道等概念敘述男女交合的體位與技巧。多以男性為主動的一方，但強調女性的快感。

（6）孕育。指出受孕的時間、胎兒性別的選擇，以及妊娠全過程中的調養方法。

（7）性功能保健與障礙治療。保健應注意七損八益；治療以男性陽痿和女性陰冷為主，也包括一些促進男女性功能的藥物和方法。

1973年出土的這批現存的最早的房中書構成中國古代性醫學的基本框架，是嚴肅的房事指導。在此後兩千餘年的中國傳統性醫學的發展過程中，這一框架中某些部分的內容得到豐富，但未見逾越。

4. 五帝三皇神聖事，騙了無涯過客

馬王堆出土醫書是傳統醫學的重要寶庫，也為我們研究上古史提供了一定的輔助資料。《十問》中有一段是論及大禹治水以後的故事。

大禹問師癸：「我以耳朵聽力好，眼睛看得清的聰明智能得

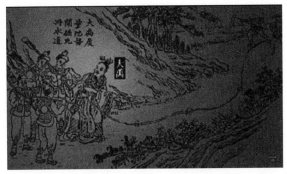

圖9.6 大禹治水。大禹建立中國第一個世襲王朝。傳說其治水時三過家門而不入，然而，從《十問》中的記載，或許是另有原因。傳說塗山氏之女嫁給大禹後，新婚三日，大禹便治水去了，於是每天在山邊唱著歌：「候人猗兮」，等候大禹歸來。是中國的第一曲情歌。

以治理天下。從高山峻嶺，引江水而下，直到會稽山邊注入大海，治水十年啦。現在今四肢不便，家中大亂，有什麼好的治療方法嗎？」

師癸答：「凡是好的管理，必定是從自身起始。血氣應當通行而不能行，這是最大的問題，六大災難中最重要的一個呀。氣血之延續，筋脈之匯聚，不可一時廢忘。對於大腦應當鬆馳，對於飲食應當調整，疏導焦慮的情緒，調整適宜的環境。沒有飲食調理，就不能使氣血充盈而筋脈堅挺。沒有情緒疏導和環境協調，就不知道是器質虛瘻問題還是精神不調的問題。非陰陽相接，就不能動其四肢而移去其疾。所以，男女相交，稱作鍛練筋脈。勃起和軟屈，稱作練骨。適當的運動，精液就如泉水湧出。如果能以這種方法修行，什麼情況不能對付？」

大禹聽其指導，飲羊乳煮成的粥，與後院大小夫人們和合行事。家庭才安寧起來。

這個案例放在今天，也是很有治療效果的。首先是心理疏導，和環境的協調。就是按照今天的性醫學，性功能障礙的最早和最大的問題就是焦慮。大禹治水，足跡遍九州，要想利用當地的勞動力，就是聯合當地的土著。在古代，聯姻是最簡單和最有

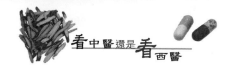

效的辦法。所以，大禹治水下來，各地的夫人恐怕也可以編成排連了。

5. 傳統性醫學的發展與衰弱

傳統中醫的性醫學經過兩漢到唐朝就已經基本上到達了頂峰。僅漢至唐的官方修訂的史書中，就記載有大量的房中專著。

成書於西元一世紀的《漢書·藝文志》中載有「房中八家」，是秦漢或更早的性學著作，容成居八家之首。《容成陰道》、《務成子陰道》、《堯舜陰道》、《湯盤庚陰道》、《黃帝三王養陽方》等著作的總旨，是房事有節、護惜精元，可致「和平壽考」；若縱欲太過，精元虧損，則易病傷壽。根據《史記》、《武威醫簡》、《傷寒雜病論》、《玉房秘訣》、《抱朴子》等書記述，兩漢時的涉性學術在繼承先秦有關學術思想的基礎上又有了明顯的充實和發展。包括房中術在內的涉性學術在社會上的影響日盛。

西元317年，葛洪著《抱朴子》，開始把彭祖與容成並列稱為中國房中大師。南朝時的《趙飛燕外傳》開小說性描寫之先

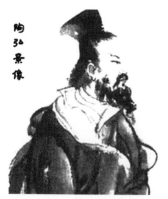

圖9.7 陶弘景（451～536）。有山中宰相之稱，道教茅山派創始人。著《養性延命錄》，其中《御女損益篇》是現存比較詳盡的系統房中術著作。不僅是道教史上的著名人物，也是傳統中醫的重要人士。《神農本草經》是他最早集注的。

河。

　　《隋書‧經籍志》錄有古代房中著作或涉性著作十一部計三十四卷，輯錄有《彭祖養生經》、《素女秘道經》、《素女經》、《玄女經》、《備急千金要方》、《外台秘要》、《千金翼方》。

　　《舊唐書‧經籍志》中載有房中術《房秘錄訣》八卷。《新唐書‧藝文志》中載房中專著四種。這些書都在先秦、兩漢相關著作的基礎上有了不少發展。此時的房中術專著與《漢書》中房中八家無一相同，說明從東漢到唐初幾百年間房中術已有相當大的發展。

　　遺憾的是，這些房中書基本都不再能談到原著了。說明史上對這一類書可能發動過一場，也可能是多場的「文化大革命」，甚至可能比文化大革命還要恐怖，以至沒有人收藏這一類書。保

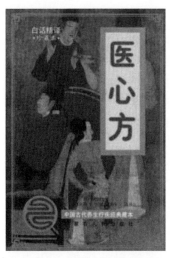

　　圖9.8 丹波康賴編撰的《醫心方》。西元982年，丹波康賴奏請當時的圓融天皇敕許，編纂一本全面、系統的性學大全。歷經三年成書，以當時已經存在的中國隋、唐及以前的性學書籍約二百部為基礎，也包含了少量的印度性學古籍如《耆婆方》等，編成取名為《房內醫心方》。但是，並未引起中國人的注意。直到1902年葉德輝的門人到日本留學，在東京上野圖書館看到這部書，驚為至寶，於是抄錄回來。1903年，葉德輝選擇其中的一部分，刊印成《雙梅景闇叢書》。

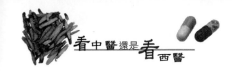

留在傳統中醫書籍中的，比如《千金方》、《養性延命錄》等等，都語焉不詳，留下更多的卻是生兒育女，繁衍子嗣的內容。像晉朝著名的葛洪，在《抱朴子》中，對房中術是採取批判態度的。後世竟然沒有一本書記載的內容，能夠越過馬王堆出土帛書的。

留下隻言片語的有：

《抱朴子·釋滯》：「房中之術十餘家，或以補救傷損，或以攻治眾病，或以采陰益陽，或以增年延壽，其大要，在於還精補腦之一事耳」《抱朴子·微旨》：「凡服藥千種，三牲之養，而不知房中之術，亦無所益也。」

《千金方·房中補益》：「彭祖曰：以人療人，真得其真，故年至四十，須諸房中之術。夫房中術者，其道甚近而人莫能行。其法，夜御十女，閉固而已，此房中之術畢矣。……昔黃帝御女一千三百而登仙，而俗人以一女伐命，知與不知，豈不遠矣。」

《修真秘訣·房中補益》：「仙經曰：我命在我，不在天也。保精愛氣，壽無窮也。愚不知此為生命之本，但恣極情，不自保惜，故有虛損疲羸不堪，諸疾竟起。」

北宋時期，程頤、朱熹倡導的理學盛行，宣揚「餓死事極小，失節事極大」，宣揚「存理滅欲」，使古代有關「性」的學術遭到壓抑和排斥。自《五代史》、《宋史》以後，史志中幾乎再難看到房中術著作。

但是，日本有個名醫丹波康賴，在西元984年（宋朝雍熙元年，日本永觀二年）編撰一本綜合性醫書《醫心方》，卻保留了上文所列的大部分房中書。清末民初，湖南長沙的紳士葉德輝發現這批寶貝，將其收入他編的《雙梅景闇叢書》。葉德輝在湖南農民運動中，被當作土豪劣紳給打死了。據說，毛澤東聽說此事後，曾十分惋惜。

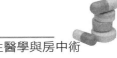

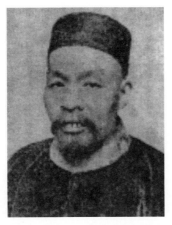

圖9.9 葉德輝（1864～1927）。光緒年間進士，學術家、版本學家、藏書家。有「老婆不借書不借」及「讀書種子一日不絕，則余藏書一日不散，於此以卜家澤之短長」之名言，支持袁世凱帝制，有史學家評價他「出入公門，漁肉鄉里」。但他的《書林清話》是我國第一部真正系統的書籍史。1927年4月，因反對農民運動被湖南農協會處死。

6. 高羅佩智判狄公案

在馬王堆漢墓的帛書整理出來問世前，有相當一段是時間，中國的房中術只是一神秘術，被當作修行的手段，在道教中可能比較盛行，但是，一般秘不外傳。一直到上一世紀四〇年代，被一位荷蘭學者高羅佩（Robert Hans van Gulik,1910～1967）注意到，並進行發掘。

高羅佩出生於荷蘭，成長於爪哇，1935年為荷蘭外交官，曾經出使日本、中國、印度和黎巴嫩。1967年，作為荷蘭駐日大使，因癌症死於任上。除了古琴外，他更著名的是寫了系列偵探小說《狄公案》。這部小說中的主人公是唐朝著名的宰相狄仁傑，在西方的知名度不亞於阿加莎·克里斯蒂的「比利時小人」波羅。就是中國人，有點歷史知識的人讀起來也可能有點費力。狄仁傑，這位武則天手下的愛相，竟然是在明朝破案。書中故事情節和歷史事件，往往是明朝的，大有關公戰秦瓊的味道。

1950年，高羅佩的第二部狄公案小說《迷宮案》要出日文版

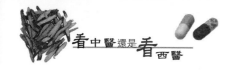

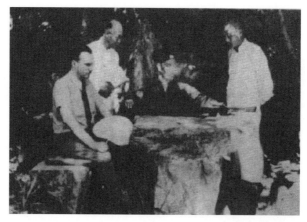

圖9.10 1945年，道士鼓琴。高羅佩（圖左）早年拜葉詩夢（1863～1937）為師學古琴。葉去世後，他極度悲傷，三年後著出《中國古琴之王》，向世界介紹古琴及其內涵。是第一位用外國文字描述中國古琴的人。幾十年來一再再版。據說是他的太太水世芳向李約瑟介紹了中國的房中術，使李約瑟對中國的文化大感興趣。

時，東京正流行裸體畫風，出版商要求書的封面必須有裸體的女人出現，高羅佩習慣用木版風格手繪其狄公案的小說的封面，他想保留自己的風格，便寫信給數以十計的熟悉舊書商，搜求晚明的春宮畫，以作為其日文版《迷宮案》的封面。從這數十家舊書店中，他得到肯定的回覆者，唯東京一家和上海一家耳。

上海的那個書商說，有一位希望買主不透露其姓名的收藏

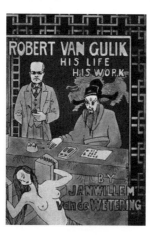

圖9.11 高羅佩所著《狄公案》的英譯本及對作者生平的介紹。

家，願出讓一套晚明的春宮畫冊頁。高羅佩收入這套畫後，引發
了研究中國房內文化的興趣，次年即著成《秘戲圖考》。

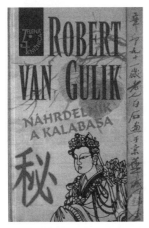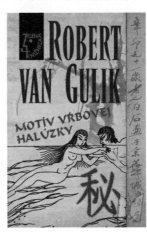

圖9.12 高羅佩的著作，不僅是書的內容值得收藏，書的封面是91歲的
齊白石老先生的畫作。他老人家的人物畫不太多見。似乎是高羅佩請齊白
石老先生專門為他繪了封面。

　　《秘戲圖考》以高羅佩搜集的晚明春宮圖冊頁為基礎，1951
年間世於戰後的東京，只印了五十部，分贈全世界的各大圖書
館，真有戴之名山、傳之其人的意味。當然也有房中術不便廣泛
宣傳的關係吧。雖然荷蘭的色情業在全世界都是知名的，但是這
部傳統中國房中術的內容在二十世紀中葉也足以被視為石破天驚
的作品。十年之後的1961年，高羅佩以狄仁傑破案的本領，發表
更令世人驚訝的大著：《古代中國的性生活：從西元前1500年到
西元1640年中國的性和社會的回顧性總結》，國內譯本名為《中
國古代房內考》。據權威人士說，高羅佩收藏的這些冊頁，可以
基本斷定為晚明的少量春宮畫的遺存樣品。可見這位中國通具有
藝術偵探般的眼光。

7. 還精補腦

　　唐朝著名醫家孫思邈在《千金要方》卷二十七中，對房中術

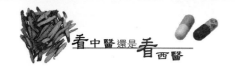

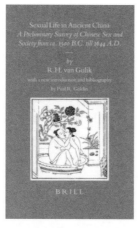

圖9.13 2003年再版的高羅佩1961年的著作《古代中國的性生活：西元前1500年到西元1644年中國的性和社會的初步概觀》封面。

有準確評價：房中術是什麼，流傳世間的方法很多，但都相去不遠，人無法照此法而行：一夜與十個女子同房，卻不射精而已。這就是房中術的全部！（原文：夫房中術者，其道甚近，而人莫能行其法。一夜御十女，閉固而已，此房中之術畢矣。）

不射精是為什麼，很多人批評房中術，是從精子的成份上來分析，說傳統「一滴精，十滴血」的概念如何如何錯誤。這種批評確實表面了一點。

首先，中國傳統的房中術，在於延長性行為時間，包括一早就注意到了性前嬉戲對性生活的重要性。對女性性生理的變化觀察之仔細，早於西醫二千五百多年。

其次，中國傳統的房中術，在於以一個男子之力滿足多個女性。這是在一夫多妻制的社會制度下，社會安定的一個重要因素。傳統中醫在這一個問題上，對當時特定時代的社會和家庭的穩定所起的作用，可能是西醫絕對不能相比的。據最近在北京、廣州、重慶三個城市對二十歲到八十歲這一年齡段的調查，陽痿發病率是28％左右。如果限定在四十歲到八十歲，陽痿發病率是47％左右。反映出年齡增高，陽痿的患病率是在升高。[注一]中醫認為性行為與腎的功能相關，所以，到處可見補腎的中成藥、飲

注：1 朱積川教授談性健康2006-07-07 17:29搜狐健康http://jk.anhuinews.com/system/2006/07/07/001510032.shtml

片和飲劑的廣告滿天飛舞。

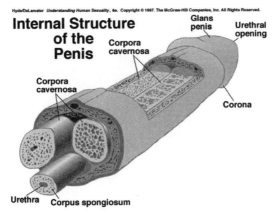

圖9.14 陰莖內部構造。陰莖海綿體充滿血竇。一個世紀以來，人類對陰莖勃起和射精的認識仍不十分清楚，比較一致的觀點為在性刺激時，大量血流進入陰莖海綿體的血竇內，使陰莖勃起，海綿體輸出靜脈內墊收縮，減少靜脈回流，以維持勃起。射精後，陰莖海綿體收縮，血竇內的血液被排回體內。血流消退和恢復時間的長短有年齡的差異。

　　第三，只有在前二個基礎上，才能夠有房中術所要追求的最後目的，以合陰陽，行天下至道，達到延年益壽、甚至成仙的目的。

　　因此，陰陽合氣、閉固堅挺、還精補腦成為是房中術的重要理論，一直受到現代醫學的批評和嘲笑。

　　中國以及印度的醫學，都注意到陰莖勃起和射精，可以通過意識的控制和對機體的訓練來達到。至少，延長性行為時間，可以協調男性與女性不同的性生理反應，以達到性行為的和諧，是現代性醫學已經證實的科學。房中術在此已經積累了大量經驗，可以說遠比當代性醫學要生動、實在與可行。當然，必須用歷史的觀點來看問題，對於當時所未能正確認識的部分，可以用現今的知識來修正。在前面的章節，我們也看到了，科學正是在不斷的修正中發展的。

　　除了在性生理的反應上，尤其是女性性反應的行為上房中術有細致的描述外，對男性延長性行為時間的訓練上，房中術也有

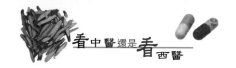

可取之處。

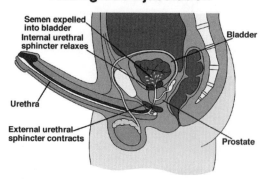

Retrograde Ejaculation

Semen expelled
into bladder
Internal urethral
sphincter relaxes

Bladder

Urethra

External urethral
sphincter contracts

Prostate

　　圖9.15 現代醫學嘲笑房中術：男子即將射精的一瞬間，用手指壓迫輸精管，就能使精液反走上行直達人腦，雖然這已經作為一種避孕的方法來介紹。如圖，這種做法可能使精液逆行，射入膀胱。

　　參考圖9.14陰莖的構造，可以知道這種做法的一個好處是，陰莖海綿體不收縮或少收縮，陰莖內的血液不能回流或回流極少，因為指壓的同時也壓迫了陰莖根部的血液回流。這種做法且不說還精補腦可笑的與否，至少可以使陰莖較長時間保持勃起，同時因為海綿體內還保留大量的血液沒有回流，而且精液也沒有完全排出，以至再度勃起就顯得比較容易，或者用性醫學的專業術語說就是勃起的不應期縮短。也許，這樣「一夜御十女」才更有「可能性」。

8. 採陰補陽與明宮血案

　　房中術後來在宗教那裡得到了長足的發展，印度的宗教有許多涉及於此，當然與中國傳統的房中術並無太大關係。在道教中，甚至提出採陰補陽的修行方法，將女性比做男子修煉「內丹」的「鼎爐」。不僅在選擇女性上有嚴格要求，甚至女性的月經、分泌物、唾液等都可以當作修行的妙藥，雖然也有秋石這樣

214

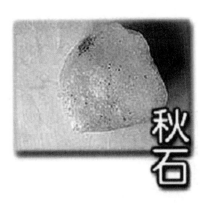

的性激素的提煉方法，但是，普遍受到後世的不齒。西方有人對房中術不甚了了，甚至稱其為性壓榨。如果他們知道中國的房中術更加看重女性的生理反應，從某種角度講，可能更符合西方的女權主義。

但是追求久視長生幾乎是任何一個人的夢想，尤其是什麼都已經有了的皇帝，身邊還有一后，三夫人，九嬪，二十七世婦，八十一御妻，他只有修煉房中術才能享受。

圖9.16 1963年，英國的李約瑟和魯桂珍宣稱：「在西元十至十六世紀之間，中國古代醫學化學家們以中醫傳統理論為指導，從大量的人尿中成功地製備了相當純淨的性激素製劑（秋石方），並利用它們治療性功能衰弱者。」在世界上引起巨大轟動，一時「秋石是性激素」之說大為流行。1981年，台灣大學李廣定發表論文，否定「秋石是性激素」之說，從而引起爭論。迄今為止，國內對此事的最新研究是張秉倫、孫毅霖對秋石方的模擬實驗及分析。他們的結論是：（秋石方）不是甾體性激素製劑，而僅僅是與人中白具有類似功能的、以無機鹽為主要成分的藥物。

明朝嘉靖二十一年（1542年）十月，發生了一起駭人聽聞的事件「壬寅宮變」。十幾名年輕的宮女，在當天深夜，企圖用繩索勒死嘉靖皇帝朱厚熜。由於慌亂，且宮女們少不更事，錯將繩子結為死扣，無法勒緊。嘉靖帝暈了過去，垂死之中，後被救活過來。由於事涉宮闈隱私，史籍資料只留下一個線索，在審問記錄中，宮女說，「咱們下手了罷！強如死在他手裡」。這個疑案推測最多的就是，嘉靖皇帝用宮女修煉長生不老之藥。

當時著名的道士陶仲文是嘉靖帝最寵信人，最初就是靠進獻房事秘方得到皇帝的寵愛。嘉靖帝一次給他的賞賜就是十萬兩銀子，官至一品，兼領雙俸，他的子孫也由此受益。為了投皇帝所

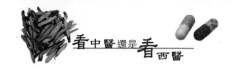

好，當時搜集進獻各種房事秘方、煉製或炮製各式長生不老丹及房中藥的風氣流行大江南北。

「紅鉛」是當時最流行的丹藥，是將處女月經和藥粉經過拌和、焙煉而成。還有一種「含真餅子」，即嬰兒出生時口中所含的血塊。嘉靖皇帝煉製丹藥，不惜犧牲宮女的身體和生命。為了採得足夠的煉丹原料，皇帝強迫宮女們服食催經下血的藥物，輕則極大損傷宮女身心，重則造成失血過多甚至血崩，許多人因此喪命。可以推測，當時部分宮女親眼目睹宮內姐妹們飽經殘害，自知這種災難早晚會降臨到自己頭上，因而才決定拼死一搏，既然怎麼都是死，不如與皇帝同歸於盡。1930年代，在南京就發生過七、八歲的女孩失蹤死亡，屍體上沒有任何傷痕，破案後才知致死原因是兇手以鉛管穿入女孩子宮，吸取血液。

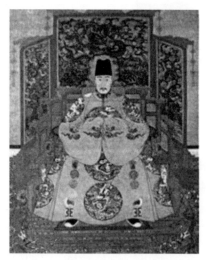

圖9.17 嘉靖皇帝畫像。在位四十五年（1521～1567），據說是中國皇帝在位時間排行榜排在第五位的人物。他在位期間發生了許多著名的歷史事件，如海瑞、戚繼光、嚴嵩都是他朝代的人物。壬寅宮變更是千古謎案。後來亦死於服用丹藥。

216

9. 分桃斷袖

　　現代的性醫學對同性戀是越來越寬容，但是房中術中，絕對
沒有同性戀的地位，也沒有諸如法國薩德描寫的變態的性行為，
完全都是正常的兩性性行為。但是，男同性戀在帝王之中，還是
時而有之，畢竟帝王的性生活本來就處於不太正常的環境下。最
有名的是分桃和斷袖的故事。

　　春秋時衛靈公好男寵彌子瑕。有一次，彌子瑕陪伴衛靈公遊
園。園中桃樹果實累累，紅綠相間，正是初熟時節。彌子瑕摘
下一只桃子，吃了一口，把剩下的順手遞給靈公。旁人皆以為是
大逆不道之事，臣子如何可以將剩物給主上。可是，靈公幾口便
將桃子吃下肚，還洋洋得意地說：「愛我哉！忘其口味，以啖寡
人。」就是說，你看他多愛我，自己覺得好吃的東西，都可以放
棄而讓給我吃。現在人聽來可能都覺得噁心。

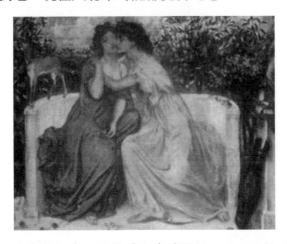

　　圖9.18 古希臘女詩人莎孚（古希臘語 Σαπφ，拉丁字母轉與為
Sapph），西元前七世紀希臘女詩人。生平不詳。著有詩集九卷，現僅有
一首完篇，三首幾近完篇，以及若干斷句的詩作，相傳被柏拉圖譽為「第
十繆斯」。傳統上認為其人是同性戀者，西方語言中「女同性戀者」一詞
（例如德語Lesbe，法語lesbienne，英語lesbian），即源自其居住的地名。
從古羅馬時代起，西方世界對莎孚的看法，成為當代女性主義學者的一大
題目。

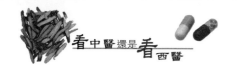
「斷袖之癖」則來源於西漢的董賢。西漢哀帝寵愛董賢,命他隨身侍從,同車而乘,同榻而眠。董賢不僅長得像美女,言談舉止也十足地像女人,「性柔和」、「善為媚」。一次午睡,董賢枕著哀帝的袖子睡著了。哀帝想起身,卻又不忍驚醒董賢,隨手拔劍割斷了衣袖。後人將同性戀稱為「斷袖之癖」,便是源出於此。

10. 傳宗接代:生男孩還是生女孩

宋明以降,傳統中醫的房中術,就基本轉移到生兒育女方面了。正好是儒學的範圍,不孝有三,無後為大。繼承祖宗和孝順是儒家最大的要義。

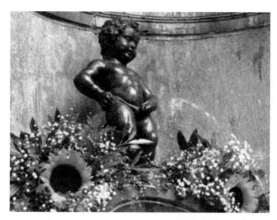

圖9.19 傳統文化的重男輕女,已經使國家衛生部幾次下令不許為胎兒進行性別鑑定。

懷孕已經屬於婦產科的範疇了,而中國的婦科,還包括選擇胎兒性別、受孕時節和如何能夠生出男孩的問題,這些問題,顯然是遠遠落後,不能與現代醫學相比的。

生男孩還是生女孩,已經屬於社會問題了,性別的選擇可能造成社會男女性別的不平衡,帶來諸多混亂。直到現在,傳統文化還是重男輕女,雖然事實上是陰盛陽衰。

第十章　心身疾病：診斷與治療

　　心身疾病現在已經是一個普遍使用的詞語，說明公眾基本能夠接受這一理念。1948年，由美國醫師亞歷山大（Alexancler FG）提出心身疾病的概念，用的英文單詞是 psychosomatic illness。而在互補醫學中，心身醫學是一個重要的分支，用的英文詞彙是：mind-body medicine。在醫療過程中，兩者的診斷和治療理論基礎並不存在原則上的不同。

1. 倫敦轟炸與波灣戰爭

　　第二次世界大戰時，倫敦居民在納粹軍隊的日夜轟炸下，飽受恐懼和威脅的壓力。轟炸結束後半年，一項調查結果顯示，居民罹患消化性潰瘍的病例增加了三倍。其中，居住在不同地區的民眾，對於轟炸的壓力也有不同的反應。例如，住在倫敦市中心的居民罹患消化性潰瘍的比例增加50％；而住在倫敦市郊的居民相同症狀的增加率，竟然高達500％。

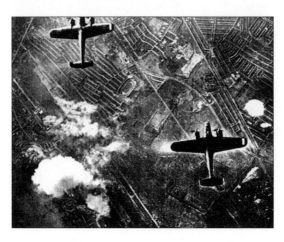

圖10.1 第二次世界大戰期間，德國飛機對倫敦進行晝夜轟炸。

219

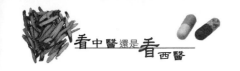

　　原來，在倫敦市中心區，每天晚上都會有炸彈從天而降，居民已經知道這個狀況，可以做好事先防範，所以壓力程度較小。而在轟炸頻率遠低於市中心的郊區，居民不知道什麼時候有空襲，在不確定的狀況下，壓力反而增大，患消化性潰瘍的人數也大幅增加。

　　從此引起人們注意心理因素造成軀體的疾患。實際上，在上一個世紀，經過佛洛伊德對精神分析的研究，巴甫洛夫對神經的研究，坎農對機體調節的研究，西醫應當已經注意到外界環境對機體的影響。

　　1991年波灣戰爭以後，大約六千名英國老兵普遍患有包括癌症、運動神經疾病和關節疼痛等疾病，他們感覺肌肉疼痛、長期疲乏、失眠、喪失記憶、頭暈、情緒低落、身體消瘦以及性功能減退等等，還有些人已經在病痛中離開了人世。由於症狀複雜、起因不明，這些病症被統稱為「波灣戰爭綜合徵」。

　　最新的研究表明，在伊拉克服役的數千英國軍人中出現嚴重

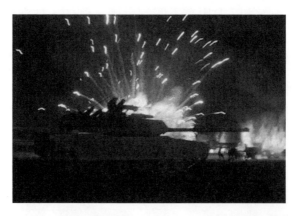

　　圖10.2 1991年的1月17日凌晨2時40分，波灣戰爭爆發，以美國為首的多國部隊對伊拉克進行持續三十八天的空中突擊，伊軍全線潰敗。多國部隊於28日停止戰鬥，波灣戰爭結束。伊軍傷亡約十萬人（其中二萬人死亡），十七·五萬人被俘，損失了絕大多數的坦克、裝甲車和飛機。而美軍只有一百四十八人陣亡（非戰鬥死亡一百三十八人），四百五十八人受傷（非戰鬥受傷二千九百七十八人）。其他國家陣亡一百九十二人，受傷三百一十八人。

的精神健康問題。報導說，自2003年伊戰以來，患上憂鬱症等心理疾病的英軍人數一直不斷上升，患病人數遠遠高於英國國防部提供的數據，也高於在1991年波灣戰爭中患上「波灣戰爭綜合徵」的英軍人數。

有的研究認為，是因為美國在戰爭中使用能夠穿透裝甲和深槽掩體的貧鈾彈，稀有元素造成軍人的受害。也有不同意見。以法國國家健康與醫學研究所的羅歇·薩拉蒙教授為首的調查小組在長達三年的研究中，否認了存在「波灣戰爭綜合徵」。但是，柯拉蒙教授為首的調查小組只是否定了「波灣戰爭綜合徵」的存在，卻肯定戰爭給參戰士兵健康造成的巨大影響。在這些現在平均年齡為四十一歲的參戰老兵中，出現最多的健康問題，包括不明原因的消瘦、恐慌、牙齒脫落。許多人至今經常受到頭痛、背痛、難以集中注意力、睡眠障礙和心理問題的困擾。還有部分人患有呼吸系統、眼科以及骨關節疾病。

2. 傷心橋下春波綠

心理對生理和軀體的影響是確定存在的，《黃帝內經》對此有明確的論述，而傳統中醫始終是把情志問題作為疾病的起因之一來看待的。

相傳著名的宋朝詩人陸游（1125～1210），與表妹唐琬本是恩愛夫妻，感情甚篤。但因陸母不喜歡唐琬，終被迫休離。後二人各自婚娶。十年後的一個春日，陸游獨遊沈園與唐琬一家邂逅。唐琬以酒肴款待，陸游感傷萬分，惆悵不已，隨即在園壁上題下著名的《釵頭鳳》一詞，抒發自己內心的眷戀相思之情和無盡的追悔悲憤。唐琬讀後百感交集，也和詞一首，不久就鬱鬱去世。

四十年後，陸游重遊沈園，「傷心橋下春波綠，曾是驚鴻照影來」，人去物在，睹物傷情，寫下《沈園》以紀念唐琬：其中不乏刻骨銘心的眷戀與相思，也充滿不堪回首的無奈與絕望，真

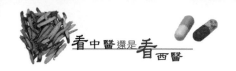

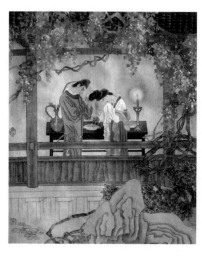

圖10.3 沈園柳老不吹綿。
春如舊，人空瘦，山盟雖在，
錦書難託。

是盪氣迴腸，震爍人心。

　　不過值得一提的是，陸游可是活到八十五歲，今存《劍南詩稿》有詩九千三百餘首，是中國留下詩詞最多的一人。看來對唐琬的感情，並沒有妨礙他留情處處，買醉時時，讀他的其他詩作便知一二。或許因此得到宣洩，得以健康長壽。

　　此處試舉一例。宋乾道八年（1172年），陸游時年三十七歲，在四川宣撫使司（治所南鄭，今陝西漢中）任職時，曾數次經過此地。按陸游是當年三月到任、十一月離任赴成都的，據詞中所寫情景應該是十一月間赴成都經過此地所寫的。

　　《清商怨·葭萌驛作》
　　江頭日暮痛飲，乍雪晴猶凜。山驛淒涼，燈昏人獨寢。
　　鴛機新寄斷錦，嘆往事，不堪重省。夢破南樓，綠雲堆一枕。

　　他收到的寄來的斷錦，夢破的南樓，有著不堪回首的往事，一枕綠雲的秀髮又是哪一位美麗的女性呢？絕對不是唐琬！

3. 巫術與祝由

在前面第三章提到，《周禮・天官家宰》中明確醫師的責任，而在《周禮・春官宗伯》中明確巫與祝的責任。分有大卜、龜人、菙氏、占人、筮人、占夢、眡祲、大祝、喪祝、甸祝、詛祝、司巫、男巫、女巫，其分類遠遠多於醫師的分類，說明當時各種預測判斷吉凶的方法是不厭其煩的。在其職責制度中，沒有任何治病救人的內容，說明與醫毫不相干。

在馬王堆漢墓出土的帛書《五十二病方》中，就有專門的祝由方。《黃帝內經》中的《素問》和《靈樞》都提到過祝由。「祝」是指「祝禱」，多半是由「巫」來承擔的；「由」則指病因、病由。因此「祝由」就是根據病因之所在，用祝禱去治病的方法。

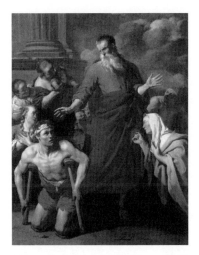

圖10.4 1663年，Karel Dujardin的油畫，聖保爾治癒跛子。直到十七世紀，西方人還是相信疾病是對原罪的懲罰，某些個人的特殊能力可能是治癒疾病的辦法。他們相信自然靈（natural magic）聯結世界的各個部分或者存在超自然的治療能力（Supernatural healing）。

顯然，祝由是一種巫術，實際是依靠患者的心理作用來起治療作用，是與醫師不同的。但是，到唐代，「太醫署」中祝由叫作「咒禁」，醫科、針科、按摩科、咒禁科為唐時四大科。「咒禁」更加強調其「祝禱」的內涵以及禱詞的「咒語」性質。明代的太醫院中設有十三科：大方脈、小方脈、婦人、瘡瘍、針灸、眼、口齒、接骨、傷寒、咽喉、金鏃、按摩、祝由。說明祝由治

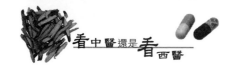
病的方法得到官方最高醫療機構的承認和扶持。到了清初,太醫院的科別設置減為十一科,祝由科被排斥出了太醫院。

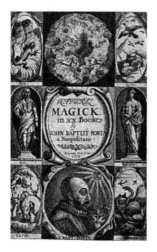

圖10.5 十七世紀末期《自然靈》的封面。早期的科學家之一 Kenelm Digby 認為某種情況下的行為可以形成某種隱藏的力量,例如他相信武器藥膏的可能性。以該武器製作的藥膏可以治癒該武器千萬的傷口。

祝由的治療與現代心理治療有許多相近之處。《呂氏春秋》記載齊王派人到宋國請文摯來治病的故事。

文摯到後,對太子說,「王的病我能夠治好,可是治好他必定要殺我的。」

太子說:「為什麼呢?」

文摯說:「只有使王大怒才可以治好他的病,而使王怒,則他必定殺我。」

太子叩頭跪求:「如果能夠治好王的病,我和我的母親一定會在王面前以死力爭來保護你。王必聽信我和我母親,請先生不必擔心。」

文摯勉強同意。開始其治療

先是與齊王約了三次都不履約,齊王已經有怒了。

好不容易去了,鞋也不脫就上床。中國古代沒有椅子,領導們都是在床上或者匡上辦公的。椅子要好幾百年以後才隨著佛教從西邊傳來。

文摯髒兮兮的腳踩到齊王的床上不說,還踏著齊王豪華乾淨

的新衣，一邊傲慢地詢問他的病情。齊王強忍怒火不理他。

文摯則出言不遜，唾罵連連。

齊王怒斥而起，疾病隨之痊癒。

以上過程絕對是一個現代化的心理治療過程，也是一個絕妙的案例。但是，後面的故事，才使我們感覺到文摯是一個巫師，而非醫師。齊王不聽其子及王后的勸告，一定要把文摯放在鼎裡煮。結果煮了三天三夜，文摯仍然不變顏色。可是齊王仍未息怒。如此久長時間過去還不能息怒，說明齊王真是病態。文摯大概也覺得太不耐煩，躺在鼎裡，既不能吃，也不能拉，他說：「真的想要殺我的話，為什麼不把我翻過來，以絕我的陰陽之氣。」於是，中國最早的心理治療師文摯死去。

4. 精神分析

十九世紀初，精神分析學（Psychoanalysis）的誕生引發西方社會思潮一系列的重大改革。誠如精神分析學的創始人弗洛伊德所說，這是人類對自身認識的第三個重大轉折。哥白尼的日心說使人類認識到他們所居住的地球不過是圍繞太陽而轉的眾多星球中的一個，並不像此前宗教所說，地球是宇宙的中心；達爾文的進化論使人類認識到他們只不過是從猿猴兄弟處進化而來的，比他們高尚不到幾何；而精神分析學說則使人類知道自己的無意識中隱藏有大量不可告人、為社會倫理道德所不容的思想。

弗洛伊德（Sigmund Freud,1856～1939）主張應用建立在心理動力學理論基礎上的精神分析的理論和方法，來研究無意識領域中的心理衝突在疾病發生過程中的作用，強調人的內在矛盾或情緒紊亂是心理與行為變態的根源。

弗洛伊德於1885年到巴黎拜著名精神及人腦科學家 Charcot 為師，並受到Charcot研究歇斯底里症（hysteria）的影響，開始了他關於早期或童年創傷經歷和情緒病的研究。其首個研究個案是

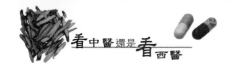

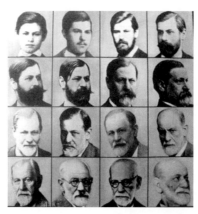

　　圖10.6 弗洛伊德各時期像。據說近代史與四個猶太人相關。除弗洛伊德外，馬克思創造共產主義理論，愛因斯坦建立相對論，托洛斯基建立社會主義陣營（我們知道列寧在十月革命前夜才回到俄羅斯）。弗洛伊德的心理結構和性心理發展期的理論也基本受到承認，雖然對性的過份強調受到批評，但是帶來了西方社會的性解放運動。

聯同 Josef Breuer 完成，病者化名 Anna O 的病患記錄，他們初期利用催眠和講談療法（talking cure），為心理病患者提供解除心靈困擾的技術。後來鑑於弗洛伊德認為催眠雖然可以發現病患者的過去創傷經歷的片段，但卻沒法為病者帶來治療的方法，弗洛

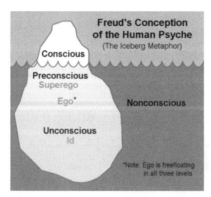

　　圖10.7 弗洛伊德對人類心理的概念。人的心理就像漂在大海的冰山。表面看到的那一小部分是意識（conscious），冰山下面是前意識（perconscious），再下面是無意識（unconscious）。無意識的部分最大，同時構成心理結構的本我（id）部份。前意識以上屬於超我（superego）部分，而自我（ego）卻根據不同的場合需要而任意漂浮。

伊德因而開始建立另一套無意識理論。

　　無意識也稱潛意識，是指那些在正常情況下根本不能變為意識的東西。比如，內心深處被壓抑而無法意識到的欲望就像一座冰山，露出水面的只是一小部分（意識），但隱藏在水下的絕大部分卻對其餘部分產生影響（無意識）。弗洛伊德認為無意識具有能動作用，它主動地對人的性格和行為施加壓力和影響。弗洛伊德在探究人的精神領域時運用決定論的原則，認為事出必有因。看來微不足道的事情，如做夢、口誤和筆誤，都是由大腦中潛在原因決定的，只不過是以一種偽裝的形式表現出來。由此，弗洛伊德提出關於無意識精神狀態的假設，將意識劃分為三個層次：意識、前意識和無意識。

　　弗洛伊德的無意識理論，對二十世紀人類文化有劃時代的意義。它對「人」的觀念影響巨大。有人說，二十世紀有關探討「人」的名家名著，幾乎都無一例外是「踩」在弗洛伊德的肩上的。弗洛伊德無意識學說對二十世紀對「人」自身探討的推動作用，波林作了形象而中肯的說明：「誰想在今後三個世紀內寫出一部心理學史而不提弗洛伊德的姓名，那就不可能自詡是一部心理學通史。」

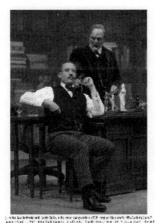

　　圖10.8　弗洛伊德（站立者）和榮格。弗洛伊德為首的「精神分析學」（psychoanalysis）和以榮格為始的「分析心理學」（analytical psychology）對夢境的解釋各有千秋。弗洛伊德器重榮格，稱他為「我親愛的兒子」，認為「當我所建立的王國被孤立的時候，唯有榮格一個人應該繼承它的全部事業」。1911年，弗洛伊德不顧其他人的反對，推薦榮格擔任國際精神分析學會的第一任主席。但是，事實上榮格從一開始就傾向於把力比多看成是一種創造性的，指向未來並不可破壞的生命力，可以被導向不同的方向，性不是它唯一的、甚至也不是主要的形態。從東西方文化角度看，弗洛伊德代表著當時西方的文化主流，而榮格的理論體現著一種東方文化的精神。

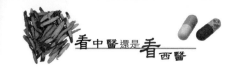
看中醫還是看西醫

美國出版的《二十世紀人類全紀錄》，把1900年弗洛伊德《夢的解析》的出版作為二十世紀的開端。這是把精神分析理論的問世當作一個劃時代的標誌，從此人類對自身的探索進入一個新階段，所以有些西方學者把二十世紀稱之為「精神分析的世紀」。《夢的解析》出版一百年來，人們對精神分析學說毀譽參半，研究弗洛伊德的著作就達幾千部，經過一百年的洗禮，弗洛伊德的思想價值不但沒有減弱反而增強了。因此要擺脫以往人們對弗洛伊德的錯誤認同，強調個人對弗洛伊德原著的特殊理解，並把這種理解與當代學術界的研究成果結合起來是十分必要的。首先，弗洛伊德不僅是一個精神病專家，更重要的是，他作為一個人文科學思想家在歷史上留下了寶貴的精神財富。當前，僅美國心理治療的流派就有近二百種。實際上弗洛伊德的思想已經滲透到當今世界的所有領域。

5. 顱相學

弗洛伊德從始至終要把精神分析作為一種科學原理來建立，堅信可以區分所有其他自然科學的有機原理，一樣也可以用來指導人類精神的結構與功能。他反覆強調精神分析來自自然科學的學說，尤其來自物理學和醫學。

1896年，弗洛伊德寫出《科學心理學規劃》，這個規劃一直到1950年才出版，弗洛伊德一開始就寫道：「本規劃旨在用心理學理論把我們武裝起來，心理學必將成為一門自然科學，也就是說，它的目的是要展現心理過程，而這一過程表現為可以詳加枚舉的物質微粒的定量形態，心理學就是要毫不矛盾地解釋它們。」接下去被描繪為心理學的，是「處於大腦心理學外衣之下」的心理學，儘管後來引起爭論，但這一《規劃》被看成確確實實的神經心理學文獻。

西方自古希臘羅馬起就有學者認識到大腦與意識和智慧的關係，但後來一些著名的學者，如亞里士多德，或不僅是學術權威

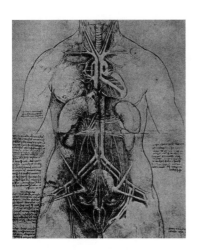

圖10.9 文藝復興三傑之一達文西（Leonardoda Vinci 1452～1519）的人體解剖圖。古希臘亞里士多德（Aristotle 384～322 BC）以雞胚裡最早產生的是心臟的跳動來證實心臟是靈魂所居（器官理論）。與他同時的Herophilus解剖了成百具屍體，指出腦室尤其是第四腦室下端是感覺和運動之靈地以證明柏拉圖的腦室理論（ventrlculer theory）。達文西將蠟灌進腦室，懷疑這樣的狀態如何能進行推理和記憶。達文西在多方面研究成果令現在人懷疑他是否是現代人卻生活在那個時代。但他的這幅解剖圖顯然是錯誤的。

還是宗教權威，如蓋倫，持器官學說。Galen強調營養在心理和行為功能中的重要性，他認為：食物在小腸裡轉換為「乳糜」，然後運輸至肝變成血，帶入「自然靈」（natural spirits）；血流入心臟後又帶入來自腦室的「生命靈」（vital spirits）；Galen仔細描述二極網（rate mirabile），在那裡「生命靈」變成「動物靈」（animal spirits），儲藏於腦室或肺以供機體不時之需。

因此直到文藝復興後，注意力才又轉到大腦上來。從笛卡爾起，人們就想用科學的方法來揭示意識或精神的問題（詳見第三章）。尤其想要通過人體外部的現象來揭示內部的狀況。

在十八世紀末，維也納醫師 F. Gall（1758～1828），研究並解剖、測量了大量罪犯、精神病人及親朋好友的頭顱後，提出大腦表層可以分作二十六個區域來控制個人的精神活動，其後Spurzheim（1776～1832）和 Combe 將其擴展到三十五個區域，奠定了顱相學的基礎。

Gall最初把自己的理論稱作頭的科學（craniology）或腦器官的科學（organology），雖然作為神經解剖學家，他發現幾對顱神經的走向和三叉神經核。他為《顱相學》一書寫的導言，令許多科學家嗤之以鼻。但是Gall有四大論點：首先，他認為大腦是精神活動的器官；其次，軀體的所有的功能都可在腦內定位，前

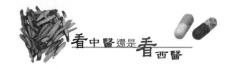

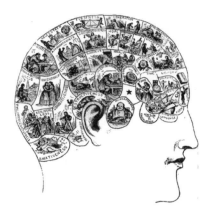

圖10.10 顱相圖。Gall認為,精神活動的複雜能力是與大腦的各個嚴格局限的部位密切聯繫的,這些部位的大小直接反應它的能力,並在顱骨上表現出來。

者是一個歷史的過程,在Gall的時代被確認,後一理論在當時提出確是令人震撼的;第三,Gall提出大腦各個分區組織是根據個體精神活動的發展而相應生長的;第四,顱骨外部的結構與尺寸是與大腦內部結構相一致的。前面兩點是科學貢獻,至今人們還在懷念Gall在神經解剖領域的重大貢獻;而後者則正是後來許多科學家所堅決抵制的。

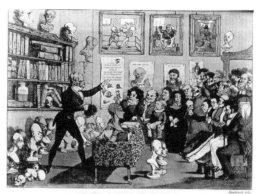

圖10.11 諷刺顱相學的漫畫。但是,顱相學在科學領域以外,從來就沒有失去支持者。1951年即位的比利時的Baudouin國王(1930～1993),就是當代一位著名的顱相學家。

　　顱相學雖然轟動一時，但幾乎一開始就遭到嚴厲鞭撻和尖刻嘲諷。據說當Spurzheim要求測量著名天文學家拉普拉斯的顱相時，接到的卻是一具低能兒的大腦，他不辨真偽地熱心測量並大加讚賞。1843年，整個西方科學界起來反對顱相學，摒棄大腦器官學或顱相學，同時將各時形式的大腦定位一股腦兒地趕出科學領域。

　　雖然科學家們對顱相學十分有爭議，但是自1850年代起，對天才者的大腦進行調查的方法，就預示了現代大腦研究的開始。這一方法一直延續到二十世紀的最後十年，才轉到對基本大腦的系統和比較探測。2002年，科學家們完成人類基因的核苷酸序列的測定。對Gall的理論也開始重新認識。根據美國國家衛生研究院（NIH）的醫學檢索工具查詢，從2002年起對顱相學的研究論文一下多了起來，許多研究者利用現代神經科學的研究結論，提出要重新認識Gall的理論。

　　2002年，英國劍橋大學科學哲學系的Van Wyhe J.在《英國科學史雜誌》上發表文章，第一次在英國研究Gall和顱相學的起源。揭示了Gall從他那個時代的思想家那裡得到的啟示，或說借用來的理論，同時也展示Gall的理論系統被承認是一種確定的、研究人類特徵的科學。

　　英國著名的愛丁堡大學的研究人員對健康的老年人的顱內能力和腦容量與認識的關係進行研究，其結論是：在健康的老年人中，復合認識的測試不但與顱內的能力，而且與局部腦的大小均具有顯著意義的關係。這些關係很大是由於普遍認識能力和整個腦的大小是長期關聯的。

　　但值得注意的是，美國的科學家對患有老年性癡呆（Alzheimer's disease）的患者也進行了類似的研究，得出的結果是，在老年性癡呆患者的診斷中，頭顱實質的大小差別很少，不存在統計學的意義。

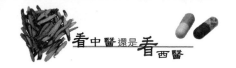

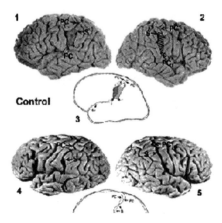

Control

圖10.12 1999年著名醫學雜誌《柳葉刀》發表愛因斯坦的大腦解剖報告。1955年這位當代最偉大的科學家去世後七小時就進行了屍體解剖。他的大腦並不比一般人更重，但是大腦溝回和連結卻與對照組有明顯的不同。

6. Sheldon的形體理論

1940～1950年代，美國人William H.Sheldon提出人之體形（physique or somatotype）與個性（personality）相關。

Sheldon的理論基礎來自於早期的犯罪學理論，淵源與Gall的顱相學相關，只是他是以身體形狀為判斷論據，因此，許多科學家也把他的理論當作偽科學（pseudoscience）。Sheldon認為特定的身體形狀會導致人的特性不一，有可能決定其是否犯罪。Sheldon把人的體形分作三個基本型：內胚層型（endomorphy）、中胚層型（mesomorphy）和外胚層（ectomorphy）。

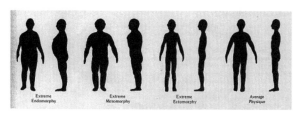

圖10.13 Sheldon的體形分類圖。從左開始：極度的內胚層型人、極度的中胚層型人、極度的外胚層型人和平均形的體形。

內胚層型人的體形特徵是：肥胖，近乎圓形，身體柔軟，肌肉匱乏，消化系統亢進；性格特徵是：寬容、幽默、隨意、任性和依賴感強，情緒穩定，喜愛社交，喜歡舒適和食慾好，不太動腦子。

中胚層人的體形特徵是：健康結實，近乎矩形，肌肉發達如運動員，少年老成，外表極成熟，站如筆直，皮膚粗厚；性格特徵是：自信，大膽和不受約束，喜歡冒險與挑戰，渴望權力和統治，對他人的想法或要求漠不關心，熱愛體能活動。此類型人富有挑釁和暴力，最有可能犯罪。

外胚層型的人體形特徵是：細瘦苗條形，大頭，平胸，骨骼長，肌肉少，個子高，肩純腰彎，柔弱，外表年輕；性格特徵是：敏感，孤立和有頭腦，智商高，自我意識強，看重個人隱私和自己的天地，內向，克制情感，約束性強，富有藝術天賦，精神緊張，社交性焦慮。此類人最不易犯罪。

Sheldon的理論長期受到質疑，但研究始終未中斷，在近幾年似乎又受到關注。研究主要在以下幾個方面：

（1）分型問題

人之體形的研究，對新興的運動醫學一直是重要的課題，可以用來選拔運動員和判斷運動員的發展趨勢。這些研究的成果在歷屆奧林匹克運動會上充分顯示出來。Sheldon的三個胚層法的分型方法在眾多研究者的努力下，還有許多改進的形式。2001年，烏克蘭的Taras Shevchenko國立大學的專家認為Sheldon所提出的三個基本型，是一種複雜的心理－軀體－內臟指標（psycho-somato-visceral indexes），每一型的人都可能包括其它型人的部分特徵。

（2）體形與個性

這是比較早期的研究，多在上一世紀七〇年代，比如體形與職業興趣，不同地域體形與個性、疾病的關係，對中國南方女性、南非少女及幼兒園兒童的研究，其結論與對高加索人種的研究是一樣的。1993年英國的研究和1999年保加利亞的研究，都認

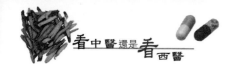

為人之體形可以作為診斷精神疾病的因素之一。

（3）體形與疾病

1988年，義大利對近五年全國各地各類人等隨機抽樣選擇了七萬二千二百八十四名十五歲以上的病例資料，發現十七種慢性病與身體質量指數（body mass index）相關。

1990年，美國辛辛那提大學對大學內的運動員和非運動員的壽命進行了比較，驚人地發現壽命長短與運動不運動無關，而與體形有關。

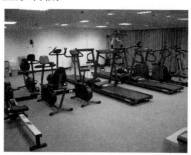

圖10.14 當代健身房。人們製造出各種各樣減輕體力的工具代替人的體力勞動，再製造出各種各樣的器具來鍛鍊身體，在健身房裡運動，出汗，消磨時間，以保證自己消耗體力，塑造時尚的形體。

1996年，保加利亞醫科大學對當地六百三十五名年齡在二十～六十歲的外表健康的男性進行體型與缺血性心臟病危險因子調查，結果顯示：無法歸類的人群組所擁有的缺血性心臟病的危險因子最高，其次是內胚層型的人和中胚層型的人，外胚層型的人可以忽略不計。

諸如此類的研究，從未停止過。

（4）體形的社會心理學問題

西方更多的研究集中於此。因為體形直接關係外貌，影響社會交際，為了尋求社會認可的美貌不但是當今社會上最大的消費之一，而且引發一種專門的心理問題：社會體形焦慮（Social physiqueanxity, SPA）。

由上可見，現代科學研究所得出的結論，已經證明體形與心理和疾病存在一定的關係。最簡單的就是對形體的時尚追求，是國際性永恆不變的主題和市場。

7. 陰陽二十五人和陰陽五態之人

十八世紀，西方還誕生了相面術（physiognomy），力圖通過個體軀體輪廓和四肢的外在線條，如掌紋來提示個體的本性和情感特徵。這一研究與中國的相面相手法有異曲同工之處，至今天都仍有市場。有些甚至已經被科學所採用，如一種染色體變異的先天性愚型兒，又稱作唐氏綜合徵（Down syndrome）的先天疾病，患者手紋就是鑑別診斷的條件之一。但是西方稱為顱相學的研究，卻是通過科學的方法得出的結論，雖然其正確與否，爭議極大。

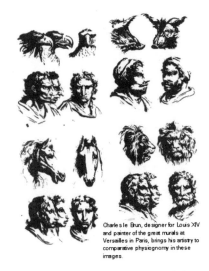

Charles le Brun, designer for Louis XIV and painter of the great murals at Versailles in Paris, brings his artistry to comparative physiognomy in these images.

圖10.15 法國路易十四時代的相面術書籍。人與動物相類比。

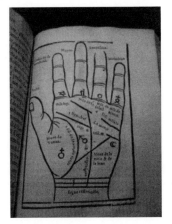

圖10.16 1549年，法國出版的相面術的書籍中的插圖，缺少封面。

在某種程度上，Gall的顱相圖有些類似中國傳統文化的相面法，與《黃帝內經‧靈樞‧陰陽二十五人》描述的陰陽二十五種人和《黃帝內經‧靈樞‧通天》描述的陰陽五態之人有些相像。

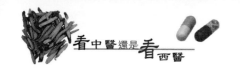
當然理論未必完全相同，其用意基本是一樣的。Gall在他的著作中說，他只是在有可能對已知的功能進行詳細解剖後，才確定腦的功能區，最後把被檢查的行為和顱相的主要特徵進行歸類。

我們試看一下傳統中醫的陰陽二十五人：

（1）金形之人　聲音屬於上商，白色，方臉，小頭，小肩背，小腹，小手足，足跟外堅，骨輕，為人清廉，心急，性格安靜剛強，很有為官管理之本領。適應秋冬不適應春夏季節，春夏時容易受邪氣影響而生病。

（2）木形之人　聲音屬於角音，這一形人蒼色，小頭，長面，大肩背，直身，小手足，有才華，勞心，少氣力。多憂勞於事，適應於春夏季節，不適應於秋冬，秋冬季節易受邪氣影響而生病。

（3）土形之人　聲音屬於宮音，黃色，圓面，大頭，美肩背，大腹，美股脛，小手足，多肉，上下相稱，身形穩，舉足浮，心地安靜，喜歡幫助他人，不喜權勢，寬容他人。適應於秋冬不適應於春夏，易在春夏季節生病。

（4）水形之人　聲音屬於羽音，黑色，面不平，大頭，顴高頰瘦，小肩，大腹，手足好動，行走時全身搖動，臀腰長，背寬大，無所畏懼，很善於欺騙人，易遭人殺死。適應秋冬不適應春夏季節，春夏時容易受邪氣影響而生病。

（5）火形之人　聲音屬於徵音，赤色，齒齦外露，小頭，面上小下大，肩背髀腹粗壯，小手足，身形穩，行走快步搖動，肩背肉滿，豪爽輕財，少信用，多慮，凡事明，好顏色，心急，不壽暴死。適應於春夏季節，不適應於秋冬，秋冬季節易受邪氣影響而生病。

《黃帝內經》所論包括了心理、聲音、外部體形、行走步態、容易生病的季節等，可以說是遠遠要詳細於西方的相面術。最妙的是，《黃帝內經》對人的分型的討論，只有很少許的判定

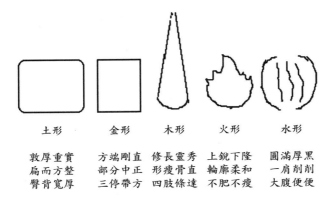

土形	金形	木形	火形	水形
敦厚重實	方端剛直	修長靈秀	上銳下隆	圓滿厚黑
扁而方整	部分中正	形瘦骨直	輪廓柔和	一肩削削
臀背寬厚	三停帶方	四肢條達	不肥不瘦	大腹便便

圖10.17 五行人典型外表形象的抽象表示圖

死亡的內容，除此之外，只是單純討論了與健康的關係。中國傳統的什麼相面術，根本都在《黃帝內經》之後幾百年甚至上千年才出現。

再看一下陰陽五態之人：

太陰之人，貪心而無仁愛，儀表謙恭整齊，只進不出，內心琢磨而不外現，不出鋒頭，追隨潮流之後，這就是太陽之人。

少陰之人，貪小便宜而內心殘忍，見別人有所失，常覺自己有所得；喜歡傷害他人，見人有所光彩，心中即生慍怒，心存嫉妒，從不助人，這就是少陰之人。

太陽之人，知足常樂，喜歡談論大事，多說自己無法做到的事，什麼事都想做，做起來從不瞻前顧後，想怎麼做就怎麼做，失敗後也不後悔，這就是太陽之人。

少陽之人，謹小慎微，自以為聰明能幹，有小小官，則自高自大，喜歡應酬外交而不安於內，這就是少陽之人。

陰陽和平之人，心平氣和，沒有什麼可以令他恐懼。也沒有什麼可以誘惑他，待人接物隨和平心，不爭名奪利，根據宇宙規律而應變，位置越高而行為越謙虛，高談闊論而無所為，即所謂的最高作為。

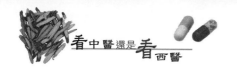

對陰陽五態之人的討論，幾乎全部是心理狀態，而且是作為指導針灸治療的重要參考。《黃帝內經》指出，古代最高水平的針艾治療者，根據人不同的五態進行治療，盛者瀉之，虛者補之。

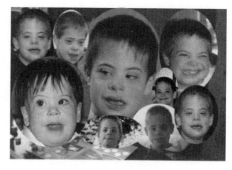

圖10.18 唐氏綜合徵（Down syndmme）患者的典型面相。

8. 論天下之精微、理萬物之是非

二千多年前，中國的一位著名醫師，叫做枚乘（？～前140年），但他的更多知名度表現在文學上。枚乘，字叔，淮陰人，西漢著名辭賦家。醫學界對他了解不多，但在文學界卻佔有一席地位。據考證，傳世的文章僅《七發》一篇為他所作。這篇膾炙人口的文章創造一種特殊文體，後人模仿甚多。以至梁朝的蕭統編《文選》時，專門將「七」作為一種文體歸類。

枚乘曾在吳王劉濞那裡任過郎中。後來劉濞要造反時（史稱「七國之亂」），他上書勸阻不聽，便去梁王那裡做門客。漢朝的郎中管理車、騎、門戶，內充侍戶，外從作戰。職務關係，無疑枚乘既充分了解封建貴族的腐朽生活，又多少懂得醫學。現在有些地方還在稱醫師為郎中的。

《七發》以文學的形式記載了一例典型病案，可能是最早的一例精神分析案例。

《七發》說是楚太子病重，吳國客人去問候，不用望聞問切，也沒有用藥石針灸，一番議論，使楚太子拍案而起，澀然汗出，一場大病，頓時消失。

吳客認為楚太子的病因是：家住深宅大院，洞房清宮，心思淹沉之樂，放縱之情，食有山珍海味，身著綾羅綢緞，出入車

馬輦輿，前後妖姬美女，聲色犬馬，往來遊宴。這都是癱瘓之先兆，寒熱之媒介，斬傷生命之斧頭。既有金石之體，也將銷損腐蝕，何況太子不過一介血肉之軀。

這種病，砭石、湯藥、針灸均無用處。只有用富於啟發的高深理論，開人心扉的警闢言語，方可去除。於是，吳國的客人開始了他的治療。他一共講了七段（即所謂七發）。

第一段講了動聽的音樂。

第二段描述甘美的飲食。

第三段講的是駿馬良騎。

第四段描述景色和美女。太子聽了無動於衷，病體如舊。

第五段，吳客描述田獵的動人場面，陽氣從太子的眉宇之間漸布整個面部。

第六段，吳客描述廣陵觀濤，太子興趣陡生。乃至說到波濤如千軍萬馬，勢不可擋，紛紛翼翼，波湧雲亂時，太子雖未痊癒，已大有起色。

最後，吳國的客人說是要請天下最有學問的人來，「論天下之精微，理萬物之是非」，讓太子聽聽世上最高妙的道理時，太子據几而起，出了一身透汗，頃刻之間，百病全消。

有人認為，《七發》的主旨在於誡勸膏粱子弟不要縱欲戕生。也有人認為，他有更深一層意義，即作為封建上層社會中較低層的文人，對貴族階級腐朽生活的尖銳批評。誡勸也好，批評也好，都足以說明這是一例精神分析的個案。如果是寫在弗洛伊德時代，也可以稱作中國精神分析第一人了。縱觀弗洛伊德的精神分析，也是建立在特別的病案之上。後來，之所以有人批評他，這可能是一個比較重要的原因。科學是建立在數學基礎之上的，沒有統計學處理的病案，是不能登上大雅之堂的。

楚太子之病，是由安居富貴，放縱情欲而起。當吳客前往時，已經是對特寫階層、特寫人物、特寫環境的患者治病，自然無須望聞問切，早知其病。當然，在治療上也必須採取特殊方法。吳客說（實際就是枚乘自己）說：現時天下太平，太子如

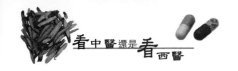
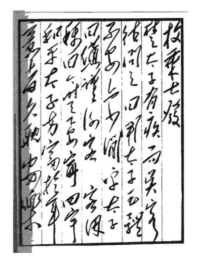

圖10.19 毛澤東手書枚乘《七發》。可
見這篇文章對當代人也有極深的影響。

此年輕,沉湎歡樂,放縱情欲,安享富貴,大傷血脈之和。「且
夫出輿入輦,命曰蹙痿之機,洞房清宮,命曰寒熱之媒。皓齒娥
眉,命曰伐性之斧。甘脆肥醲,命曰腐腸之藥」;「獨宜世之君
子,博見強識,承間語事,變度易意,常無離側,以為羽翼。淹
沈之樂,浩唐之心,循佚之志,其奚由至哉!」

此見並非枚乘獨有,他的思想幾乎完全是從《呂氏春秋》裡
脫胎換骨而來。

根據2006年10月中國部分地區流行病學調查結果推測:目前
至少有一億人患有各種精神障礙疾病。精神疾病在中國疾病總
負擔中排名首位,約佔疾病總負擔的五分之一。目前全國精神疾
病患者約有一千六百萬人,還有約六百萬癲癇患者。據預測,到
2000年精神疾病在全國疾病總負擔中仍將排名第一。^(注一)

因此,傳統中醫的心身治療,由於結合中國的傳統文化,一
定要比外來的和尚更好念經。根據當代精神分析理論,傳統文化
是精神分析的重要因素。

注:1 中新社北京十月二日電(記者曾利明).http://www.sina.com.cn 2006年10月03
日03:52中國新聞網http://news.sina.com.cn/c/h/2006-10-03/035211157333.shtml

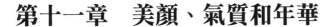

第十一章　美顏、氣質和年華

　　醫學美容已經是當今醫學的重要組成部分，而愛美之心，古往今來從未衰退。到今天，為了外在的美，很多人不僅不惜金錢，而且不懼痛苦。

　　對於美，不同的時代有不同的見解。

1. 宋玉與登徒子的辯論

　　宋玉是中國歷史上有名的美男子，人們以顏若宋玉，貌比潘安來比喻英俊的男生。登徒子卻是好色之徒的代號。

　　宋玉之美可能是他自己吹噓的。故事在他自己寫的《登徒子好色賦》中。

　　二千三百多年前，在楚王面前，登徒子搬弄是非說：「宋玉這人體貌嫻麗，能言善辯，又性好色，請大王千萬別讓他隨意出入後宮。」

　　楚王以登徒子之言當面質問宋玉。宋玉回答說：

　　「體貌嫻麗，所受於天也；能言善辯，所學於師也。至於好

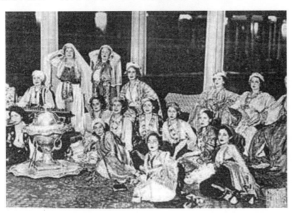

圖11.1 二十世紀早期，揭開面紗的埃及後宮女性。在女權運動下，已經成為歷史。

241

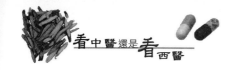

色，臣無有也。」

楚王說：「我是講科學的，你說自己不好色，可以舉出例子來嗎？能夠舉例證明，則可以繼續出入後宮；如果不能夠舉例證明，則以後不許出入後宮。」

宋玉說：「天下的佳麗，都比不過楚國；楚國最美麗的姑娘，就數我的家鄉第一；而我家鄉最美的女孩，就是住在臣家隔壁的美眉。隔壁的美眉，增之一分則太長，減之一分則太短；著粉則太白，施朱則太赤。眉如翠羽，肌如白雪，腰如束素，齒如含貝。嫣然一笑，陽城和下蔡的公子哥兒無不被她迷得半死。可是這個美眉在我家牆頭偷偷看我已經有三年了，我至今還沒有牽過她的手呢。

登徒子則不然。其妻蓬頭捲耳，疏齒兔唇，彎著腰走外八字路，身上不但有疥瘡而且還有痔。可是登徒子仍然拿她當寶貝，喜歡得不行，和她生了五個孩子。請大王仔細考察之，誰為好色者矣。」

其實，情人眼裡出西施，登徒子的太太再怎麼難看，只要登

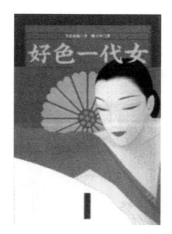

圖11.2 日本江戶時代井原西鶴（SaiKaku Ihare,1642～1693）著的《好色一代男》和《好色一代女》反映了當時日本的風氣。有人將此二書比做中國的《肉蒲團》和《痴婆子傳》，但卻沒有後二者露骨的性描寫。實際倒是有點宋玉《高唐賦》和《神女賦》的味道。

242

徒子喜歡就行，至於生了五個孩子，最多不過是違反計劃生育，何罪之有？與好色絕對掛不上邊。楚王心裡也覺得有點不對，可是正在一旁的秦國的章華大夫發話了。

「宋玉如此稱讚鄰居的女兒，我自以為自己是守德的人，可是與他比，真是不如他呀。只是我看到的女子，比楚國南方的小家碧玉要更加美貌，只是不敢說。」

楚王一聽來勁啦，「快快講來」。

章華大夫說，「我年輕時，漫遊世界。出咸陽，過邯鄲，有一年晚春時節，來到河南一帶，鶬鶊喈喈，一群女子出來採桑。那地方的女孩，華色含光，體美妖冶，根本不需要化裝。其中最美麗的一位處女，令我情不自禁地拉住她的衣袖，甜言蜜語，大獻殷勤。可是，她卻恍恍乎好像答應卻又不前來，忽忽乎好像前來卻又不見動身，情意密密相融而軀體保持疏遠，左顧右盼，含喜微笑，秋波暗轉，音聲顫戰。讓我顛倒體態，簡直不想再生。可是，就是這樣，也只是以微辭相感動，精神相依憑。眼睛裡渴望美貌，嘴上說著誘人的詞語，手上攬著美人的衣裳，心裡卻沒有忘記道義，始終沒有越雷池一步，所以，我的行為足以稱道，但是，比起宋玉老兄，還差一節呢。」

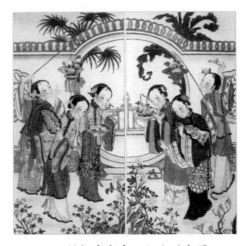

圖11.3 楊柳青年畫：仕女遊春園。

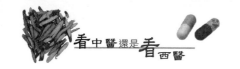

楚王一聽，對呀，誰不喜歡美麗的女子，自己更是有過之而無不及，宋玉一定是同性戀了，放心放心。既有宋玉的主證，又有章華大夫的旁證，還有自己類似的自證，所以楚王同意宋玉仍然自由進出後宮，遂使登徒子惡名成立。值得提醒的是，這篇故事出自宋玉自己寫的《登徒子好色賦》中，因此，可信度大大減低。

登徒子二千多年來，一直都是好色之徒的代稱。所以，清朝皇帝大興文字獄，絕對不允許類似的冤案發生！

2. 楚王好細腰，後宮多餓死

何為美，在不同的時代是不相同的。據說楚王喜歡細腰的女子，結果宮女們為了爭寵，紛紛細腰緊束，不少人甚至不惜餓死。漢成帝的寵妃趙飛燕就是「楚腰纖細掌中輕」式的女人。

一千多年後的唐朝，卻是以豐滿為美。李唐帝王大多選豐滿女人為后為妃。唐太宗選武則天為妃，唐太宗的兒子唐高宗李治後來又對武則天窮追不捨，直到把她立為皇后。而後來的唐玄宗李隆基又以豐腴的楊玉環為貴妃。

有人說，那是因為李唐王朝有鮮卑族的血統，所以與漢朝皇

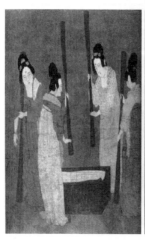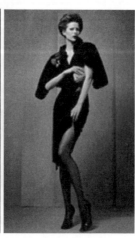

圖11.4 唐・張萱：《搗練圖》（左）。唐代仕女畫多以現實生活為對象，如韋項唐墓中出土的石刻婦女圖像，永泰公主墓出土的許多壁畫仕女像，在造型上都是肥碩豐滿面健康的形體，注重體態肥碩，肌肉豐滿，「樊素櫻桃口，楊柳小蠻腰」的造型。右圖是當前流行體型。

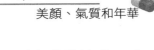

族不同。這種說法可能不一定對。當前，時下流行苗條清瘦，可能不是漢朝血統的習慣，倒是受西方的影響了。

3. 傳統中醫的美顏觀

為了要達到時尚流行的效果，醫學美容已經是當今醫學界最為吃香的行業之一。主要採取手術或非手術的醫學手段，按照時尚標準來直接維護、修復和再塑人體美，以增進人的生命活力美感和提高生命質量為目的。

傳統中醫美容，包括顏面、鬚髮、軀體、四肢等的美化，對人的顏面五官、鬚髮爪甲、肌質膚色、體型姿態、動作風度等進行的綜合評價，是從內部健康著手，強調身心協調，從而在人體外表顯現出健康美的氣質。

《黃帝內經・靈樞・陰陽二十五人》說：

「足陽明經之上，血氣盛則髯美長；血少氣多則髯短；故氣少血多則髯少；血氣皆少則無髯，兩側嘴角多皺紋。足陽明經之下，血氣盛則下體之毛美長至胸；血多氣少則下體之毛美短至臍，行走時喜歡高足闊步，足指少肉，足不怕寒；血少氣多則足指趾多肉而容易發生水腫；血氣皆少則無毛，就是有也是稀稀拉拉，枯乾憔悴，容易發生痿厥足痺。

足少陽經之上，氣血盛則通髯美長；血多氣少則通髯美短。血少氣多則少髯；血氣皆少則無鬚，感於寒濕則容易發生痺，骨痛爪枯。足少陽經之下，血氣盛則脛毛美長，外踝肥；血多氣少則脛毛美短，外踝皮堅而厚；血少氣多則胻毛少，外踝皮薄而軟；血氣皆少則無毛，外踝瘦無肉。

足太陽經之上，血氣盛則美眉，眉有毫毛；血多氣少則惡眉，面部常少紋理；血少氣多則面部多肉。血氣和則美色。足太陽經之下，血氣盛則腳跟肉滿，腳踵堅硬；氣少血多則瘦，腳跟空；血氣皆少則腳部容易轉筋，腳踵下痛。

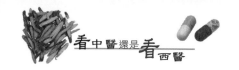

手陽明經之上，血氣盛則髭美；血少年多則髭惡；血氣皆少則無髭。手陽明經之下，血氣盛則腋下毛美，手部魚際處肉溫熱；氣血皆少則手瘦且冰涼。

手少陽經之上，血氣盛則眉美以長，耳色美；血氣皆少則耳焦惡色。手少陽經之下，血氣盛則手掌部多肉且溫熱；血氣皆少則冰涼無肉；氣少血多則瘦，多處可觸及脈動。

手太陽經之上，血氣盛則鬚多，面多肉平整；血氣皆少則面瘦惡色。手太陽經之下，血氣盛則掌肉充滿；血氣皆少則掌瘦以寒。」

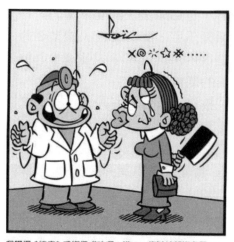

我覺得 "拉皮" 手術很成功啊！瞧！一條皺紋都沒有了………

圖11.5 關於整形的一則漫畫。如今，人體從上到下，沒有一個地方不可以動刀進行美容手術。雖然整形的醫療糾紛在全國名列前茅，甚至有死亡的病例。但是人們仍然是前仆後繼，衝鋒不止。

因此，傳統中醫理論認為疏通經絡，氣血流暢，是機體健康的重要基礎。強調以內部調理為基礎，以外部保養為輔。而在臨床實踐中基本可以證實這一點。動手術的話則是要向西醫學習了。現在，中醫美容已經成為中醫的一間專科。

唐朝張祜有詩：「虢國夫人承主恩，平明騎馬入宮門。卻嫌脂粉污顏色，淡掃娥眉朝至尊。」可見素面朝天在傳統文化中是美色之最。皮膚化妝品的使用應當是世界各民族自始至終都有其

特色的。杜牧在《阿房宮賦》中描寫秦國宮女的化妝:「明星熒
熒,開妝鏡也;綠雲擾擾,梳曉鬟也;渭流漲膩,棄脂水也;煙
斜霧橫,焚椒蘭也。」雖說是指宮女之多,亦可見化妝品用量之
大。但孰又能比過不施脂粉之美!

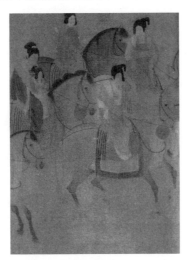

圖11.6 唐·張萱　虢國夫人遊春圖(局部)。據認為圖左者即是虢國
夫人。虢國夫人是唐明皇愛妃楊玉環的三姐。「環肥燕瘦」之環,就是楊
玉環。姐姐與妹妹一樣受寵,且不用化妝即可入朝見主,可見其對自己的
姿色之自信。同時也說明健康美勝過化妝美。

4. 七七八八和九九歸一

中醫美容的一個最重要的關鍵,就是年齡不饒人。隨著年齡
的增長,人的功能開始變化,所以必須進行適當的調理。

傳統中醫對年齡特殊的計算方式。女性每隔七歲有一個生理
的轉折,而在男性則是每隔八歲則有一個生理轉折。《黃帝內
經,素問·上古天真論篇》說:

女子七歲,腎氣盛,齒更髮長;
二七而天癸至,任脈通,太沖脈盛,月事以時下,故有子;
三七,腎氣平均,故真牙生而長極;

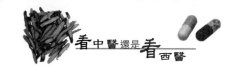
四七，筋骨堅，髮長極，身體盛壯；

五七，陽明脈衰，面始焦，髮始墮；

六七，三陽脈衰於上，面皆焦，髮始白；

七七，任脈虛，太沖脈衰少，天癸竭，地道不通，故形壞而無子也。

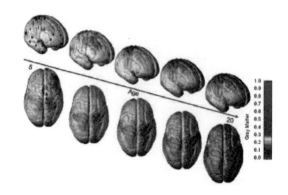

圖11.7 5到15歲的健康人的大腦核磁共振成像（MRI）。隨著腦的成熟，從後到前灰質的比例逐漸減少，背側的連結漸少。成熟早期，腦區執行更為基礎的功能，成熟晚期，腦區執行較高的指令功能。控制推理和其他執行功能的額葉前部的皮質，越是進化晚期形成的，越是成熟的較晚。在雙生子的研究中發現，這種成熟晚期的區域，更少遺傳因此，而更偏向與較早的成熟區域相關。

男子八歲，腎氣實，髮長齒更；

二八，腎氣盛，天癸至，精氣溢寫，陰陽和，故能有子；

三八，腎氣平均，筋骨勁強，故真牙生而長極；

四八，筋骨隆盛，肌肉滿壯；

五八，腎氣衰，髮墮齒槁；

六八，陽氣衰竭於上，面焦，髮鬢頒白；

七八，肝氣衰，筋不能動，天癸竭，精少，腎藏衰，形體皆極；

八八，則齒髮去，腎者主水，受五藏六府之精而藏之，故五藏盛，乃能瀉，令五藏皆衰，筋骨解墮，天癸盡矣，故髮鬢白，身體重，行步不正，而無子耳。

　　《黃帝內經》認為：男不過盡八八，女不過盡七七，而天地之精氣皆竭矣。字典裡面解釋七七八八為：一是猶言差不多。一是猶言零零碎碎，各式各樣。而其出處，似乎是指男女的精氣發生、發展和結束的過程。值得提醒的是，傳統中國文化的年齡計算是以虛歲計算的，比實足的年齡要大一歲。

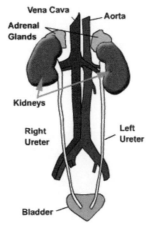

　　圖11.8 西醫的泌尿系統解剖圖。兩腎（綠線所指）上部的黃色組織為腎上腺，不屬於泌尿系統，而是內分泌系統。但是它的功能倒是有點類似中醫的腎，其皮質球狀帶分泌的雄激素與性行為直接相關，又是機體應激情況下重要激素。

　　不管怎麼說，傳統中醫的這一觀察是十分符合男女性的生理的。其中言女性的生理，基本準確。只是現代人的生理周期較前略有提前，這可能是因為現代人的營養、生活條件以及外界刺激較古人為多的關係。不過，女性的卵子是固定數目的，越是早發育，越是早絕經。

　　但是，男性16歲始成熟的觀點，和現在醫學的理論卻是完全一致的。（如圖11.7）

　　九九歸一，不管男女，傳統中醫認為腎氣都是直接影響生長發育，且與衰老直接相關。由於中醫強調腎在生長發育中的關係，補腎的藥物和方法滿世界都是，男女皆適。

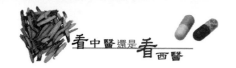

5. 斯芬克司的謎語

　　世界上各民族對年齡有不同的看法。古希臘傳說，獅身人面怪獸斯芬克司盤踞在通往羅馬的大道上，過往行人必須解答她出的一個謎語。回答不出者，即被她吃掉。

　　在國王為其子俄狄浦斯召開的生日慶宴上，有神秘人指俄狄浦斯將來弒父娶母。國王命令僕人將其殺死。僕人不忍，將其棄於林中。被一老人拾走撫養。俄狄浦斯長大後，因不明身世，極為苦惱，心想一死了之。遂自告奮勇去除斯芬克司。斯芬克司為他出的謎語就是：「是什麼早上四條腿走路，中午兩條腿走路，而晚上三條腿走路。」

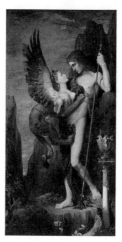

圖11.9 俄狄浦斯和斯芬克斯。畫中的情色更增添了人內心複雜的神秘感。

　　俄狄浦斯說，「這個容易，是人。小時候的人不會走路，用四肢爬著走，這是早上；人長大後兩腿行走，相當於中午；人老時拄拐杖行走同，是三條腿，相當於晚上。」斯芬克司一見謎底被解破，立時應聲從山上滾下而死。

　　俄狄浦斯情結（Oedipus Complex）是弗洛伊德用來表述性心理發展期的過程。在五歲左右的孩子都有暗戀其異性親代的欲望，而無意識地嫉妒和排除同性的親代。在女性就表現為Electra

情綜，Electra是《伊里亞特》中那位著名的統帥阿加米農的女兒。她為報父仇，設計殺死母親。這些建立在神話故事中的線索，由於弗洛伊德的充分發揮，都可以成為當代心理學的重要基礎，影響著現代生活。那麼傳統中醫理論就更有理由是一門有根有據的學問。

6. 年齡與美

夕陽無限好，只是近黃昏。各種文明對待自己的老人都有一定的習俗。越是敬老攜幼的文明，就越是進步。中國傳統文化始終對老年人尊重愛戴。儒家文化，孝字第一。漢朝沒有科舉考試，官吏除了貴族以外，就是以舉孝廉的制度來選拔人才。孔子說，君君臣臣父父子子。孟子說，老吾老以及人之老，幼吾幼以及人之幼。是中國人的座右銘。

兩次獲得戛納金棕櫚獎的日本著名導演今村昌平1983年獲獎的電影《楢山節考》，講述日本一個山區有一個傳統，當老人到了七十歲，因為要節省食物和消耗，就由年輕人背著上山，把他丟在荒山上讓他自生自滅。影片講述一個老母親由兒子背到山上，一路上還惦記並交代即將棄她而去的兒子今後的生活安排，並在雪山上靜靜地等待死亡的過程。

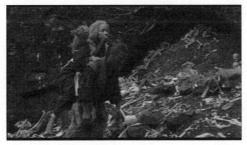

圖11.10 今村昌平的《楢山節考》劇照。木下惠介此前的版本據說在日本也有很高的地位。影片通過食、色和死亡來探討人性。有人指出電影最後，背負代表苦難，一片白骨是滅世，下雪和決心是升華。此外，片中更是傳達出人與動物的差異性甚小的思維。

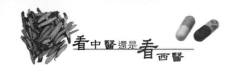
　　據美國退休人員協會的研究表明，大部分美國人認為三十八歲左右的人最具吸引力。該協會在對美國全國二千八名十八歲以上的人進行電話調查後得出結論：「通常認為十八或二十歲是一個人最具魅力的年齡。但我們發現，人們認為外表的魅力要到更大的年齡才能獲得。」

　　調查還表明，92％的被訪女性和94％的男性「絕對」或「基本上」對自己的外表表示滿意。此外，被調查者中每五人中就有三人認為，人的內在美比外在美更重要，與家人相處、夫妻關係和睦以及個人心情愉快也比外在美重要。^{（注一）}

　　海明威（Ernest Miller Hemingway,1899～1961），美國小說家，他最著名之作就是《老人與海》。這部小說是根據一位古巴漁夫桑提阿果老人捕魚的真實經歷創作的，塑造了一個在重壓下仍然保持優雅風度、在精神上永遠不可戰勝的老人形象。這部小說創下人類出版史上空前絕後的一個紀錄：四十八小時售出五百三十萬冊！作品在當年就獲得普利茲獎，兩年後，即1954年又獲得諾貝爾獎。反映了西方社會對老人題材的態度。

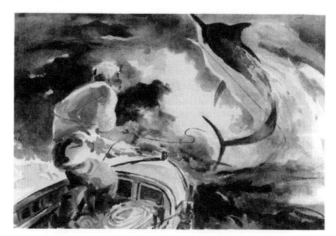

　　圖11.11 海明威在五十三歲時創作《老人與海》，誰會想到這位剛強的漢子，寫了大量戰爭小說的作者，最後竟用獵槍結束了自己的性命。按照弗洛伊德的理論，他的潛意識中，有害怕衰老的想法嗎？

注：1 http://www.healoo.com/manage/html/2001-3-12/12742/xwys_002.asp

7. 老年社會

　　全世界約有六十多個國家已進入「老年型」社會。目前中國六十歲以上的老年人已達一‧三二億，也即將進入「老年型」國家的行列。據估算，今後五十年間，老年人數大概會翻兩番，從六億人增加到將近二十億人。今天，每十個人中就有一個花甲老人。到2025年，全世界的老年人口將達到十一‧二一億。

　　人口老齡化已成為當今世界的一個突出的社會問題。退休人口數量增加、人類壽命延長及少子化加速已使勞動力短缺，加重了勞動人口與整個社會的負擔。如果目前的社會保障和福利政策不變，到下個世紀初，義大利政府的養老金支出將比現在增長五倍。在發達國家中，日本老齡人口的增長速度為西德的二倍，美國的七倍。

　　人口老齡化問題引起了國際社會的關注，聯合國和許多國家如中國、日本、瑞典、法國等國都組建一些較為完善的老齡科研組織和機構，從自然科學和社會科學兩個方面加強對老齡問題的綜合研究。聯合國於1982年在維也納舉行了第一屆老齡問題世界大會，在以後十六年的歷屆大會上都涉及了老齡化問題，並先後作出一系列重大決議：《維也納老齡問題國際行動計劃》、《十一國際老人節》、《聯合國老年人原則》。

　　1990年第四十五屆聯合國大會通過決議，從1991年開始，每年10月1日為「國際老年人日」（International Day of Older Persons）。1992年第四十七屆聯大通過《世界老齡問題宣言》，並決定將1999

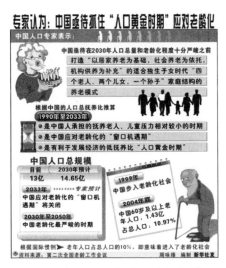

圖11.12 中國人口有關的幾個數據。

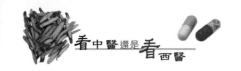
年定為「國際老人年」。1997年9月8日第五十二屆聯大又確定，1999年國際老人年從1998年10月1日開始，主題是建立不同年齡人人共享的社會。（注二）

　　此外，許多國家還有本國的老人節，有的是和本國傳統節日相結合，顯得更有意義。加拿大的老人節也稱「笑節」，定在每年的6月21日；美國的老人節也稱「祖父祖母節」，定在每年9月勞動節後的第一個星期天；日本老人節也稱「敬老日」，定在每年的9月15日。而中國歷來就有敬老的節日——重陽節。

　　中國一直是世界上老年人口最多的國家。2005年，世界平均壽命最高的國家是日本，男性為七十七‧八歲，女性為八十五歲，平均為八十一‧五歲。2005年中國人平均壽命為七十一‧六年，位於略低於發達國家的檔次。而北京市居民的平均預期壽命已經達到八十‧〇九歲，其中女性為八十一‧七六歲，比2001年提高了三‧八六歲。

　　但是根據2006年新華網北京3月18日電，作為世界第四大經濟體的中國在醫療衛生領域正面臨尷尬境地：在世界衛生組織進行的成員國醫療衛生籌資和分配公平性的排序中，中國位列一百九十一個成員國中的倒數第四位。（注三）如果說根據2000年世界衛生組織的報告，1979年中國還是全世界醫療分配最公平的國家之一，到2000年才排行倒數第四，上面數據可能不能夠說明問題，那麼請看據2003年第三次國家衛生服務調查結果顯示，目前有44.8％的城鎮人口和79.1％的農村人口沒有任何醫療保障，至今，中國農村有一半的農民因經濟原因看不起病。（注四）

　　中國以這麼低的醫療費用，卻達到發達國家的平均預期壽命，靠的是什麼，主要就是傳統中醫的養生保健方法。如果要靠西醫的話，無疑，中國至少要投入更多的醫療費用，才能達到發

注：2 以上數據出自：http://news.xinhuanet.com/ziliao/2003-06/30/content_944850.htm

　　3 http://news.xinhuanet.com/politics/2006-03/18/content_4317180.htm

　　4 http://news.sina.com.cn/c/h/2006-10-19/093711277991.shtml

達國家的平均預期壽命。

　　傳統中國的養生保健使得中國醫療投入可說是最少，但是平均預期壽命達到西方先進國家的水準。這種投入產出不成正比，說明了傳統中醫存在和發展對國計民生的必要性和重要性。

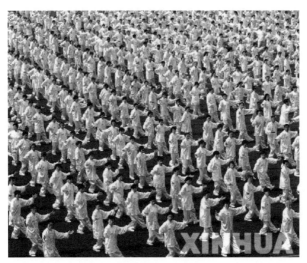

圖11.13 2005年6月23日，天津市二千零八位老人打太極拳迎接奧運會。

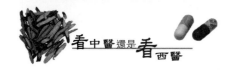

第十二章　未病、將病和已病

1. 治未病：《黃帝內經》的中心思想

　　前面章節，我們已經討論過，《黃帝內經》的一個核心就是治未病。

　　《黃帝內經‧素問》第一篇討論過人的生命基礎後，第二篇《四氣調神大論》就以「聖人不治已病，治未病，不治已亂，治未亂」來總結全篇的中心，然後說：如果疾病已經形成而再用藥物，動亂已經發生再行治理，就像渴了才穿井，戰爭發生了才鑄武器，不亦晚乎！

　　唐代孫思邈《千金要方‧論診候第四》充分發揮《黃帝內經》的這種思想：

　　　「古之善為醫者，上醫醫國，中醫醫人，下醫醫病。又曰：上醫聽聲，中醫察色，下醫診脈。又曰：上醫醫未病之病，中醫

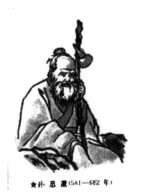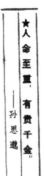

★孫思邈(581—682年)

圖12.1　孫思邈（581～682年，一說享年一百二十四歲）是隋唐之際著名醫學家。二十多歲在醫學上便負盛名。隋文帝、唐太宗、唐高宗先後請他做官，都推辭不受，堅持為民間治病。主張行醫不應有貪求財物的私念，對患者要有同情愛護之心，不論貴賤親疏要一視同仁。七十多歲時寫成傑出的醫學著作《備急千金要方》。後來又感其不夠完善，在百歲高齡的時候，完成了《千金翼方》一書。他認為「人命至重，有貴千金，一方濟之，德逾於此」。後世尊之為「藥王」。

醫欲病之病，下醫醫已病之病。若不加心用意，於事混淆，即病
者難以救矣。」

　　當今的語文學家，也許還有許多醫務人員，認為孫思邈的
這樣說法有語病，即是「未病」如何有「之病」。其實，前一
個「未病」與後一個「之病」完全是兩個意思。前一個「病」
是指健康狀態，後一個「病」是指不良的行為或環境，或者是需
要調整和處理的事項。孫思邈最擔心的是《千金要方》一出，人
們不需要知道疾病的道理，只用醫方去套疾病，因此害人病人。
所以，他反覆告誡醫師：「消未起之患，治未病之疾，醫之於無
事之前。」在他的書中除了千金要方外，還有許多保健養生的內
容。
　　孫思邈說的未病之病、欲病之病和已病之病是完全不同的三
種狀態或者情況，治療方式是完全不同的。我們下面慢慢道來。

2. 健康的定義

　　健康指的是有機體的功能或者代謝效率，不管何時，只要生
命存在，就包括細胞水準和整體水準。對於一個有機體來說，健
康是對應激因素有效反應的能力，以及有效的儲存和維持內環境

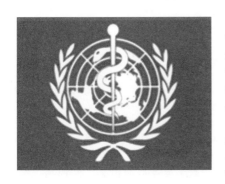

圖12.2 世界衛生組織（WHO）的
標誌。WHO於1948年4月7日成立，
是聯合國的衛生機構。標誌中橄欖枝
的含義是《聖經》中描述大洪水時，
諾亞派遣鴿子去探查水情，鴿子銜回
以報平安。地球的喻意明確。圖中
間蛇杖是古希臘醫神阿斯克累匹亞的
標記。說明現代醫學並沒有排斥傳統
醫學，只是傳統醫學的繼承的發展。
WHO章程確定要盡最大努力讓所有的
人獲得最大程度的健康。因此，只要
對健康有助的方法，都是受歡迎的。

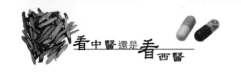

平衡的狀態。疾病就是缺少健康。不論是最簡單的或者是最複雜的有機體,都停留在0到100％健康的範圍。

1948年,WHO定義健康是一種軀體、精神和社會適應完整良好的狀態,不僅僅是沒有疾病或者虛弱(infirmity)。值得一提的是,這一定義是近六十年前提出的,近來國內的宣傳還有人說是WHO對健康的最新定義。

WHO的這種定義可能過於理想和表面化,雖然後來又進一步細化為十項可供臨床醫師評價的標準(精力、態度、睡眠、應變能力、抵抗力、體重、視力、牙齒、頭髮和肌肉),而且又有許多補充的說法,如Bircher的說法、Saracchi的說法和澳洲土著的說法,不一而足,但事實上健康很難被定義為一種狀態。準確地說,可能應當表述為一種過程,由於生命是一個開放的系統,幾乎無時不刻不在與外界進行交換,並不斷地適應外界的各種變化和刺激。因此,人們漸漸覺得對WHO的健康的定義,有必要進行增補,傾向於再加入一種能力:導致社會和經濟的營造生活的能力。這樣才能解釋為什麼同樣生物環境的人,為什麼有的人生病夭折,有的人健康長壽。

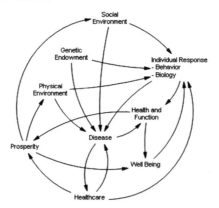

圖12.3 健康的場模式,又稱Evans Barer Marmor模式。這是一個動態的模式,相互關聯,更注重社會因素。順時針順序看,本圖分作三層:核心一項,即眾多箭頭所指的是疾病;中間一圈主要是軀體因素,有四項:健康和功能、良好狀態、軀體環境和遺傳素質;外圈主要是社會因素,也是四項:社會環境、個體的行為學和生物學反應、衛生保健和資產。

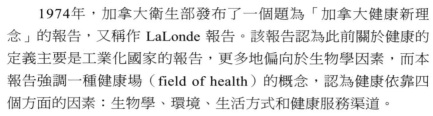

　　1974年，加拿大衛生部發布了一個題為「加拿大健康新理念」的報告，又稱作 LaLonde 報告。該報告認為此前關於健康的定義主要是工業化國家的報告，更多地偏向於生物學因素，而本報告強調一種健康場（field of health）的概念，認為健康依靠四個方面的因素：生物學、環境、生活方式和健康服務渠道。

　　因此，維持健康不但要通過科學和醫學的實踐（注意此處醫學是與科學不同的），而且也是與個體的努力分不開的，諸如體格鍛鍊、減輕體重、健康飲食、應激適應、禁煙和不濫用藥物（國內一般說吸毒，其實濫用藥物的概念更為廣泛）一類改進體質的努力。如此看來，社會與環境，比生物學因素對健康的影響更大。

3. 亞健康

　　對健康有個清楚的概念後，我們再來討論亞健康（Subhealth）。對這個詞似乎有爭論，許多人說 WHO 在1997年定義了這個詞，是在健康與疾病之間的一種灰色狀態，即可以向健康發展，也可以向疾病發展。實話說，WHO 並沒有明確定義過 Subhealth 這個詞的概念，可能在某些文件中使用過這個詞。因為對健康和疾病是有明確定義的，所以，健康和疾病之間的那個空間，命名為亞健康也未嘗不可。

　　這樣，傳統中醫所說的已病、欲病和未病這三個不同的人生過程，與西方醫學概念的相通，就非常明確了。未病就是健康狀態（也有稱作第一狀態），已病就是疾病狀態（也有稱作第二狀態），欲病就是亞健康狀態（也有稱作第三狀態）。現代醫學近年才開始重視亞健康的治療，呼籲人們重視亞健康狀態；而傳統中醫始終提倡在健康之時就要開始注意維護健康，去除影響健康的因素，預防由這種因素所致的疾病。

　　根據新華社西安2006年9月17日電（記者陳鋼），在西安召開的全國心理健康指導與教育科普工作研討會上，專家介紹，我

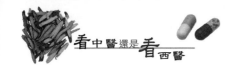

國符合世界衛生組織關於健康定義的人群只佔總人口數的15％，與此同時，有15％的人處在疾病狀態中，剩下70％的人處在「亞健康」狀態。通俗地說，就是這70％的人通常沒有器官、組織、功能上的病症和缺陷，但是自我感覺不適，疲勞乏力，反應遲鈍，活力降低，適應力下降，經常處在焦慮、煩亂、無聊、無助的狀態中，自覺活得很累。

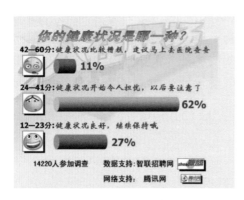

圖12.4 2006年3月，中國網站對亞健康的調查結果。國人的健康狀況如此糟糕，與國人平均壽命的延長似乎不相符合。反而可以得出這樣的結論，亞健康不斷的刺激增加了機體的壽命。

　　國外亞健康的統計數據和宣傳是十分驚人的。有關資料表明，美國每年有六百萬人被懷疑處在「亞健康」狀態，澳大利亞達三十七至一百萬。在亞洲地區，處於這種狀態的比例則更高。不久前，日本公共衛生研究所的一項新調研發現並證明，接受調查的數千名員工中，有35％的人正忍受著慢性疲勞綜合徵的折

圖12.5 衛生部中國健康教育所提供的亞健康量表。如您有空，不妨試測。測量的標準是：四十二～四十六分你的健康狀態比較糟糕，建議馬上去醫院查辦；二十四～四十一分你的健康狀況開始令人擔憂，以後要注意了；二十三～十二分你的健康狀況良好，繼續保持。

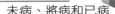

磨，而且至少有半年病史。在對中年女性所做的一次調查中發現60％的人處於「亞健康」狀態。[注一]

4. 欲病和未病的診斷

既然是未病或是欲病，首先是診斷，然後是治療。按照西醫，既然是未病和欲病，生物醫學的方法是無法檢查的；從社會和心理學角度來看，有一整套的理論。各種心理和行為治療的方法五彩繽紛，社會問題的解決，可能就不是醫師所能做的。

傳統醫學則有其理論和技術。

《黃帝內經‧靈樞‧邪氣藏府病形》篇曾提到黃帝求教於岐伯：

「余聞之見其色，知其病，命曰明；按其脈，知其病，命曰神；問其病，知其處，命曰工。余願聞見而知之，按而得之，問而極之，為之奈何？」

《黃帝內經‧素問‧陰陽應象大論》說：「善診者，察色按脈，先別陰陽；審清濁，而知部分；視喘息，聽音聲，而知所苦；觀權衡規矩，而知病所主；按尺寸，觀浮沉滑澀，而知病所生。以治，無過；以診，則不失矣。」

《難經‧六十一難》：「經言：望而知之，謂之神；聞而知之，謂之聖；問而知之，謂之工；切脈而知之，謂之巧。何謂也？然。望而知之者，望見其五色，以知其病；聞而知之者，聞其五音，以別其病；問而知之者，問其所欲五味，以知其病所起所在也；切脈而知之者，診其寸口，視其虛實，以知其病，病在何藏府也。經言：以外知之，曰聖；以內知之，曰神。此之謂也。」

注：1 別以為沒病就是身體好,看看你是不是亞健康人群（2006-02-24）[2006-10-18]
http://news.xinhuanet.com/sports/2006-02/24/content_4220961.htm

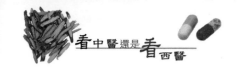

這裡中醫四診，望、聞、問、切齊備了，而且也說明了四診的不同水平。《黃帝內經》和《難經》的評價略有所不同：

	望診	聞診	問診	切脈
《黃帝內經》	明	未言	工	神
《難經》	神	聖	工	巧

《黃帝內經·靈樞·邪氣藏府病形》篇雖然未提及聞診，但在後面接著說了「余願聞見而知之，按而得之，問而極之」，強調「聞」和「見」對診斷的重要性。

孫思邈在《千金方》中強調了上、中、下三類醫生的診斷和治療的方式，列出表來更加一清二楚[注二]：

上醫	醫國	聽聲	醫未病之病
中醫	醫人	察色	醫欲病之病
下醫	醫病	診脈	醫已病之病

孫思邈和張仲景一樣，就是擔心方書出來後，後人只照方套用，而忽略經典診斷和治療疾病的方法。

這樣，我們就可以知道傳統中醫是如何診斷和治療未病和欲病的。我們在第四章中提到《鶡冠子》記載扁鵲大哥治未病、二哥治欲病；《史記·扁鵲倉公列傳》說扁鵲幾次診斷齊桓侯的疾病，正是依靠聽聲和望色。

5. 聞聲辨病可能將是亞健康診斷的重要方法

遺憾的是，孫思邈並沒有給我們留下聞聲辨病的具體操作

注：2 孫思邈在《千金方》就此還有如下論述：凡醫診候，固是不易，又問而知之，別病深淺，名曰巧醫，……上醫相色，色脈與形不得相失，黑乘赤者死，赤乘青者生；中醫聽聲，聲合五音，火聞水聲，煩悶乾驚，木聞金聲，恐畏相刑，脾者土地，生育萬物，回助四傍，……下醫診脈，知病元由，流轉移動，四時逆順，相害相生，審知藏腑之微，此乃為妙也。

方法，畢竟在當時，聽聲是無法記載的。現代聲學研究證明，人體對聲音分辨的研究，是無法通過後天來培訓的。《黃帝內經》殘留下來的有關聞聲辨病的記載，在孫思邈時代就見不到任何書面的記錄了。明朝張介賓撰寫《類經》時，就明確指出《黃帝內經》殘留的內容明顯有錯，「此或以古文深諱，向無明注，讀者不明，錄者不慎，而左右上下大少五音之間，極易差錯，愈傳愈謬，是以義多難曉，不敢強解，姑存其文，以俟後之君子再正。」

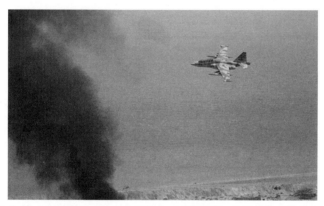

圖12.6 蘇-25飛機正在超低空執行攻擊任務。1996年4月21日，車臣共和國首任總統杜達耶夫便是由於打手機而招來致命導彈。俄羅斯的電子探測裝置鎖定了杜達耶夫的聲音。發現目標幾分鐘之後，俄空軍蘇-25飛機在四十公里外發射兩枚反輻射導彈。正用手機通話的杜達耶夫和四個貼身保鑣當場被炸身亡。

　　但是現代物理聲學理論在八十年前就已經基本成熟，對古代音階的研究具備了準確的計算和測量。當今高科技更是如虎添翼，對聲音的分析更是精確。

　　在第八章，我們介紹了二十一世紀之初細胞聲學的研究，實際上，德國洪堡大學的研究人員在2000年，也發現動物患有疾病後，其聲音竟然發生非線性的頻率改變。

　　第一個研究是在一隻日本獼猴（Macaca fuscata）的嬰兒上發現的大量的非線性現象。這隻嬰兒猴有明確的代謝疾病，在症狀最為嚴重的同時，發音表現出高度的不規則。類似的研究，後來

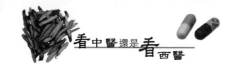

在狗和猩猩上也發現同樣的結果。

　　第二個研究是在一隻患有顱腦損傷的三個月大的德國家貓上做的，實驗在獸醫診所進行，為期超過八天。在診所的第一天，這貓經常發聲，而且非常響亮，以致造成繼發性的可逆性聽力損傷。可以觀察到臨床症狀的發送與發音的變化存在短暫的一致。這種聲音的改變也可以僅通過耳朵辨認。聲音的改變也可能是在診所第一天發音過強造成聲帶的疲憊。但是聲音六十天以後才恢復正常。

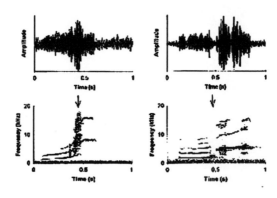

　　圖12.7 德國洪堡大學生物研究所發現的日本獼猴患有糖尿病後聲音頻率的改變，在每兩個吠叫聲中有一個頻率的跳躍（frequency jump,FJ），即基礎頻率的突然跳動，如圖中箭頭所指。

　　第三個是在狼狗中做的。四隻狼狗中有一隻雌性的表現出反常的發音粗糙。此後將它及另外兩隻處死後解剖，除了杓狀軟骨有輕微的不對稱外，沒有任何異常，但這不對稱通常不會造成發音的不同。

　　細胞聲學和動物聲學的研究，揭示了傳統中醫聞聲辨病的研究是一個有待發掘的寶庫。其實關於五音的研究，作為音樂治療來說，一直是有人在進行的。但是，以聲音辨病或者辨人，已經失傳二千多年了。

6. 五臟相音的研究

　　根據當代物理聲學理論與技術的發展和受到近年考古發現
的啟示，經筆者系統研究，發掘、整理和考證《黃帝內經》中
現存的有關聞聲辨病理論的隻鱗片爪內容，出版了五部專著，
發表了二十餘篇論文。並利用現代化高科技，發明製造出一套檢
測設備，取得國家發明專利三項，實用新型一項。主要檢測儀器
二十五音分析儀，已經獲得國家強制性產品認證證書（3C），證
書編號：2005010901149513。2006年獲得上海市高新技術成果轉
化項目的認證。

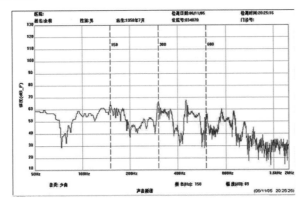

圖12.8 二十五音分析儀（電腦音頻分析儀）檢測時的少商聲譜圖。為
傳統中醫提供一個類似西醫心電圖、腦電圖的量化檢測手段。

　　經過第二軍醫大學第三附屬醫院三年多的臨床研究，初步得
到以下結論：
　　（1）男性以羽音為主，且隨年齡變化而趨多，具有統計學
意義，證實《黃帝內經》所說腎為先天之本。
　　（2）女性以角音為主，且隨年齡變化而趨多，具有統計學
意義，證明葉天士所說，女性以肝為先天之本。
　　（3）發現年輕女性的徵音有顯著的統計學差異，提示少女
與心臟的相關性。既往少女常見有不明原因的胸悶、心慌等症
狀，多被診斷為青春期病症，我們的研究提示，或許與心膊相

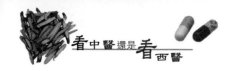

關。尚需通過進一步研究論證。

（4）本研究發明的經絡調理磁療貼，具有能量梯度，與全世界目前所有的磁療貼不同之處在於磁場與體表平行，可以或順或逆行於經絡走行方向，起到補與瀉的作用，而且一次可以敷貼多日，不必擔心因經絡的子午流注問題而起不到效果。

（5）本研究發明的經絡調理磁療貼，依據二十五音分析儀所檢測的結果，按《黃帝內經》提示的各音所應當調理的經絡進行調理，對肝病、更年期綜合徵、肥胖症、過敏性鼻炎、慢性疲憊等病症有明顯療效。資料正在進一步整理。但有一點可以明確肯定，應用兩周以上的使用者，幾乎百分之百的都有不同程度的面色紅潤的表現，以及食欲增進（肥胖症治療者除外）、體力恢復等自覺症狀緩解的主訴。

（6）本研究經濟實惠，方便診療，有明確臨床療效，每周只需一次，每次只需二十分鐘左右，無痛、無創、無任何風險。真正表現了傳統醫學的診療特色。

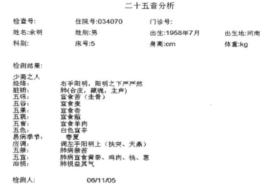

圖12.9 二十五音分析儀給受測者打印的經絡調理和飲食調理的指導報告。

聞聲辨病已經在臨床得到一定的推廣和驗證，但是起個什麼名字來概括，既要符合研究的內涵，又要具有傳統中醫的本色。《黃帝內經‧素問‧五臟生成篇第十篇》說：「夫脈之大、小、

滑、澀、浮、沉，可以指別；五臟之象，可以類推；五臟相音，可以意識；五色微診，可以目察。能合色脈，可以萬全。」

用「五臟相音」作為聞聲辨病的名字，似乎是比較合適的。

7. 聞聲辨病的生理和病理基礎

聲音如何會與疾病相關，人們一開始就會有所懷疑。作為受西醫教育，或者受西方科學思想影響的人，一定會嗤之以鼻。而中醫也未必能夠接受。因為，作為現代西醫的教材，不論是國外的，還是國內的，都沒有這方面的理論，人們一般只知道發音器官在喉部。而傳統中醫教材對聞聲辨病的內容基本是不講授的。據說自清朝起選編的《黃帝內經》讀物，就已經沒有五音的內容了，更何況今天的中醫教材。

7.1 人體發音器官

一般的語音學研究，把發音器官分為喉上器官和喉兩大部分，喉上器官由口腔、鼻腔和咽腔幾個部分組成。

喉（Larynx）：喉部是語音的主要聲源。

聲帶（Vocal Cords）：位於喉部，是最為重要的、與發音最為直接相關的器官。聲帶是兩條有彈性筋肉的帶，事實上是氣管內壁延伸的末端。前端固定在甲狀軟骨上，後端固定在杓狀軟骨的的聲帶突上。兩條聲帶之間隔以聲門裂，聲門裂前方是音聲門，後方是氣聲門。當呼吸時，聲門大開。當發聲時，聲門關閉。

喉腔、咽腔、口腔、唇腔和鼻腔組成人類發音器官的聲腔，是非常靈活富於變化的共振腔。聲帶音通過聲腔時，由於聲腔形狀的種種不同變化，產生不同的公正共振，形成種種不同的聲音。

大腦對發音的控制自不必說，人體可以根據意識的命令，裝腔作勢，模仿他人的語音語調，情緒的變化也會導致語音性質的

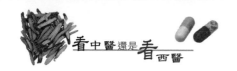

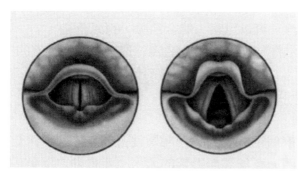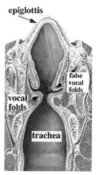

圖12.10 聲帶開合俯視圖及喉部發音器官縱剖面圖。

變化。腦幹，丘腦、邊緣系統和大腦皮質都可能影響發音。

　　與發音器官相應的神經調節出現問題，如喉返神經麻痺，也可能造成聲音的改變，甚至消失。發音器官局部病變，如喉頭水腫、聲帶小結、氣管疾病，也都可以引起聲音改變。歌手的胸廓、肺活量與腹腔（丹田）的中氣，都與音質直接相關。

7.2發音過程的最新研究

　　聲音的本質實際只是發音器官黏膜的振動，猶如我們看到在雄性的蟬腹部那兩片薄薄的膜片，這兩片薄薄的膜片一旦遭到損壞，雄蜂就和雌蟬一樣，再怎麼努力，也發不出聲音來。這兩片薄薄的膜片相當於人的聲帶。我們打開電話的話筒或者聽診器的聽筒時，也會發現薄薄的膜片。膜片的振動即發出了聲音。人的聲帶開合如圖12.10。

　　人的聲音的產生，實際是在氣管呼氣的過程中形成的，氣流通過聲帶輻射出去，使聲帶振動而發聲的過程。氣的流量及壓力的變化影響著人聲的基本性質，正常的發音過程即是圖12.11中的一到十。

　　（1）氣流衝開聲門而出後，杓狀軟骨運動使聲帶閉合，發出聲音。

　　（2）（3）和（4）當聲門下氣壓足夠大時，肺中的氣流從

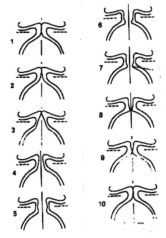

圖12.11 氣流通過聲帶產生聲音的過程（側視）。

氣管上衝，推開聲門。

（5）（6）和（7）當氣流通過狹窄的聲門後，根據氣流效應（Venturi tube effect），聲門上管腔直徑增大明顯大於聲門下的管腔直徑。於是，聲門上的氣流流速低於聲門下的流速，聲門上的壓力大於聲門下的壓力，聲門開始閉合。產生這一過程的物理學原理即伯努力原理（Bemouilli principle）。

（8）（9和（10）聲門閉合的過程。回復到（1）。

聲門如此反覆開閉，就形成聲帶週期性的顫動，發出樂音性質的聲音。

值得強調的是，聲門的如此閉合一個週期的時間是百分之一秒，也就是每秒鐘閉合一百次（實際是在八十到二百次之間），這就是我們經常說的頻率。如此之快的振動頻率，人耳是無法分辨的。人只能分辨出聲音的調（pitch），所以，「pitch」是直接相關於聲學的頻率的概念的。

7.3影響發音的器官

一如上述，所有影響氣流通過氣道的因素，不但影響呼吸，同樣必然影響發音，實際上，所有影響氣道通氣的器官，如胸

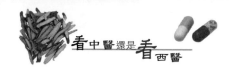

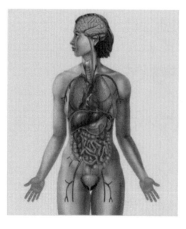

圖12.12 影響氣道通氣的器官。胸腔臟器、胸廓和橫膈直接影響氣道通氣，腹腔臟器可以通過影響橫膈運動影響通氣，大腦可以通過意識系統和神經系統來指導通氣。發音基礎就是氣道通氣，因此上述對呼吸的影響同時影響發音。

廓、胸腔內臟器、橫膈、腹腔臟器等，都可能影響發音。如果再表達得完整一些，考慮到意識的因素，還應當包括神經調節和大腦皮層的意識控制。

傳統中醫的五臟指的是脾、肺、心、肝和腎，他們作為實體臟器的概念，肝與脾就在橫膈之下，直接影響作為呼吸運動重要部分的膈肌，腎臟是腹腔內的重要器官之一，在解剖結構和位置上，是直接與肝和脾的運動相關的腹內臟器，自然也可能影響橫膈運動。

氣管在發音器官中的重要關係，直接影響發音。橫膈的運動直接作用於氣管。腹部臟器完全可能通過對橫膈的作用，影響胸腔，從而影響發音器官。生理學上有一個著名的、影響胸腔壓力的Valsalva動作，讓受檢查者下蹲、屏氣，用力做呼氣動作，持續十至十五秒。這一動作是檢測自主神經功能的一個方法。正常情況下，動作者腸道蠕動，腹內壓升高，上抬橫膈，同時胸壁也對肺部產生擠壓，造成回心血量增加，作用於血管壓力感受器，從而使血壓和心率起動態變化。（如圖12.13）實際上，通俗地講，Valsalva動作是一個用力排便的動作。筆者在臨床上碰到多起因為排便時形成的這一Valsalva動作，導致心臟病人或是手術後的病人，發生阿－斯綜合徵而猝死。由此可見腹部的運動對胸腔的影響之大。

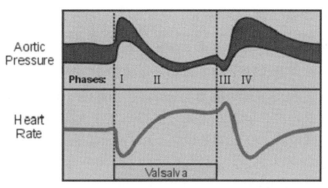

圖12.13 Valsalva動作引起的血壓和心率的改變。粗
線為血壓改變，細線為心率改變。

　　毫無疑問，傳統中醫所說的脾、肺、腎、肝、心五個臟器，
是通過呼吸器官最終都是作用於具體的發音器官，喉部和聲帶才
可能產生聲音的特殊性質的。呼吸器官實際是發音的動力器官。
所以，他們直接影響發出的聲音的性質。心和肺直接可以直接影
響氣管的氣流，而肝、脾和腎可以通過發音器官橫膈間接影響氣
管的氣流。

　　在生命過程中，五臟不停地振動，也就可能不停地影響發
音，五臟的健康與否，可以直接地影響發音。我們通過檢測發音
的變化，可能推斷臟器的病理改變。（參見第八章）

8. 欲病和未病的治療

　　以聲音辨別未病的狀況，然後通過經絡調理和飲食調理來維
持健康狀況，這是《黃帝內經》的理論，我們已經在上述五臟相
音中做了討論。在長期的臨床實踐中，傳統中醫還發展了許多養
生保健的方法，諸如五禽戲中發展出來的武術健身，運氣當中發
展起來的氣功、房中術、飲食療法、按摩療法等等，不一而足。
有的我們已經在前面討論，有的我們放在後面討論。在這裡，我
們介紹辟穀、存思和打坐，主要是這三者歷來爭論較多，特以此
來與西方的傳統進行比較。

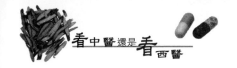

8.1辟穀與吸食空氣

對於辟穀，有一個誤會，認為這是中國人或東方人（如印度人）所獨有的養生法，或者修煉法。實際上，西方人也有辟穀。在羅馬天主教裡，有一個專有的名詞：Inedia，也是一種修煉。據說耶穌就曾經修煉了四十天，其後自然不乏有追隨者。西方另外還有一個單詞，是民間的用語：Breatharianism，從字面上看，是吸食空氣者。總之，辟穀就是不吃穀物，當然肉類也是不吃的，但水是允許喝的。

從理論上講，空氣的成分按體積計算，氧氣佔21％，氮氣約佔8％，另外還有氦、氖、氬、氪、氙等稀有氣體，以及二氧化碳和其它氣體雜質。這些氣體，加上水及水中的礦物質，使體內含有碳、氮、氫、氧以及各種微量元素，體內微生物的代謝產物，機體自身有代謝，就幾乎包括了機體維持生命所需要的各種碳水化合物（糖）、脂肪和氨基酸的所有元素。

屈原在他的楚辭中，就有多處描寫：

《離騷》：「朝飲木蘭之墜露兮，夕餐秋菊之落英。」
《遠遊》：「食六氣而飲沆瀣兮，漱正陽兮含朝霞。保神明之清澄兮，精氣入而粗穢除。」

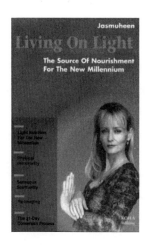

圖12.14 Jasmuheen出版的著作《在光中生存》。2000年，她因此書獲得「搞笑諾貝爾獎」（Ig Nobel Prize，由《不可能研究記錄》雜誌組辦，每年十月初頒發給那些「首先令人發笑，然後令人思考」的成果）。同年，她還獲得澳大利亞無神論者頒發的「Bent Spoon獎」。這是一項專門頒發給超正常或偽科學最為荒謬者的。

如果像屈原這種早上飲木蘭上的露水，晚上餐秋菊的花瓣，維持生命應當沒有問題。

長沙馬王堆漢墓出土的帛書中就專門有卻穀食氣的章節，指出何氣可食，何氣不可食，以及一年四季可食之氣。可見傳統中醫一直是以其作為養生的方法。

中國道家的辟穀，可以喝水和吃一些天然的食物，如桑椹、黃精等。據說這種方法可以使人身輕體健，耳聰目明。有一些希求長壽的人也以定期停止進食的方法來增強身體的適應性。孫思邈在《千金方》中就載有辟穀的方子。因此傳統中醫的辟穀並非絕食絕水。

然而沒有人在嚴格的科學實驗環境中能突破禁食禁水七到十天，禁食三十天左右的人體存活極限。1990年代，Jasmuheen在西方名躁一時。她說：「我可以幾個月不吃，只需要一杯茶，我的身體可以製造各類不同的營養。」1999年，澳大利亞的六十分鐘節目對她進行全程一周的監控。第一天，她說受不了，因為她被關在一個靠近馬路的旅館房間裡，她說空氣污染，無法獲得營養，她說她的營養70％的來自空氣。第三天，她被移到一個有足夠新鮮空氣的山邊。第四天過去後，澳大利亞醫學會昆士蘭分會的主席Wink醫師對她進行檢查，強烈要求停止測試。Wink醫師發現她嚴重脫水，眼球乾燥，言語緩慢，脈搏加快一倍，再下去有腎衰的危險。Wink醫師說，如果不停止測試，六十分鐘節目必須承擔責任。Wink醫師指出：「遺憾的是，確有少數人相信她說的，我肯定只是少數人。我認為鼓勵人們去做有害自己健康的的事是荒謬的。」

Jasmuheen只是西方辟穀的許多人之一。[注三] 傳統中醫的辟穀與這些人比起來，似乎不是那麼絕對地不進食不飲水。

8.2存思與冥想

存思，又名存想、抱一，要求閉合雙眼或微閉雙眼，存想內

注：3 BREATHARIANS http://home.iae.nl/users/lightnet/health/breatharianslinks.htm

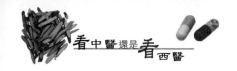

觀某一物體或神靈的形貌、活動狀態等，以期達到集中思想，去除雜念，進入一種特殊的境界。存思與氣功還不一樣，只追求意念固守在某種形態，而不強調運氣。學道者，以存思為首要，練氣功調神、調氣、調息也以存思抱一為關鍵。存想神物，端一不離。

　　存思的對象很廣泛，包括存思天象（日、月、五星，雲霧）、景物（氣、炎火）、人體（五臟、丹田）及神真（身內神和身外神）等。單存身內、身外諸神者名「存神」。

　　據說存思起源於《太平經》，就是道教的最早經典。葛洪《抱朴子・內篇》具體記載了存思老君、存思己身形體、五臟等方法。《雜應》篇云：

　　「但諦念老君真形，老君真形見，則起再拜也。老君真形者，思之，姓李名聃，字伯陽，身長九尺、黃色、鳥喙、隆鼻、秀眉長五寸，耳長七寸，額有三理上下徹，足有八卦，……見老君則年命延長，心如日月，無事不知也。」

　　「思其身為五玉。五玉者，隨四時之色，春色青，夏赤，四季月黃，秋白，冬黑。又思冠金巾，思心如炎火，大如斗，則無所畏也。又一法，思其髮散以被身，一髮端，輒有一大星綴之。又思作七星北斗，以魁覆其頭，以罡指前。又思五臟之氣，從兩目出，周身如雲霧，肝青氣，肺白氣，脾黃氣，腎黑氣，心赤氣，五色紛錯，則可與疫病者同床也。」

　　孫思邈在《千金方》中亦有詳細記載：

　　「閉目存思，想見空中太和之氣，如紫雲成蓋，五色分明，下入毛際，漸漸入頂，如雨初晴，雲入山、透皮入肉，至骨至腦，漸漸下入腹中，四肢五臟，皆受其潤，如水滲入地。若徹則覺腹中有聲汩汩然。意專思存，不得外緣，斯須即覺元氣達於氣海，須臾則自達於湧泉，則覺身體振動，兩腳蜷曲，亦令床坐有

聲拉拉然，則名一遍。一通二通，乃至日別得三通五通，則身體
悅澤，面色光輝，鬢毛潤澤，耳目精明，令人食美，氣力強健，
百病皆去。五年十年，長存不忘，得滿千萬通，從去仙不遠矣。
人身虛無，但有游氣，氣息得理，即百病不生。若消息失宜，即
諸疴竟起。善攝養者，須知調氣方焉。調氣方療萬病大患，百日
生眉鬢，自餘者不足言也。」

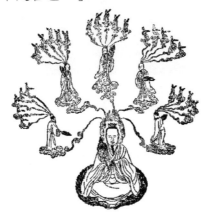

圖12.15 存思不僅是道教的修身之法，佛教也用，只是稱呼不同，叫做
觀想。觀想的方式與存思有所不同。最為多見的如《心經》所說：觀自在
菩薩，行深波若波羅蜜多時，照見五蘊皆空，度一切苦厄。」

存思的效果可能沒有人進行過科學研究，相信當今中醫已經
少有人研究，如果有人提出，可能會另外有人要獎以搞笑諾貝
爾獎了。你生病了，或者罹患癌症了，你存思自己的癌症自動消
滅，這是可能的嗎？但是，科學卻證明了另外一點，望梅止渴。
這裡的望梅正確的應當是思梅，因為行軍的前面並沒有梅林，只
是曹操提起軍士腦海中梅的意念，刺激了軍士的唾液分泌。這種
條件反射在七十年前，就由巴甫洛夫證明是存在的。

存思的另一種形式，就是冥想（Meditation），現在全世界
幾乎所有的宗教人士，都以冥想作為修行的手段，而另有更多的
人以此形式鍛鍊身體。冥想的方法千變萬化，但萬變不離其宗，
調整呼吸和意念，不管怎麼做，其目的是放鬆機體或者大腦。

由於冥想直接與大腦功能相應，所以，任何一種冥想都有其

275

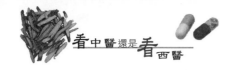
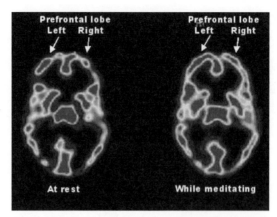

圖12.16 一個佛教徒的腦血流圖。左側是安靜時,右側為冥想時。當冥想時,大腦前葉和顳側的血液明顯增加。不同修行者,可以表現為不同的變化。可能說明冥想的方式不同或是尚未明確的原因。

特定效果與副作用,即傳統文化說的走火入魔。全世界相同。

8.3打坐和運氣

按照華佗流水不腐、戶樞不蠹的理論,打坐顯然是與其不相符合的。佛教從印度西漸,達摩面壁九年,把瑜珈術傳進中國,並融化在傳統中醫和道士的修行中。因為不少傳統中醫是道士,如葛洪、陶弘景、孫思邈、張介賓等,首先是著名道士,同時是

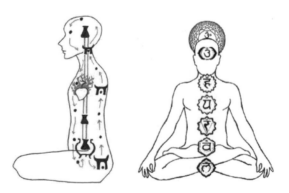

12.17 道士的打坐(左)和瑜珈術(右)修行的關鍵部位。圖左的箭頭是周天行氣,請注意其鼎爐的位置和圖右體輪的不同。圖左還吸收了瑜珈的中脈的概念。

276

著名的中醫。瑜珈術中人體的輪（五輪、七輪、十三輪）後來被傳統的經絡所代替了。在圖12.17中比較傳統中醫與印度瑜珈的氣，中醫強調的是氣行大小周天，前後任督二脈，道士還強調鼎爐的位置，而印度瑜珈強調中脈和體輪。

當前，冥想已經成為世界公認的修身養性的好方法，傳統中醫對其的研究似乎值得發掘和發揚光大。

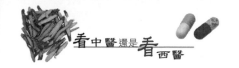

第十三章　夢境與現實

從古至今，從東方到西方，從原始先民到現代化高科技時代，人們至今尚未對夢有個清醒認識，但又孜孜不倦地努力去破解夢的奧秘。

1. 桑田巫和小臣之死

第三章中，我們提到西元前581年，晉國的國君晉景公的噩夢，講了病入膏肓成語的來歷。在晉景公尚未患病前，以夢境請教桑田巫，桑田巫認為晉景公吃不到新麥。後來晉景公果然患病，先是找秦國醫緩，醫緩說是不治之症。晉景公顯然每天活在死亡即將來臨的恐怖之中。

可是，晉景公活到了新麥收割之時，農夫獻上新收的麥子，庖廚煮熟新麥。晉景公抓來桑田巫，說：看，你不是說我不食新麥嗎，現在已經煮好，我現在沒有死，就要食用。於是，殺了桑田巫。晉景公剛想坐下來吃新麥，突然覺得肚子脹，便意來了。於是，想先去上廁所，排空腹內污物後，再來進食新麥。沒有想到，這一去，就再也沒有回來。《左傳》記載，說他「如廁，陷而卒」，字面上看是掉進廁所而死。當時雖然沒有抽水馬桶，王

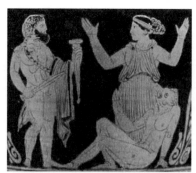

T35.9 ODYSSEUS, KIRKE, BOAR-HEADED MAN

圖13.1　西元前350年的羅馬壁畫。奧德賽持劍向女巫KIRKE要不死之藥以救自己的同伴，女巫腳下是豬頭人。畫面中女巫拒絕。後來奧德賽以暴力相逼始得不死之藥。似乎古希臘羅馬神話中的月巫地位比中國的巫師要略高一籌。

公用的廁所也不至於那麼深。很顯然,晉景公是心血管疾病,一上廁所,即做了Valsalva動作,導致阿－斯綜合徵而猝死(詳見第十一章)。

《左傳》在這段很短的記載中,還有一段話:「小臣有晨夢負公以登天,及日中,負晉侯出諸廁,遂以為殉。」就是說有一個小臣早晨夢見背著晉景公登天,中午,晉景公死在廁所裡,是他背出來的。結果,王族就以這個小臣當作人殉陪葬晉景公。

桑田巫和小臣的夢是兩個應驗的夢。在我們提到的醫和的故事——中國第一例醫案中,也就是上面這個案例的五十年後,晉平公生病,也是先請人進行釋夢,可是那個釋夢卻是錯了。西元前600～500年間,似乎是傳統中醫與巫競爭的一個轉折點。中醫的理論逐漸系統地建立起來了。

2. 兩位西方科學家之夢

德國化學家Kekule (Friedrich August Kekule von Stradonitz,1829～1896),我們最熟悉的是他夢見苯環的結構。

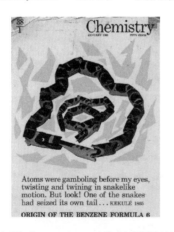

圖13.2 Kekule夢見苯是環狀結構。他寫道:「我在桌前,工作沒有進展,思維漫無頭緒。我把椅子挪到火爐邊,打起盹來。原子在我眼前雀躍,像蛇一樣地糾纏盤繞。但是,看,有隻蛇咬住自己的尾巴。」

實際上,Kekule此前還做過一個夢,夢見碳的四價特性,從而創建有機化學的結構理論(Structure Theory),而不是來自實驗室的結果。在德國化學學會的演講中,他說:「我 進入了幻

像，看，原子在我眼前跳躍。以前，那些小人也總是在我前面不停地跳動，我從來不能看清楚他們跳動的性質。但是，現在，我看清楚了，兩個小的原子是如何結成一對，而一個大的是怎樣地擁抱著兩個小的，還有大的始終握住三個、甚至是四個小的，同時，全部的小人都是在某種令人眼花繚亂舞蹈的旋渦之中。我看見大的伸出一條鏈，鏈的終端拖拽著那些小的。……合唱隊哭喊著，『克拉彭（英國倫敦西南部一地區）路到了。』我一下子驚醒了。再也沒有睡著，在紙上畫出夢中最後見到的框架，這就是結構理論的起源。」

　　Otto Loewi（1873～1961）是德國出生的生理學家，他因神經衝動的化學傳導機制獲得1936年的諾貝爾生理和醫學獎。1903年，Loewi就考慮到神經衝動是化學傳導而不是當時常規的認識，是電傳導。但他無法證明，只好作罷，也就忘記了。十七年後，這一念頭又出現在他的夢中。Loewi 說：「那年復活節的前夜，凌晨六點鐘左右，我醒來，打開燈，在一個小本子上記下一點筆記。然後，我又睡著了。早上醒來，我不能理解昨晚的塗鴉，但是我想是我記下的最重要的東西。第二天晚上，大約三點鐘，那個念頭又來了。這是一個實驗設計，以證明我十七年前就已經確定的化學傳導的假設是否正確。我立即起床，到實驗室

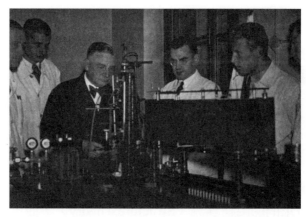

圖13.3 Otto Loewi在指導學生進行生理實驗。

去，按照夢中的設計進行一個簡單的青蛙的心臟實驗。」

Loewi 後來又花了十多年的時間，進行一系列的實驗來證明自己的觀點。但是，是他夢中的結果奠定了他神經衝動是化學傳導的理論基礎，最後使他獲得諾貝爾獎。Loewi 說：「絕大多數所謂『直覺的（intuitive）』，發現是伴隨著潛意識（subconscious）而做出的。」

3. 古代東西方釋夢

夢一直是各個民族至今尚無法給出準確答案的一個令人困惑又令人渴望去了解的領域。

「夢」在甲骨文中像人依床而臥，以手指日，為睡中所見。《說文》認為「夢是幻覺」。可夢從來就沒有被當作幻覺。在最古老的文字記載裡，夢是重要的組成部分之一。例如：

《詩經》：「召彼故老。訊之占夢。」「牧人乃夢。從維魚矣。」

《尚書》：「朕夢協騰卜。襲於休祥。戎商必克。」

對古人來說，夢是一種啟示，來自神明，極受重視。《周禮・春宮宗伯》中設有專門官職——太卜司掌三種釋夢之法：致夢、銜夢、咸陟，言夢之所至、夢之皆得和夢之所得。「贊三兆三易三夢之占，以觀國家之吉凶」。夢還被分成六類，一正夢，平安自夢；二噩夢，驚愕而夢；三思夢，清醒時思念而夢；四寤夢，清醒時念明而夢；五喜夢，喜憂而夢；六懼夢，恐懼而夢。除正夢外，均為心有所思，眠而有夢。

在近東和地中海沿岸地區，對夢有三種不同的解釋：夢是真實事件，夢是神與人交流的方式，夢是做夢者產生並具有象徵意義。夢是可求的，人們通過宗教的淨罪、齋戒、焚香後到廟宇裡過夜求夢。阿斯克累匹亞神以人、兒童、蛇或狗的形象出現在夢

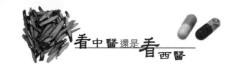

裡，觸摸有病之體，醒來後得以康復或由釋夢師為其釋夢。

　　亞里士多德說：「無論如何，有學識的醫師說，我們應密切注意夢……最擅長解釋夢的人是能夠看出相似性的人……就像水中的圖像，夢也可能受到同樣歪曲。」夢以象徵的方式表明已經發生，或正在發生，或將要發生的事情。

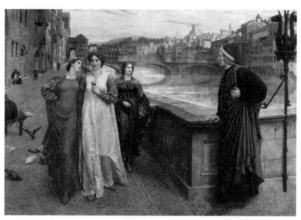

圖13.4 1883年Henry Holiday的油畫：但丁和貝亞特利奇。但丁（1265～1321）的《神曲》送走西方中世紀迎來文藝復興。據說他九歲就對貝亞特利奇一見鍾情。十八歲後常在佛羅倫薩街頭等候一見心愛的人，卻一言不發。1290年，貝亞特利奇去世。去世那天，但丁夢見了她。《神曲》是因她而作。您能從油畫中判斷誰是貝亞特利奇嗎？

　　東方的釋夢類同，認為夢是真實事件，盼望帝王能常做吉夢以蔽蔭四方。《周禮·春宮宗伯》：「季冬，聘王夢，獻吉夢於王，王拜愛之，乃舍蔭於四方，以贈惡夢，遂令始難歐疫。」認為夢是神與死去的聖賢與凡人交流的途徑。《論語·述而》記錄孔夫子晚年曾哀嘆：「甚矣，吾衰也，久矣，吾不能復夢見周公。」認為夢是徵兆，預示著未來事件。北宋《冊府元龜》記載從遠古到宋朝有名有姓的一百五十七位歷史人物的夢境與後來發生的真實事件，可謂那些夢都應驗了。

　　《舍衛國王夢見十事經》中，佛祖解釋舍衛國王的十個夢也都說是與未來事件有關，而國王旁邊的釋夢師則認為不久有禍降臨。

　　最令人驚訝的是，東西方帝王將相周圍都有釋夢師為其圓夢。軍隊征戰討伐也不忘配備釋夢師，歷史上許多著名事件中釋夢師的意見都佔有關鍵的一票。夢披著一層神秘的面紗，若隱若現，若即若離，這就造成了一種模稜兩可的答案，很容易就與未來事件附會上了。不論說夢是神鬼祖先聖賢與凡人的交通也好，說夢預示了未來事件也好，總之，在文明的早期，東西方人都認為有一種強大神秘的力量安排著事物發展，主宰人類歷史進程。或許我們可以說，夢境加強了古人的神鬼崇拜和祖先崇拜。哲學家們在神話的研究中發現，東西方各民族的神話有著驚人的同質性和相似性，說明原始人的思維在很大方面是相同的。

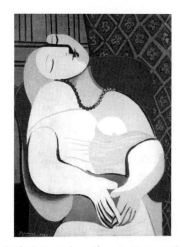

圖13.5 畢加索著名的油畫：夢。把握住了夢的某些特徵。

　　釋夢不僅有神話的成份，還包括社會、文化、歷史以及醫學的成分。全世界被崇山峻嶺、江河湖海分隔著五種膚色，成千上萬種不同信仰不同風俗不同語言的人民，為什麼竟會有這樣驚人的相似性？要回答這個問題不太容易。我們只能看到，人類的生理功能是一致的，而基於這點出發而產生的思維活動也是比較相似的。至少我們在對神話的研究以及早期的釋夢中，看到驚人的相似性。原始人在夢中看見死去並早已腐爛的祖先，在夢中經歷了種種奇怪的場境，很容易和以後的現實狀況結合起來。他們尋

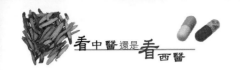

求神靈、祖先的保護，力求破釋夢的密碼，就像我們今天要從雜亂無章的客觀現象中尋求規律一樣，他們創造釋夢這一學問。佛經《阿毗達摩大毗婆沙論》上專門解答了占夢書是怎樣創造的。因為造書者不是佛，如何知未來之事？」答曰，他們見過去有怎樣的夢，會有怎樣的結果，如再做同樣的夢，就可推知未來，因此造出占夢的書。」

人類並沒有滿足夢是徵兆，並由此來獲得預言，而是繼續探求著夢的原因。

佛經《善見律‧毗婆沙論》認為，夢有四種：一者四大不和，二者先見，三者天人，四者想夢。「四大不和」係機體機能不調，「先見」指人既往經歷，「天人」與人善惡有關，「想夢」是指人的前世罪德而致。《阿毗達摩大毗婆沙論》中佛又說夢有五因：一是「他引」，由神仙鬼怪、巫術草藥、親人聖賢所引的夢；一是「曾更」，由既往經歷或知識所引的夢；三是「當有」，將來事件在夢中先露徵兆；四是「分別」，由希求、欲望、思想、疑慮所致的夢；五是「諸病」，機體各種機能不調時所致的夢。

佛教在古人的基礎上，加上了佛教自身的理論，因果報應，宿命輪迴，另外還注意到夢與個體的經歷、知識有關，與機體機

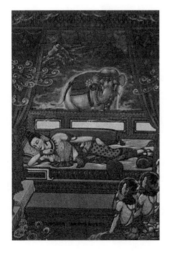

圖13.6 釋迦牟尼的母親分娩前，夢見從金山和銀山中下來的白象送給她一朵蓮花。

能變化相聯繫。

《古蘭經》整個十二章用一百一十一節講述了真主教會優素福圓夢，使他在困厄中得救。《古蘭經》說：「那是一部幽玄的消息，我把它啟示你。」「在他們的故事裡，對於有理智的人們，確有一種教訓。這不是偽造的訓辭，卻是證實前經，詳解萬事，向導信士，並施以慈恩的。」

穆罕默德說：「夢有三種，清夢，乃真主發出之喜訊；憂夢，乃邪魔之打擾；心夢，乃所思所想，心理作用」；信士的真夢是四十六分之一聖品。真主通過夢給世人的啟示。

因此，解夢的人應具備下列條件：

（1）應熟悉《古蘭經》和《聖訓》。

（2）通曉阿拉伯語、辭彙和字源。

（3）了解人們當時的狀況。

（4）精通解夢的法則。

（5）自身清正。

（6）性格純潔。

（7）說話誠實。

伊斯蘭教的解釋是根據《古蘭經》及《聖訓》作出的。例

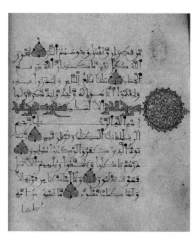

圖13.7 十二世紀的《古蘭經》抄本。出自Al-Andalus。

285

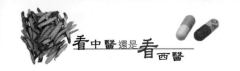

如，夢見蛋類則象徵著婦女，因為真主在《古蘭經》中說：「她們恰似隱約的白蛋一樣。」夢見石頭象徵一種力，因為真主在《古蘭經》中說：「此後，他們的心硬了，硬得像石頭，甚至比它還硬。」

4. 傳統中醫釋夢

《黃帝內經‧素問‧脈要精微論》《方盛衰論》和《黃帝內經‧靈樞‧淫邪發夢》都詳細探討了夢的原因和治療：

是故聲合五音，色合五行，脈合陰陽。是知陰盛則夢涉大水恐懼，陽盛則夢大火燔灼，陰陽俱盛則夢相殺毀傷；上盛則夢飛，下盛則夢墮；甚飽則夢予，甚飢則夢取；肝氣盛則夢怒，肺氣盛則夢哭；短蟲多則夢聚眾，長蟲多則夢相擊毀傷。（《脈要精微論》）

是以少氣之厥，令人妄夢，其極至迷。三陽絕，三陰微，是為少氣。是以肺氣虛，則使人夢見白物，見人斬血藉藉，得其時，則夢見兵戰。腎氣虛，則使人夢見舟船溺人，得其時，則夢伏水中，若有畏恐。肝氣虛，則夢見菌香生草，得其時，則夢伏樹下不敢起。心氣虛，則夢救火陽物，得其時，則夢燔灼。脾氣虛，則夢飲食不足，得其時，則夢築垣蓋屋。此皆五藏氣虛，陽氣有餘，陰氣不足。合之五診，調之陰陽，以在經脈。（《方盛衰論》）

黃帝曰：願聞淫邪泮衍，奈何？岐伯曰：正邪從外襲內，而未有定舍，反淫於藏，不得定處，與營衛俱行，而與魂魄飛揚，使人臥不得安而喜夢。氣淫於府，則有餘於外，不足於內，氣淫於藏，則有餘於內，不足於外。

黃帝曰：有餘不足有形乎？岐伯曰：陰氣盛則夢涉大水而恐懼，陽氣盛則夢大火而燔炳，陰陽俱盛則夢相殺。上盛則夢飛，下盛則夢墮，甚飢則夢取，甚飽則夢予。肝氣盛則夢怒，肺氣盛

286

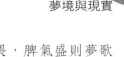

則夢恐懼、哭泣、飛揚，心氣盛則夢善笑、恐畏，脾氣盛則夢歌樂、身體重不舉，腎氣盛則夢腰脊兩解不屬，凡此十二盛者，至而寫之，立已。

　　厥氣客於心，則夢見丘山煙火。客於肺，則夢飛揚，見金鐵之奇物。客於肝，則夢山林樹木。客於脾，則夢見丘陵大澤，壞屋風雨。客於腎，則夢臨淵，沒居於水中。客於膀胱，則夢游行。客於胃，則夢飲食。客於大腸，則夢田野。客於小腸，則夢聚邑衝衢。客於膽，則夢鬥訟自刳。客於陰器，則夢接內。客於項，則夢斬首。客於脛，則夢行走而不能前，及居深地窮苑中。客於股肱，則夢禮節拜起。客於胞䐈，則夢溲便。凡此十五不足者，至而補之立已也。（《淫邪發夢》）

　　顯然，中醫在夢與機體的聯繫上有更深的研究，不僅有診斷，還有治療。

　　中醫認為夢係陰陽五行失調，邪氣入侵機體所致。中醫詳細描述在什麼情況下有什麼樣的夢境，將其分類並指出治療方案。如陰陽、上下、飢飽、肝、肺、心、脾、腎這十二方面過盛引起夢時，用瀉法治之；而當邪氣侵入心、肺、肝、脾、腎、膀胱、胃、大腸、小腸、膽、明器、項、腔、股肱、胞䐈這十五個臟器時，則以補法治之。根據夢境不同，來推斷機體哪一方面不調，並加以治療，是中醫特色。

　　到明朝時，張介賓考慮到性格與夢的關係，「好仁者，多夢松柏桃李；好義者，多夢金刀兵鐵；好禮者，多夢簠簋籩豆；好智者，多夢江湖川澤；好信者，多夢山岳原野。」

　　中醫把夢歸結為陰陽五行相生相剋以及內在精神（心神）所致。可以以藥攻補之，可修養以鎮之，「聖人能御物以心，攝心以性，則心同造化，五行安得役之？故事人無夢也。」

　　中醫比佛教更進一步地從生理病理角度解釋夢，而且用的是中醫最基本的陰陽五行學說。夢從神秘的、不可知的範疇漸漸趨向於可知，從虛無縹緲到機體各個臟腑，由抽象唯心到樸

287

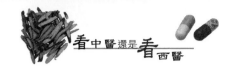

素唯物。釋夢不再是預示未來,而是應用於現在,為病人治療。夢不僅根據其十二盛與十五不足瀉補治之,而且成為指導治療的根據。如《醫學三字經》說:「有夢遺,龍膽折;無夢遺,十全設。」

5. 弗洛伊德的釋夢

西方對釋夢的研究,由於文藝復興後科學技術的飛躍發展,科學理論和科學方法滲入各個領域,既往對夢的解釋漸漸被認作迷信。人們普遍認為夢是無意義的,少數科學家熱衷於研究夢與軀體位置及軀體刺激的關係。因此,當1900年弗洛伊德出版《夢的解析》一書時,問津者僅三人。

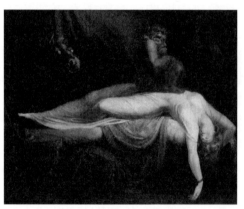

圖13.8 Henry Fuseli的油畫:夢魘(1781年)。畫中魔鬼腳踩做夢者的胸腔。至今很多人相信是因為胸前重負使人做惡夢。這是生理學說,與弗洛伊德的心理分析是不同的。

弗洛伊德的理論建立在他的如下思想上:「所有的夢都是有意義的。夢是通向無意識的康莊大道,是窺探人格最深處的線索。」弗洛伊德認為夢從根本上發自心理的緊張狀態,是有機體的內在趨力(本能)所決定的。由於文化、道德、社會等的限制,機體的內在趨力無法為所欲為,因而受到限制。當無意識的本能在睡夢中按其欲望發展時,受到倫理觀念的抑制而變形曲

解，最後表現為富有含意的形象化的圖示，因此夢是包含有原始
進程和續發過程兩種思維的任何組合。

弗洛伊德把夢分析工作歸納六類：（1）象徵化；（2）移
置；（3）凝縮；（4）投射；（5）變形；（6）二次加工。並將
夢的內容大致分三類：

（1）睡眠時軀體受到的刺激：睡眠中如太冷時，會夢見在
冰天雪地；太熱時，會夢見處身火焰旁；太渴時，會夢見在找尋
水源；膀胱脹滿時，會夢見找不到廁所。

（2）日間活動殘跡的作用：所謂「日有所思，夜有所
夢」，人們還可在夢中繼續白天未完成的智力活動。很多科學家
的發明或發現是在夢境中突然領悟出來。

（3）潛意識內容的反映：弗氏把夢分為「顯夢」內容與
「潛意」內容兩部分，前者好像「謎面」，後者好像「謎底」。
精神分析醫生工作是根據「夢」的規律進行解析來發掘做夢者被
壓抑在潛意識內的那些矛盾衝突，幫助病人正確解決其致病情
結，從而使病人獲得痊癒。

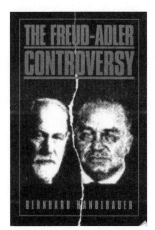

圖13.9 1999年出版的Bernard Handlbauer的著作：弗洛伊德與阿德勒的
衝突。弗洛伊德與榮格分手後，對阿德勒讚賞有加，希望他能夠接自己的
班。可是兩人很快在精神分析治療的主要關係上，諸如是性還是進攻性，
是個體還是社會，產生重大分歧，最後分道揚鑣。據說，這是弗洛伊德最
大的傷心。

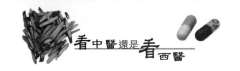

弗洛伊德的高足、後來又與其分道揚鑣的阿德勒卻持有另外意見。他認為夢並不是與清醒時生活互相對立的。「夢的目的是在騙我們自己,並使我們自我陶醉」;「每一個夢都表現出:依照個人面臨的特殊情境,他覺得自己生活樣式的哪一方面需要再加強。因此,對於夢的解釋都是屬於個人的,我們不可能用一般的公式來解釋符號和隱喻,因為夢是生活樣式的產品,是從個人對他所處特殊情境的解釋中得來的。」

不過,阿德勒仍然力求賦予同類的夢以一般的公式。他說,飛翔的夢的關鍵,「在於它們所引起的感覺,它們留下了一種輕快和充滿勇氣的心境,它們把人由下帶到上。它們把克服困難及對優越感目標的追求視為輕而易舉之事,高處摔下的夢,表示這個人的心靈保守並擔心遭受到失敗,而不是全心全意要克服困難。」

6. 東西方釋夢比較

綜上所述,在對夢的起因的探討上,東西方仍然有驚人的相似:

(1)夢是欲望,是希求(佛);夢是生理的本能(弗洛伊德)。

(2)夢是機體機能不調所致,可通過補、瀉治療(佛、中醫);當機體的內在本能被倫理觀抑制時,有可能改變形態在夢中出現。因此,可以根據夢來分析患者精神障礙,並通過宣洩法治療。

(3)夢是由既往經歷,心中希求,疑慮而致。日有所思,夜有所見(佛);夢是日間期望不能滿足時,在睡眠中得到補償(阿德勒)。

在相似之中也存在著差異:中醫更傾向從機體本質的變化來討論夢的原因,而弗洛伊德和阿德勒更注重心理因素。例如,在解釋飛揚的夢時,佛教認為是四大不和,中醫認為是上盛,是浮

虛為疾，是肺氣盛、或邪氣客於肺；弗洛伊德認為是性興奮，是生殖器勃起；而阿德勒認為是日間受了挫折，在夜夢中得到心理補償。

在方法學上，我們看到東方人，尤其是中醫是用系統的觀點來分析夢的。中醫陰陽五行理論不僅可用來解釋機體這個小宇宙系統，還可用來解釋大宇宙系統，如日月行空，晝夜交替，四季更換。這種系統觀不是因釋夢而產生，而是早已存在，對其他客觀現象亦通用。這是東方對客觀事物的普通看法。

弗洛伊德在實際工作中，先發現了夢與性本能的關聯，然後由此出發，廣羅資料，推論出這種現象的普遍性。這一分析推理，最後建立起釋夢的精神分析體系，用推理的、解析的、確定的方法來解釋客現世界，是西方科學研究的特點。

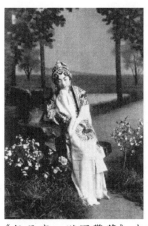

圖13.10 梅蘭芳在《牡丹亭·遊園驚夢》中所飾的杜麗娘。作者湯顯祖牡丹亭記題：「夢其人即病，病即彌連，至手畫形容傳於世而後死。死三年矣，復能冥冥中求得其所夢者而生。如麗娘者，乃可謂之有情人耳。……夢中之情，何必非真，天下豈少夢中之人耶？」傳統文化對夢的闡述，有多少是受傳統中醫的影響？

這裡，我們且不去討論雙方分歧的要點是什麼，在我們對東西方釋夢進行比較以後可發現：在早期，東西方釋夢幾乎是相同的，夢是徵兆，夢的背後有某種強大的神秘的力量；在晚期，也仍然有極大的相似性，東西方都認為夢是由機體自身最基本的功

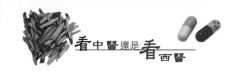

能所決定的，只是一個更偏向於機體的器質方面，而另一個更側重於心理功能方面，但從總的整體觀點來看，東西方對夢的看法是基本相同，但在施治上方法不同：一是用藥物瀉補，一是用精神宣洩。

我們看到，弗洛伊德除了加入心理學名詞外及對潛意識和性過多的重視外，弗洛伊德釋夢與歷史上的釋夢，並沒有更大的差異，而從生理基礎的分析上看，似乎不如中醫。

弗洛伊德以對夢的解析，利用傳統文化的分析剖解，開創了精神分析領域，也奠定了其在現代科學和當代社會中的泰斗地位，但是反觀中醫對夢的研究，可以說是遠遠在弗洛伊德之上，也應當說相對更為科學的。

7. 現代科學對夢的研究

夢的生理研究，已經有比較統一的認識。

1920年代，巴甫洛夫用狗做條件反射試驗時得出結論，認為夢的本質是「大腦神經細胞的無規律活動」──巴甫洛夫將那些無規律活動的神經細胞稱為「警戒點」，它們負責在腦神經普遍抑制的狀態中保持清醒，以備隨時醒來。在這種觀點中，夢沒有意義，它只是大腦的噪聲。這與弗洛伊德的學說大相逕庭。

1930年代到五〇年代，人們藉助腦電圖觀察到，腦內負責清醒／睡眠切換的，並非巴甫洛夫所說的「警戒點」，而是位於腦幹的一個網狀系統──這一發現表明：睡眠不是覺醒狀態的終結，而是中樞神經系統中另一種形式的活動。換言之，做夢是人的另一個腦在思考問題。因此，不管是弗洛伊德等學者從心理學角度來探討，還是傳統中醫從生理學角度來探討，對夢的探究仍然是有意義的。

1953年，美國芝加哥大學的研究者發現了人睡眠時的快速動眼現象，從腦電圖上看，睡眠過程可以分為慢波及快波兩種睡眠。入睡開始時先進入慢波睡眠，大約九十分鐘後進入第一

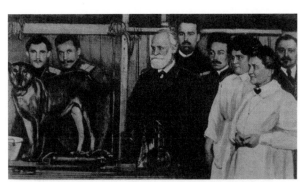

Pavlov(center) shown demonstrating classical conditioning to students at the Military Academy in Russia. © The Granger Collection

　　圖13.11 巴甫洛夫（1849～1936）在俄國軍事學院給學生表演經典的條件反射。他因此獲得1904年的諾貝爾獎。晚年因兒子去世而嚴重失眠，他把研究的重點放在神經生理方面，對夢有專門的研究。對白日夢的研究，應當是他自己的親身經歷。

次快波睡眠。此後，快波和慢波睡眠兩者交替發生，一夜的睡眠中大約出現三至五次快慢波循環。第一個快波睡眠周期約五分鐘長，隨後第二個快波睡眠周期按比例逐漸加長時間。做夢者一般都發生在快波睡眠時，此時睡者有眼球快速轉動的特別現象（REM）。而當快速眼動發生時，人就在做夢。如果醒來後不將夢境記錄下來，將很快被遺忘。

　　在快波睡眠時產生 α 波使潛意識和意識之間的通道可能開放，白天意識到感知到的經驗及舊的經驗程序可以互相比較修改，自行設計出新程序或修改舊程序用來製造蛋白質改變大腦細胞的構造，形成永久記憶，更適合生理及心理層面的需要。快波睡眠是遺傳性的，後天仍具有相當可塑性，透過一些簡單的方法可以改善良好睡夢。例如：配合人體「生物鐘」入睡；欣賞一些優美音樂；香味對人體有心理效應也有理化作用；合理的飲食，等等。

　　值得一提的是，以上實驗只能證明快波睡眠時人們可能做夢，不能排除慢波睡眠時人們也可能做夢。我們每個人都會有這樣的經歷，一進入睡眠，就開始做夢。或者在白日打盹時，立即進入夢境，即白日夢（daydream）。但是，也有學者認為這

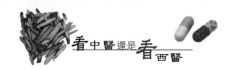
图二：作梦时意识和潜意识沟通示意图

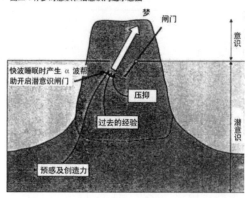

圖13.12 做夢時意識和潛意識溝通示意圖。請注意，這幅圖試圖用生理學來解釋心理學，跨了一個極大的學科界限。雖然弗洛伊德一開始也是力圖達到這個目的。

不是夢，而是一種低層次的意識活動，或者說是清醒時的幻覺（fantasy）。

1960年代，包括夢在內的人類睡眠行為的研究進入新的階段，發現：人在睡眠時可能也經歷著學習的過程，即把白天收集到的信息進行存儲、組織和加工，夢在其中起著積極的作用。把正在做夢的受試者連續喚醒，受試者的記憶力會出現快速衰退，幾天後會精神紊亂，負面影響甚至比把人從不做夢的深睡狀態喚醒更嚴重。

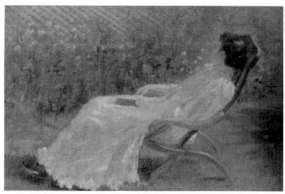

圖13.13 JANE SUTHERLAND的油畫：白日夢（1895）

可見，現代醫學對夢的研究還遠遠不夠，夢的心理學研究與生理學研究是不同的領域，所闡述的是兩種角度。由於弗洛伊德對夢的研究影響太大，似乎已經如中天的日，光芒萬丈，月亮和星星之光都被淹沒了！

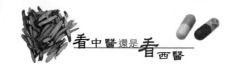

第十四章　藥物與食物

1. 藥物和食物的區別

　　中國傳統對食物之間的相互作用十分注意。傳說，明朝朱元璋大殺功臣，並且誅連九族，只有對徐達沒有下手，一來是幼時好友，二來戰功赫赫，二來徐達早已經將軍權交出，過著休閒的日子，沒有下手之處。後來徐達得了背疽，朱元璋派人給他送來蒸鵝。徐達見了蒸鵝，滿面流涕，他明白朱元璋還是要讓他一死。因為背上長疽不能吃發物，這個蒸鵝是發物，一吃這個東西，病發出來人就得死。他不吃就是抗上，也得死，還要誅連九族。以自己一死，卻可保住全家。於是安頓好家屬，沐浴更衣，告訴醫生，你們趕快逃跑。因為他知道，自己死後，朱元璋肯定會把醫生都殺了當替罪羊，說他們沒給徐達治好病，另外也是殺人滅口。

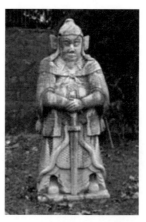

圖14.1 現在南京市太平門外板倉村徐達墓神道武士。

　　食物隨時也可變成毒藥。傳統中醫一直是稱藥物為毒藥的，凡是藥皆毒。認為中藥沒有副作用，實際上是一個錯誤的認識。

在《黃帝內經》中有明確的分別。我們在第三章也說過，《黃帝內經・素問・五常政大論》認為飲食調理是根除疾病的唯一辦法：病程有長有短，藥方有大有小，有毒有無毒，應當經常加以考慮制約。大毒的藥方治病，十去其六；常青的藥方治病，十去其七；小毒的藥方治病，十去其八；無毒的藥方治病，十去其九；穀肉果菜，飲食調養，可以去除全部的疾病。

請注意，這裡無毒的藥方是與穀肉果菜區分來的，而只有用穀肉果菜才可以治療全部的疾病。

2. 傳統中藥不是植物藥

很多人認為中藥就是植物藥，所以沒有副作用。實際上，從植物中可以提取出來許多的毒藥。還有一種看法，認為把中藥中的有效成分提取出來，就是中藥的科學化和現代化。這種看法曾經是主流，現在已經有所改變。[注一]

近一百年來，已經從植物中提取了五十九種藥，其中包括令國人自豪的「青蒿素」、「銀杏靈」，但一旦提純後，就不再是中藥了。有學者說，脫離中醫學的「中藥學」其實是「植物化

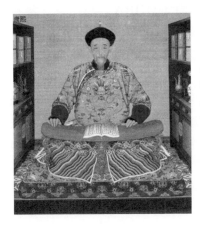

圖14.2 清康熙像。1693年（康熙32年）7月4日，康熙患了瘧疾，服用了法國傳教士白晉和張誠兩位神父獻上的奎寧後得以痊癒。康熙在皇城西安門內賜地建房，作為傳教士的住宅。在宮內還設有實驗室，供西方傳教士製作西藥。同日，康熙任命白晉（就是給萊布尼茲寄八卦方圖者，見第八章）為出使法國的欽差。奎寧成為他獎賞下屬的最好物品。

注：1 賈謙.中藥現代化國際化的反思（2003-12-31）[2006-10-21]http://www.chinainfo.gov.cn.data/200312/1_20031231_71936.html

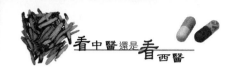

學」。如果「植物成分」的分析和分離就是中醫藥現代化的全部內容的話，那麼這種「現代化」早在上個世紀就已經開始，從金雞鈉樹皮提取奎寧就是那個時代開始。

中藥有如下特點：

（1）中藥建立在傳統中醫基礎理論之上。

（2）中藥講究炮製，講究藥物的四性五味和歸經。

（3）中藥多用複方，講究君、臣、佐、使。

（4）幾千年來，中藥一直是中國臨床治療的主要治療手段，已經積累大量臨床經驗。

中藥，是在中醫理論指導下，依據中藥用藥法度，用來防病治病的各種藥用物質。如果沒有中醫理論，就談不上中藥，現在國外的很多「中藥」就只能被稱為「藥用物質」。

3. 2006年英國中藥事件

2006年5月16日，英國藥品與保健品管理局（MHRA）發布的新聞說：

最近，英國藥品與保健品管理局（MHRA）在打擊中藥複方蘆薈膠囊的非法銷售和供應方面取得一些成功的結果，該局再次警告英國公眾，警惕這一產品及其他未經批准的草藥質量不合格和安全性問題。

在2006年5月3日，英國藥品與保健品管理局向Snaresbrook皇家法庭提出訴訟後，埃塞克斯郡蘇雷一批發商和零售商因非法銷售複方蘆薈膠囊，兩家企業總共被罰款五千多英磅。早在2003年9月，英國藥品與保健品管理局便在高達明、蘇雷的「中國藥城」查獲含汞超標的複方蘆薈膠囊，2004年1月在羅姆菲爾德、埃塞克斯查出更多的「中國歐洲有限公司」生產的複方蘆薈膠囊，發現汞含量竟然超過英國准許的最高含量的十一萬七千倍。

英國藥品與保健品管理局情報與執法主管邁克爾·狄特斯

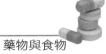

說：「我們知道很多人看重中藥的作用，但有一點需要提醒的是，有證據顯示，生產中藥的一些標準並不可靠，英國藥品與保健品管理局繼續調查報告中藥中汞和其它一些有毒物質的使用情況，眾所周知，這些中藥裡含有的汞將可能使人們反胃、腹痛甚至腎損傷。」

　　英國的消息在國內引起強烈的迴響。有反對的，如認為英國藥物安全機構中所說的這些副作用，沒有病例證據，並不能說明問題。有說很多中草藥中汞的含量都有超標，但跟其他藥物一起使用，不一定對人體就有害。比如砒霜，汞的含量還要高於蘆薈膠囊，目前，國際上還是用於輔助治療白血病。還有說，類似肝炎這樣的疾病，都是因為感染了病毒才導致發病的，而草本植物本身是不可能帶有肝炎病毒的。在中國中醫用藥中已有幾千年的歷史，從來就沒有發現引起肝炎的病例，不能僅憑一種中藥就斷然做出有毒的推測。這種解釋說法顯然是不知道肝炎有多種，其中之一就是藥物性肝炎，而病毒性肝炎只是肝炎的一種而已。

　　有認為國家標準不同的，如說，許多國家以化學藥標準來看

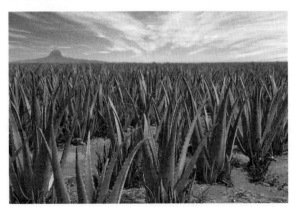

　　圖14.3 大面積種植的蘆薈，複方蘆薈膠囊主治：清理賜胃，通便，清肝火。是一種用於治療便秘和清肝火的常用中藥，是國家二級中藥保護品種。在中國國家藥品標準裡，中藥中和安宮牛黃丸、仁丹等二百五十三個藥品是國家批准可以含有「朱砂」成分。朱砂主要成分是硫化汞，純品含量可達96％。

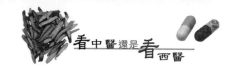

待和檢測中藥，是對中國傳統醫學的誤解。像複方蘆薈膠囊此類中藥作為處方藥也是在醫生的指導下才能使用的，並不能隨便服用。而在西方很多國家作為食品標準來批准，本身也是不認同中國傳統醫學的表現。並且有專家認為，中藥標準和西藥標準統一是不現實的，不能用西藥的藥品檢測方法來評價系統治療作用的傳統中藥。

國家藥典委員會的權威人士說：此次檢測結果完全是意料之中的。中國有不少中藥都有一些毒副作用，在療效顯著的情況下這些毒副作用有時是被忽略掉的。「我們的著重點在於療效；國外恰恰相反，他們首先看藥物含哪些成分，這些成分是否對人體有害，在這個基礎上再看療效。」以前國內對於重金屬的控制做得不是很好，近年來已經有了很大的加強，在一些新藥的評審上尤其如此。但是我們的中醫已經有千年的歷史，如果突然實施全面控制，我們很多傳統名藥甚至會面臨滅絕的困境。「中藥的重金屬控制必須逐步進行。」但我們的立場不會因國外標準的不斷提高而改變。」（注二）

中國中西醫結合學會會長陳可冀院士說（注三）：

中成藥出現重金屬超標是個較普遍現象，根結在於中醫藥學界不夠重視，從領導開始就有責任，沒有重視質控標準的嚴格性，不能全怪醫生。美國和台灣及香港先後公布上百種中成藥重金屬超標，沒有引起有關部門重視。

中藥是應該有自己的標準，但是不承認化學標準是完全錯誤的。吃藥的時候不知道自己吃的具體是什麼有效成分，不是一筆糊塗賬麼？實際上，藥監部門在審批中成藥的時候，都需要作有效化學成分和指標成分鑑定，主要成分必須報告出來。其實一直這樣做，只不過老百姓外界不一定了解。

注：2 國家藥典委員季申稱串藥傳統不會改變（2006-08-17）[2006-10-21]http://news.sina.com.cn/c/h/2006-08-17/025010745295.shtml
3 中醫專家陳可冀院士直評英國中藥毒性事件。（2006-09-06）[2006-10-21]http://tech.sina.com.cn/d/2006-09-06/11051122360.shtml

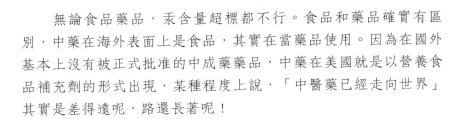

　　無論食品藥品，汞含量超標都不行。食品和藥品確實有區別，中藥在海外表面上是食品，其實在當藥品使用。因為在國外基本上沒有被正式批准的中成藥藥品，中藥在美國就是以營養食品補充劑的形式出現，某種程度上說，「中醫藥已經走向世界」其實是差得遠呢，路還長著呢！

　　對英國中藥事件的不同看法，足以說明人們對中藥的認識還是有相當大的差別的。

4. 穀肉果菜與五運六氣

　　《黃帝內經》說穀肉果菜治百病，強調的是天人合一，不是說隨隨便便地吃些穀肉果菜即可以治百病，也不是在於穀肉果菜自身的營養價值，而是在於天人合一的觀點。

　　《黃帝內經‧素問‧六節藏象論》：
　　黃帝說：「我想知道什麼是氣？請先生啟發我的蒙昧和疑惑！」
　　岐伯說：「這是上古聖皇的秘密，先師傳授給我的。」
　　黃帝說：「就請全部傳授給我。」
　　岐伯說：「五日（六十時辰）稱為候，三候稱為節氣，六個節氣稱為時，四時（四季）稱為歲，根據四時季節的不同，而進行治療。不管五行如何生剋，都可以治療。時期終了，又周而復始，季節變化，時氣生滅，就如圓環，無始始終，症候也是這樣。所以說，不知道年歲流動，時氣盛衰，虛實變化之原因，不可能成為一個好醫生！」
　　「天提供五氣以養人，地提供五味以飼人。五氣從人鼻吸入，藏於心肺，向上升延使人肌膚五色變化明潤，音聲可以彰顯而傳播；五味從人口進入，藏於腸胃，五味能夠被貯藏，才可得以養五氣。氣味調和而化生，就產生津液，神在這些基礎上自然

301

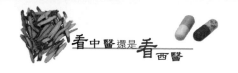

就產生了。」

因此，穀肉果菜必須與年歲季節相適應，才能夠達到健康體質，延年益壽的作用。《黃帝內經》以五運六氣來命名這種協調和諧。我們現在說的「運氣」一詞即來自於此。

五運六氣曆將一年分為三陰三陽六氣，與太陽周年視運動相關；同時採用六十干支和以六為節的方法，又與傳統陰曆相關，因此，五運六氣曆是兼有陽曆與陰曆兩種曆法特點，又主要是針對氣候與人體關係的一種曆法，研究者認為：「我們得出一個總體的印象是《內經》中涉及的天文曆法問題，似乎來自更為古老的觀測材料，或者來自平行於秦漢以來史書所記各曆家之外另一家的材料。……似乎《內經》中的天文曆法材料，告訴我們一些我們認為已經失傳的古代天文學情況。」^{（注四）}

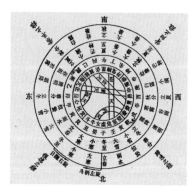

圖14.4 二十四方位、節氣與天體關係圖。從內向外，第一圈是五行，第二圈是我們頭上的星體分布。第三圈是天干與地支。第四、第五圈是節氣。這兩圈關於節氣的左旋和右旋，證明了《黃帝內經》的運氣學說的天文思想與秦漢時代的天文思想是一脈相承的。^{（注五）}

遠古的先人，將肉眼可以觀測到的天體上所分布的二十八個星座（即二十八宿）來劃分天空。每一星座的位置代表一個方位，並以星體在天空的運行和位置來確定紀年。許多讀者在初學傳統紀年時的最大困惑就是，甲子紀年從何時開始計算，以何物為對照確立，現在終於知道，是以星體運行和其在天空中的相對

注：4 盧央.《黃帝內經》中的天文曆法問題[M].見:任應秋.劉長林編.《內經》研究論叢.武漢,湖北人民出版社,1962,第237～263頁。
　　5 劉暉禎.試談運氣學中的干支問題[M].見:王琦主編.《黃帝內經》專題研究.濟南.山東科技出版社,1985,第99～129頁。

位置來確立的。所以，我們的傳統節氣可以指導農民種植而一直
延續至今。

5. 陰曆陽曆之外的中國又一紀年曆

由於一年四季的節氣相關，《黃帝內經》中的五運六氣曆就
成為中國傳統文化中的第三種紀年曆。這是一個與養生相關的年
曆。根據《黃帝內經》記載，我們可以總結如下：

（1）五運六氣曆的基礎是根據太陽周年視運動來計算的，
輔以中國傳統的陰陽、五行理論。我們且將陰曆、五行這些抽象
的概念先置一邊，可以說五運六氣曆是來自先民積年累月對天象
和星體運動的觀測，總結、歸納、推理、演繹，是可以重複的，
用現代的語言來表述，這是科學的；這一科學理論的基礎，就是
天體的運動不息。

（2）既然星體運動有規律可循，陰陽五行有實踐足以證
明，人確實生活在宇宙之中，這個無數星體的宇宙中，目前科學
只發現地球上才存在生命，因此，人們就有可能從中尋找到某種
有意義的關聯。

（3）《黃帝內經》特別強調了星體運行的位置與健康的關
係：

《黃帝內經·素問·氣交變大論第七十一篇》說，最高深的
醫學要道，上知天文，下知地理，中知人事，才可以獲得健康長
久。

《黃帝內經·素問·六微旨大論第七十篇》說，天地上下有
固定的位置，氣行左右有明確的規律，不符合這些位置和規律，
邪氣就要入侵，符合這種位置和規律，正氣就長存體內。

《黃帝內經·素問·六元正紀大論第七十三篇》說，五運六
氣這樣的周期規律，勝氣復氣的正常循環變化，都是遵循固定的
規律的，不可以不明察。所以說，掌握其要領，一句話就說可以
說清楚，不掌握其要領，就會造成眾說紛紜，流散無窮的說法。

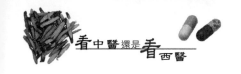

《黃帝內經·素問·五運行大論第六十九篇》說：氣順從則平和，氣逆反則生病，不按部就班在應當的位置則生病，迷移變換了應當的位置則生病，不能堅守在應當的位置上則有危險。

（4）我們用《黃帝內經》的五運六氣曆來指導健康，就像農民需要根據節氣，指導耕地、播種、澆水、施肥、鋤草、剪枝、收穫，才能種瓜得瓜，種豆得豆。我們根據《黃帝內經》的五運六氣曆來指導養生，知道何時應當吸收何種營養，注意何種保健，提防何種邪氣，進行何種防護，以期健康長壽，遠離疾病。

6. 陳獨秀對傳統中醫「氣」的撻伐

1914年，陳獨秀作為新文化運動的倡導者，對中醫口誅筆伐。他在《新青年》創刊號上發表的「敬告青年」中說：「（中）醫不知科學，既不解人身之結構，復不事藥性之分析，菌毒傳染，更無聞焉；惟知附會五行生剋寒熱陰陽之說，襲古方以投藥餌，其術殆與矢人同科；其想像之最神奇者，莫如『氣』之一說。其說且通於力士羽流之術；試遍索宇宙間，誠不知此『氣』之為何物也！」

在前面的論述中，我們已經知道陳獨秀對中醫不知科學，是無道理的。而他對「氣」的批判，現在看來也是有所不妥。雖然傳統中醫對「氣」的解釋是十分複雜，種類繁多，概念模糊的。但也未必是「遍索宇宙間，誠不知此『氣』之為何物也！」至少我們可以從以下二點來看中醫的氣。

6.1 自然之氣

從生理學上看，胎兒通過母體營養。當胎兒從母體中分娩而出時，第一件事就是吸入空氣，哇的一聲哭喊，使肺泡充氣，開始第一次的呼吸。如果胎兒不能呼叫哭喊，則是死胎，沒有生命。

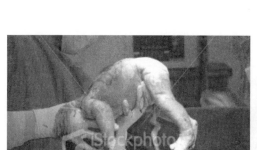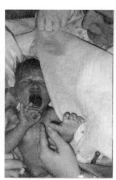

圖14.5 分娩過程。左圖胎兒已經產下，醫務人員正在準備結紮臍帶。如果胎兒不哭喊的話，就抓住下肢，拍擊腳心。如果還不能吸進空氣，生命可能就此終結。

　　根據現代生理學，肺的空氣總量正常成人男性平均為五升，女性約三‧五升。自嬰兒出生吸入第一口氣後，肺裡總是存在一部分無法呼吸出去的空氣，叫做殘氣量（正常成人男性平均為一‧五升，女性約一升）。如果是平靜呼吸時保留在肺部的氣量，就叫做功能殘氣量，代表呼吸肌處於鬆弛狀態時的肺容量。這就保證了每次呼吸時，肺泡內的氧分壓和二氧化碳分壓不致變化太快，有利於氣體交換和機體內環境平衡的協調。平靜時一呼一吸，叫做潮氣量，潮氣量只有〇‧四～〇‧六升。

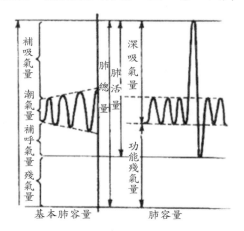

圖14.6 肺容量的組成。

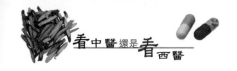
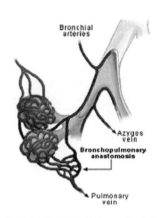

圖14.7 支氣管和肺泡中的氣體向毛細血管瀰散。紅血球攜帶氧氣和二氧化碳,無疑就是人生存的最重要的氣。

　　沒有空氣,沒有呼吸,就不能生存。這個道理人人皆知。但是,《黃帝內經‧靈樞‧五味第五十六》說:「呼時氣出,吸時氣入。天地之氣中對人有用之氣,吸入後大約四分之三呼出,四分之一吸入。」一吸一呼之間所通過肺部的氣量,不就是氣嗎。

6.2 食物之氣

　　《黃帝內經‧靈樞‧五味第五十六》還說:「如果不進食穀類,半日則氣衰,一日則氣少。」說明氣還與營養有關。首先,必須要有營養,才能夠給呼吸肌的運動帶來能量。其次,生命的其他功能也需要能量。所以,食物帶來的營養,在消化道裡被吸收,走行在血液裡。這與空氣進入肺部後,氧氣和二氧化碳也是在血液和組織液裡進行交換,由血管裡的紅血球攜帶。

　　西方傳統醫學也注意到食物的靈性。蓋倫的理論與柏拉圖的一致,他最基本的理論是生命來自於「氣」,腦中的「動氣」(Pneuma physicon)決定運動、感知和感覺;心的「活氣」(Pneuma zoticon)控制體內的血液和體溫;肝的氣控制營養和新陳代謝。

　　按照蓋倫的理論,人體主要的器官有三個,即肝臟、心臟和大腦。肝臟將人體消化系統自食物攝取營養物質送往肝臟,在那

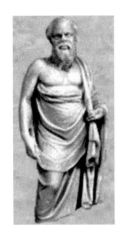

圖14.8 柏拉圖（Plate 467～347BC）。蘇格拉底、柏拉圖和亞里士多德奠定了西方哲學的重要基礎。人們對蘇格拉底的了解主要是出自柏拉圖《對話》的記載。

裡變成深紅色的靜脈血，靜脈血靠「自然靈氣」的推動，通過靜脈系統流向身體各個部分，再通過同樣的靜脈系統血流回肝臟。流到心臟的血除大部分回到肝臟外，一小部分透過心臟的隔膜進入左心室。在左心室，血液與來自肺部的空氣混合。

《黃帝內經・靈樞・營氣第十六》：

「營氣之道，內穀為寶，穀入於胃，乃傳之肺，流溢於中，布散於外，精專者，行於經隧，常營無已，終而復始，是謂天地之紀。」

《黃帝內經・靈樞・營衛生會第十八》

「黃帝問於岐伯曰：人焉受氣，陰陽焉會，何氣為營，何氣為衛，營安從生，衛於焉會，老壯不同氣，陰陽異位，願聞其會。岐伯答曰：人受氣於穀，穀入於胃，以傳與肺，五藏六府，皆以受氣，其清者為營，濁者為衛，營在脈中，衛在脈外，……中焦亦並胃中，出上焦之後，此所受氣者，泌糟粕，蒸津液，化其精微，上注於肺脈，乃化而為血，以奉生身，莫貴於此，故獨得行於經隧，命曰管氣。黃帝曰：失血之與氣，異名同類何謂也。岐伯答曰：營衛者，精氣也，血者，神氣也，故血之與氣，

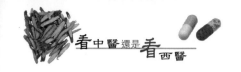

異名同類焉。故奪血者無汗，奪汗者無血。故人生有兩死，而無兩生。」

　　可見傳統中醫與傳統西醫都充分認識到消化系統吸收營養後進入血液，中醫認為吸收的營養是進入肺，而西醫認為進入肝臟，但最後皆由血液進入了全身。而這營養物質，就是氣。與血是同類而異名。氣就是血，血就是氣。呼吸之氣和營養之氣都是與血同行的，這是現代生理學。

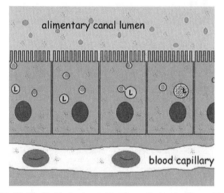

圖14.9 營養物質從腸道上皮吸收進入毛細血管，通過血液供養全身。食物在消化道最後是以糖、脂肪和氨基酸的形式吸收進入毛細血管，再隨血液流行全身。二千多年前古人將其視為五穀之氣，今人命其為糖、脂肪和氨基酸。

　　與現代醫學相對照，呼吸之氣和營養之氣最後都進入到血液，由血液再到全身，只不過術語有所變化，基本概念沒有根本的差異。隨著歷史的進展，科學的進步，自然應當對自然現象有更深一步的認識。但我們可以注意到，除術語變化外，幾乎沒有更多改變。

　　作為新文化的先驅，陳獨秀同時是中國共產黨的創建者。歷盡艱辛，沉浮世間。身體一直不好，又患有高血壓。雖然早年曾經反對中醫，後來卻也能夠接受。進入1942年後，陳獨秀的病情日趨沉重。他聽別人說，蠶豆花泡水常飲可以降低血壓，就備下蠶豆花，堅持飲用。這年春天他不時泡服。1942年5月12日上

午,陳獨秀高血壓復發。治病心切的他仍服蠶豆花泡的水,而這次服用的蠶豆花,採摘時遇雨,曬乾後其中有發酵的,泡服時水已呈黑色,味道也不純正,可惜治病心切,一時未加注意,因而中毒。所幸病情不甚嚴重。隔日,有朋友從重慶來看他,陳獨秀

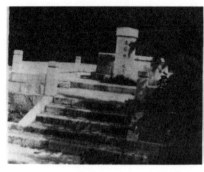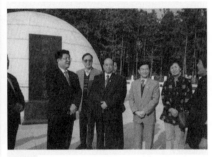

圖14.10 陳獨秀先生早期的墓和1999年以後修建的墓。說明對他評價也在轉變。據說他晚年潦倒,流落江津時,中央要求他寫一份檢查即可去延安重回黨內,他拒不認錯。

很高興,中午多吃了些豆腐燒肉及氽湯,引發胃病,嘔吐不止,夜眠不安。後來數天內頭暈目眩,耳鳴加劇,四肢僵厥,冷汗如浴,輾轉床第,昏昏迷迷⋯⋯經醫生多次搶救,偶有短暫甦醒。27日晚,昏迷兩天的陳獨秀走完了人生旅程。

7. 吃什麼補什麼與竹林七賢

人類的祖先為了生存的需要,不得不在自然界到處覓食,久而久之,也就發現某些動、植物不但可以作為食物充飢,而且具有某種藥用價值。考古學家已發現不少原始時代的藥性食物。孔子說過「食不厭精,膾不厭細」,說明對食物的要求是極高的。

基於吃什麼補什麼的概念,在魏晉南北朝造成一股服石風氣。因為,鐘乳石由水滴而成石,百千萬年才能夠長出那麼一點點,自然長壽無疆。屈原《楚辭》裡亦有「登崑崙兮食玉英,與

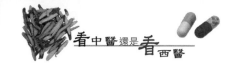

天地兮比壽」的句子。

張仲景《傷寒雜病論》中最早注明「宜冷食」的「侯氏黑散」和最早直呼「寒食」的「紫石寒食散」。因為是用石鐘乳、紫石英、白石英、石硫磺、赤石脂五味石藥合成的一種中藥散劑，所以又被稱為「五石散」。

因為「五石散」的藥性非但猛烈而且複雜，所以僅僅靠「寒食」來散發藥性是遠遠不夠的，還要輔以冷浴、散步、穿薄而舊的寬衣等各種舉動來散發、適應藥性，即所謂的「寒衣、寒飲、寒食、寒臥，極寒益善」，只有一樣是要例外的，那就是飲酒要「溫」。此類舉動稱之為「散發」和「行散」等。只不過倘若藥性散發不出來，又必須再服其他藥來引發，藥性如顯現則稱之為「石發」。

一般只有有錢人才能服得起這類藥物，甚至有假裝「石發」來表示自己富貴身分者。《太平廣記》記錄一則笑話：有一人於北京市中臥睡，大呼稱熱，吸引行人注意，同伴怪之，他說：「我石發。」

同伴問道：「您幾時服石，現在石發？」

他說：「我昨天買的米中有石，吃了後今天石發。」

眾人大笑。自後很少有人再稱自己患石發。

五石散中含有硫化物等毒性成分在內，食後極易性格暴躁。後人認為當時的名人，多脾氣暴躁、高傲、發狂、性暴如火的，大約便是服藥的緣故。有拔劍追趕蒼蠅的，裸體醉飲的，青白眼

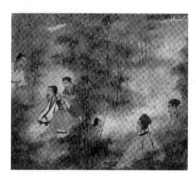

圖14.11 傅抱石 竹林七賢圖。竹林七賢是指西晉初期的七位名士：阮籍、嵇康、山濤、劉伶、阮咸、向秀、王戎。七人是當時玄學的代表人物，在生活上不拘禮法，清靜無為，聚眾在竹林喝酒，縱歌。嵇康的《養生論》更是傳統養生之名著。

看人的等等，不一而足。竹林七賢大概就是這樣造就出來的。可是，千百年來卻是中國知識分子清高的代表，備受崇敬。

其實食醫在二千多年前就與內科醫師（疾醫）和外科醫師（瘍醫）齊名。吃什麼補什麼就和中國象形文字的起源一樣古老。到現在，或許說至少可以滿足某種心理需要吧。

但是，吃什麼補什麼或許能夠得到生物化學上的一點支持。按照生物化學理論，食物蛋白的吸收必須先分解為氨基酸，然後才能在小腸被吸收。小腸吸收的氨基酸再到機體各個部位重新組合成各自特殊的蛋白質，維持生命的延續，以及機體各部位的特殊功能。請想一下，機體各部位的功能不同，蛋白質不同，組成不同蛋白質的氨基酸更是不同。因此，吃什麼補什麼就在於相同蛋白質的氨基酸組成大同小異，因此作為食物進入體內後，分解出的氨基酸就能夠很快地被吸收到相同的部位去組合成需要的蛋白質。至少，體內不需要去生成組成所缺部位的蛋白質的氨基酸。如果機體這部分正好有問題，說明機體自身的修復，需要大量的相關氨基酸，或者某種原因機體無法生成或較不易生成這類氨基酸，因此，進食同類的蛋白質，肯定是對身體有好處的。

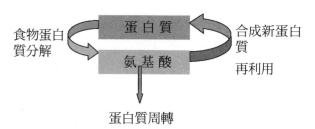

圖14.12 食物蛋白質分解和再利用示意圖。

8. 食物的忌口

食物的忌口多是民間所傳，如前文所述患疽不得食鵝。但是，根據傳統理論，既有五行相生相剋，又有食物的配伍禁忌，中醫明朝著名藥物學家李時珍的《本草綱目》中明確了食物的配伍禁忌，這些禁忌是何理由，不得而知，有些明顯是與五行生剋

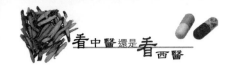

有關。下面舉例如下：

豬肉忌：生薑、蕎麥、葵菜、胡荽、梅子、炒豆、鴿肉、牛肉、鯽魚、馬肉、羊肝、龜鱉、鵪鶉、驢肉、烏梅、桔梗、黃連、胡黃連、百合、蒼朮

羊肉忌：梅子、小豆、豆醬、蕎麥、魚鱠、豬肉、醋、酪、半夏、菖蒲、銅、丹砂

驢肉忌：鳧茈、荊芥茶、豬肉

牛肉忌：黍米、韭薤、生薑、豬肉、狗肉、栗子

兔肉忌：生薑、桔皮、芥末、雞肉、鹿肉、獺肉

雞肉忌：胡蒜、芥末、生蔥、糯米、李子、魚汁、狗肉、鯉魚、兔肉、獺肉、野雞、鱉肉

鴨肉忌：李子、鱉肉

鯽魚忌：芥菜、蒜、糖、豬肝、雞雉、鹿肉、猴肉、厚朴、麥冬

鯉魚忌：豬肝、葵菜、狗肉、雞肉、朱砂

青魚忌：豆藿

黃魚忌：蕎麥

鱸魚忌：乳酪

鯛魚忌：野豬、野雞

螃蟹忌：荊芥、柿子、桔子、軟棗

黍米忌：葵菜、蜜、牛肉

生薑忌：豬肉、牛肉、馬肉、兔肉

芥末忌：鯽魚、兔肉、雞肉、鱉

蔥忌：常山、地黃、何首烏、蜜

蒜忌：地黃、何首烏

蘿蔔：忌地黃、何首烏

食物配伍禁忌可能應當與中醫忌口的說法區別對待。忌口的理論主要包括兩類：

312

一、某種疾病忌菜類食物。如：肝病忌辛辣；心病忌鹹；水腫忌鹽；骨病忌酸甘；膽病忌油膩；寒病忌瓜果；瘡癤忌魚蝦；頭暈、失眠忌胡椒、辣椒、茶等。

二、某類病症或某種情況下忌某種食物。如凡症見陰虛內熱、痰火內盛、津液耗傷的病人，忌食薑、椒、羊肉之溫燥發熱飲食；凡外感未除、喉疾、目疾、瘡瘍、痧痘之後，當忌食芥、蒜、蟹、雞蛋等發風動氣之品；凡屬濕熱內盛之人，當忌食飴糖、豬肉、酪酥、米酒等助濕生熱之飲食；凡中寒脾虛、大病、產後之人，西瓜、李子、田螺、蟹、蚌等積冷損氣之飲食當忌之；凡各種失血、痔瘡、孕婦等人忌食慈菇、胡椒等動血之飲食，妊娠期禁用破血通經、劇毒、催吐及辛熱、滑利之品。

西醫沒有忌口的說法。但是，對於某些明顯不利的情況，似乎還是應當考慮的，如孕婦忌用活血化瘀的藥物及麝香等。

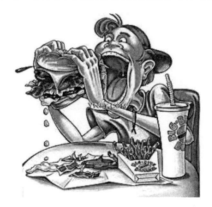

圖14.13 要說西醫，糖尿病忌糖，膽結石忌脂肪，諸如此類，還是有的。服用藥物，也有諸多禁忌。

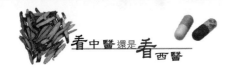
第十五章　生存與死亡

　　生命與死亡，人類永恆的話題。人類為此困惑、痛苦、探索、求知，宗教闡述它們，哲學家討論它們，作家描寫它們，帝王將相畏懼它們，烈士豪俠視其為歸，而大多數人渾渾噩噩、糊里糊塗也就過了一生。

1. 林類與孔子

　　《列子》中記載了這樣一個故事：

　　孔夫子周遊列國，暮春時節來到衛國。見到一個年近百歲的老人披著皮襖，一邊在已經收割的田地裡拾著別人遺棄的麥穗，一邊唱著快樂的歌曲。孔夫子說：「這個老頭倒是值得談談，你們誰願意去試試？」

　　子貢自告奮勇，在田頭攔住老頭，對他嘆道：「您老人家不後悔嗎？這麼大的年齡了，還一面唱歌，一面拾穗。」

　　老人不理他，繼續一面唱歌。一面拾穗。子貢一再追問，老人才抬起頭來，說：「我有什麼好後悔的？」

　　子貢說：「您老人家少年時不努力，長大時不抓緊，年老時還無妻，行將入土了，還有什麼可高興的一邊唱歌一邊拾穗？」

　　老人說：「我高興的理由，每個人都有，可他們卻反以為憂。正是因為我少年時不努力，長大時不抓緊，才能有今天的高

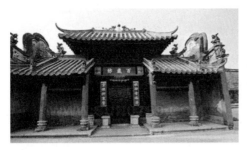

圖15.1 廣東省東莞市茶山南社村明清時代的古建築百歲坊。為紀念四位年過百歲的老人而建。據報導，香港僅次於冰島和日本，位居全球最長壽地區第三名。合理飲食，樂觀和空氣可能是重要原因。

壽；老了沒有妻子，又快要入土了，才會有今天的快樂。」

子貢說：「每個人都願意長壽，不願意死，而你卻以死為樂，為什麼呢？」

老人說：「死與生，一個是去，一個是返，所以死在這裡，怎麼知道不會生在另一個地方呢？我又怎能不知道生與死不是一回事呢？我又怎麼知道苦苦求生不是一件蠢事呢？我又怎麼知道今天去死不比往日之生更好呢？」

子貢聽了，仍然是一頭霧水，丈二和尚摸不著頭腦，回去告訴孔夫子。孔夫子說：「我知道這個人很值得一談，果不其然；只是他還沒有說得盡善盡美罷了。」

這個老人的名字叫林類。他比孔夫子活得高壽，也活得更自在逍遙。他也比孔夫子更得《周易》之道，至少在關於生與死這個問題上可以說是這樣的。

2. 老子與莊子

老子，據說曾是孔夫子的老師，說：「生也死之徒，死也生之始。孰知其紀。」意思是生伴隨著死，而死則是生的開始，誰又能知道它們的規律呢？

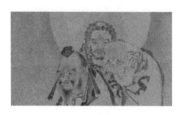

圖15.2 三教合一。中國傳統文化的特色。讀者一看即能明白圖中誰是孔子、老子和釋迦牟尼。

莊子在《南華經》中接著說：「如果死與生是相伴的，我又有什麼可怕的！」在中國歷史上有一齣著名的故事，就是說莊子的妻子死了，莊子不但沒有絲毫的悲傷，反而敲著臉盆伴奏，且歌且舞。前來吊喪的人見了，氣憤地說：「她與你共同生活，為你生兒育女，並撫養成人，現在老去身死，你不哭也罷，反而鼓盆而歌，不是太過分了嗎！」莊子回答說：「你說的不對。她剛

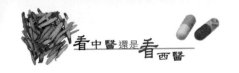

死的時候，我獨自一人偷生，又怎能沒有痛苦感慨呢！可是，細細一想：在她生出來以前，是不存在生命的；不但沒有生命，而且還沒有形體；不但沒有形體，而且還沒有氣息。在混沌恍惚之間，先是有氣變出，然後氣變化成形體，形體變化出生命，現在又變作死亡，猶如春夏秋冬，四季相替。何況現在她人還靜靜地躺在天地之間，如果我在她的形體旁邊哭的嗷嗷叫，自己都覺得不合乎自然規律，所以，我才不哭呢！」

3. 我命在我不在天

孔子的思想是儒家的思想的代表，注意力集中在世俗的禮儀及制度，不研究或不想研究生死問題。以老子、莊子為代表的中國道家思想，卻對生命與死亡的問題有較多的研討，實際上，道家對生命的探討要比對死亡的探討要多得多。這是我們看到道教是世界上各種宗教中最具特色的現象的基本原因。大概世界上只有道家提出了「我命在我不在天」，力圖通過自己修練的過程，來擺脫超自然的規律或神及上帝的主宰，以得道成仙，長生不老，永遠脫離死亡的威脅。

道家的養生與儒家有所不同，儒家以性命為天所賦，人不能違天，以天道為規矩。而道家卻認為「我命在我不在天」，可以通過修身養性，服藥餌食求得長生不老，羽化成仙。

道教養生的核心理論見於老子的《道德經》和莊子的《南華經》。

《道德經》云：「谷神不死，是謂玄牝。玄牝之間，是謂天地根，綿綿若存，用之不勤。」天長地久，天地所以能長且久者，以其不自生，故能長生。是以聖人後其身而身先，外其身而身存。非其天亂耶，故能成其私。」

「載營魄抱一，能無離乎，專氣致柔，能嬰兒乎？滌除玄覽，能無疵乎？愛民治國，能無知乎？天門開闔，能無雌乎？明

316

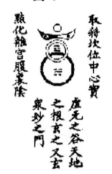

圖15.3 玄牝圖。虛無之谷，天地之根，玄之又玄，眾妙之門。是煉丹術還是房中術？

白四達，能無為乎？生之畜之，生而不有，為而不恃，長而不宰，是謂玄德。」

「至道之精，窈窈冥冥，至道之極，昏昏默默。無視無聽，抱神以靜，形將自正，必靜必清，無勞女形，無搖女精，乃可以長生。目無所見，耳無所聞，心無所知，女神將守形，乃長生。慎女內，閉女外，多知為敗。我為女遂於大明之上矣。至彼，至陽之原也；為女入於窈冥之門矣，至彼，至陰之原也。天地有宜，陰陽有藏，慎守女身，物將自壯。我守其一，以赴其和；故我修身千二百歲矣，吾形未有衰。」

在此基礎上，展開道教的一系列養生行為與研究，如內丹、存思、導引、沐浴、服食、房中、辟穀等等。

4. 蘇格拉底之死

蘇格拉底（西元前468～400年）、柏拉圖（西元前429～347年）和亞里士多德（西元前384～322年）是古希臘羅馬最著名的三大哲學家。蘇格拉底為首，他自己沒有留下任何著作，他的思想都是他的學生們（包括柏拉圖）記載下來的。據說，蘇格拉底知識淵博，思想脫俗，身邊聚集著許多青年人，不能見容於當時的統治者，於是有三個檢察官向法院起訴蘇格拉底。一個是悲劇

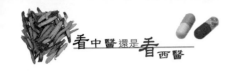

作家和詠曲作家叫做米利托斯；一個是演說家，叫做呂康；還有一個是皮匠，叫做安托奴斯。起訴書的罪名是：蘇格拉底違犯律法，不尊敬城邦所敬的神，並引進新神；另外，他還敗壞青年。

　　蘇格拉底坦然受審，不為自己辯護。他認為，自己一輩子都在為自己辯護，因為他一生一世都沒有做過不義之事，這就是最好的辯護。法官判他死刑，但給了他一個機會，可以流放，離開

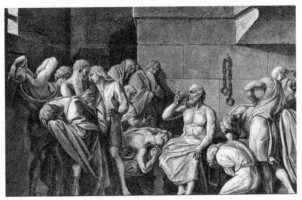

圖15.4 蘇格拉底之死。蘇格拉底寧可遵從判決接受死刑，也不願意流放或逃跑。反映了西方文化歷來對法律的態度。

城邦。但蘇格拉底拒絕，寧可選擇受刑，以表示對律法的遵守。他說：「但如果我不義地死去，這乃是那些不義地處死我的人的恥辱。因為，不義既是可恥的，不義地做任何事豈不都是可恥的嗎？但對我來說，別人對我不能作正義的判決或行為，有什麼可恥呢？我看，後人對前人的看法，是隨著他們生前受不義的待遇或者行不義的事而不同的。我也知道，如果我現在死去，人們對我的看法，也會和他們對那些處死我的人的看法不同，我知道他們會永遠給我作證，我從來沒有不義地待過任何人或者使任何人變壞，而總是在努力使那些和我在一起的人變得好些。」

　　在等待死亡的三十天裡，蘇格拉底仍同往常一樣，生活、談話，最後在朋友、學生面前坦然飲下毒酒。直到今天，這種視死如歸的態度，仍然令人欽佩。

　　根據柏拉圖和蘇格拉底其他學生的記載，蘇格拉底提出靈魂

不死和知識就是記憶的概念。記載表明，蘇格拉底說他是從其中有部分是男女祭司的一些講神異的聰明人士們那裡聽到了關於靈魂不死這條「令人讚嘆的真理」的。「人的靈魂是不死的。它在一個時候有一個終結稱為死，在另一個時候又再生出來，但是永遠不會消滅……」

「既然心靈是不死的，並且已經投生好多次，既然它已經看到陽間和陰間的一切東西，因此它獲得了所有一切事物的知識。因此人的靈魂能夠把它以前所得到的關於美德及其他事物的知識回憶起來，是不足為奇的。因為既然一切東西都是血脈相通的，而靈魂也已經學會了一切，因此就沒有理由說我們不能夠通過對於一切事情的記憶這個記憶我們稱為學習——來發現一切其他的事物，只要我們有足夠的勇氣和在研究中不昏亂的話。因為一切研究，一切學習都只不過是回憶罷了。」

從蘇格拉底的談話中，我們至少可以得出一個結論，古希臘和古印度都存在靈魂不死和投生轉世的概念。由此，蘇格拉底提出學習和知識只是記憶與回憶。

5. 奧西里斯（Osiris）與伊西斯（Isis）

在埃及傳統裡，獵戶座一直是與神話中死去、被肢解，而後又復活，並成為陰間主宰的奧西里斯（Osiris）神有關的。

奧西里斯的弟弟嫉妒哥哥，把他害死，並把他的屍體砍成碎片，散向四處。奧西里斯的妻子伊西斯找到屍體碎片，將塗上臘的碎片放到一個廟宇裡供人膜拜，還將奧西里斯的屍體用亞麻布繃帶綁起來進行保護，並向他吹氣，使他死而復生。復活後成了主宰冥界的神靈。

雖然在吉薩高地上的三座著名的，而且謎一般的金字塔裡沒有像其他普通的金字塔一樣發現法老的木乃伊，但普遍認為金字塔是埃及法老的陵寢和祭祀場所。建造這種龐然大物，正是因為希望肉體的不朽與永生。法老們及有條件的古埃及人嫻熟地製作

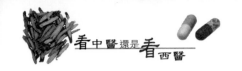

木乃伊，就是為了有朝一日，可以永生。這與在現代高技術的條件下，有錢人把自己無法醫治的、必死的軀體放在低溫中保存，希冀有哪一天，科學技術可以將他們復溫，使他們復活，根本沒有什麼區別。唯一的區別是：古埃及人認為死去的肉體製成木乃伊就有希望在日後的某一天大神來臨時復活，而現代人相信在低溫保存下，可以指望科學有一天可以使他們復活。也許過了多少年後，我們的後人會發現，這種低溫保存肉體是可笑的，就像我們今天笑話古埃及人將肉體製作成木乃伊一樣。

　　雖然我們現在無法確定古埃及人對生命與死亡的概念究竟是

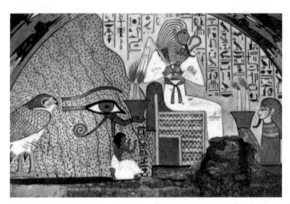

圖15.5 伊西斯正在準備把她丈夫奧西里斯的屍身碎片復合。這可能是埃及木乃伊的起源吧。

怎樣的，但從在墓穴裡木乃伊身邊發現的給死人讀的紙莎草文書來看，我們知道埃及人最後樹立了一種強烈而堅定的信仰：生命不死。所以他們狂熱地製作木乃伊，為死去的人提供豐富的陪葬品。而與埃及交往密切的美索不達米亞卻沒有製作木乃伊的習慣和技術。據考證，在埃及人狂熱地建造金字塔，美索不達米亞的墳墓只是簡單地覆以黃土。說明這時的埃及人對生命與死亡已經有了相當完整的體系。

　　在十九世紀末，英國人布奇（Budge, E.A.W.）對在埃及木乃伊身邊發現的紙莎草書進行深入研究，並於1890年和1894年出版《阿尼的紙草》。十九世紀初，根據新的發現及重新認識，在前

者的基礎上，出版了著名的《埃及度亡經》（Egyptian Book of the Dead）。書中記載了奧西里斯（Osiris）與伊西斯（Isis）的神話，對生命的更新與再生進行象徵性的陳述，並為死者提供各種克服困難和障礙以求得新生的辦法。這些大約書寫於西元前1500年左右的紙莎草書的主要內容是：對大神拉的讚美詩，對奧西里斯的讚美詩，對死後生命的描述，比如對死者的審判、審判場所……，還有就是一些幫助死者渡過難關的咒語。

永生的概念是岸及傳統文化的精髓，他們相信死去的人不僅靈魂不死，而且肉體的部分也是可以復活的。所以他們才會狂熱地研究和探討木乃伊的技術。奧西里斯與伊西斯的神話是這種思想的淵源。

6. 猶太教、基督教和伊斯蘭教

猶太教的信徒並不畏懼死亡，他們說：「人的歸宿是死亡，而牲畜的命運則是被屠殺且無知地死去。幸福屬於那些人，他們接受的是律法的教訓，他們的行為尊從律法，他們只做造物主喜歡之事，他們成長於優良的家族並且死不愧於家族的名譽。對此偉大的所羅門王曾說：『良好的名譽要比珍貴的油更珍貴，而死亡的日子同樣要比出生的日子來得更為重要』。」

所以，我們看到：持續二千多年沒有國土的猶太民族生存了下來；第二次世界大戰中，猶太人勇敢地面對法西斯的大屠殺，死去人數達到六百萬；在過去的一百多年中，對人類歷史進程最有影響的三位人物，馬克思、愛因斯坦和弗洛伊德，是猶太人。

基督教的生命與死亡的觀念是建立在猶太教的基礎之上的。對於上帝創世、上帝創造人類的始祖，以及人類始祖所犯的罪惡，他們的觀點沒有多大區別。他們的區別在於對於贖罪、死亡與復活的看法不同。基督教認為，耶穌在十字架上的獻身是為整個人類始祖原始罪惡的一種贖罪，耶穌是上帝之子，通過他自己的死，解救了整個人類。

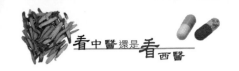

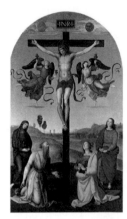

圖15.6 拉斐爾的油畫：十字架上的耶穌基督。

　　猶太教相信，上帝有一天會指派救世主彌賽亞來拯救他們，使以色列再次和平、興旺和昌盛。彌賽亞一詞在希臘語裡就是「基督（Christos 或 Christ）」。在耶穌死後，他的信徒相信耶穌就是基督，他們都是信仰基督的徒眾，於是有了基督教這個後來成為全世界最大宗教的稱呼。

　　基督教認為，人類始祖亞當與夏娃在伊甸園裡對上帝的意志的違背，是人類與生以來就具備的罪惡，稱為原罪。同時，人類也自然承擔了上帝對人類始祖的懲罰。但是，上帝還是憐憫人類的，他派自己的兒子耶穌下凡，拯救人類。耶穌把自己獻在十字架上，流血犧牲，作為人類永遠贖罪的祭祀，從而洗卻人類的原罪，使人類得以拯救。但是，要獲得這種拯救，其基礎是你要信仰基督，因信稱義，因信得救，因信得主。另外，因為基督是流血、受死才拯救人類，他的遺命只有在人類死亡後才能生效。到了世界末日，耶穌再次來到人間，死去的人復活，信仰他的人，就能追隨他到天堂獲得永生，而其它的人則將到地獄受苦。

　　《聖經》中說：「他只犧牲自己一次，便消除了罪惡。按照命定，人人都有一死，死後且有審判。基督曾經一度獻上自己的生命以承擔眾人的罪，他將第二次出現——不是為了來代罪，而是來為渴望他來的人成就完全的救恩。」（《希伯來書》第九

322

章）

　　早期基督教與羅馬帝國的國教多神教產生矛盾，羅馬帝國的統治者對其進行了殘酷迫害。從一世紀至四世紀，就有著名的十次大迫害，其殘酷程度，罄竹難書，但由於耶穌捨身取義已為眾多教徒作出榜樣，許多信徒從容就死，前赴後繼。這種精神反而征服了更多的人。民不畏死，奈何以死懼之？

　　《可蘭經》認為人類的死亡和創造一樣，都只是上帝的意志。《可蘭經》說：「未經阿拉許可，沒有人能夠死亡，生命的期限是規定了的。」（第九章139節）

　　人類的死亡不是上帝對亞當、夏娃及他們後代的懲罰，而只是一個確定的生命過程。在世界的末日，不是耶穌，而是上帝自己進行最後的審判。《可蘭經》中記載道：「阿拉說：『爾撒（耶穌）啊！我將使你死亡，把你升到我的眼前，並為你澄清不信者對你所說的謊話。直到復活日，我將使那些追隨你的人比那些不信者優越。然後，你們都將回到我這裡，我將就你們之間的歧見加以判決。』」（第三章55節）

　　今天，西方的猶太教、基督教和伊斯蘭教的信仰者要佔全世界的一半以上的人口。這三大一神教在對上帝是唯一神、上帝創世、創造生命、創造人和人類始祖故事的看法基本一致，對死亡、贖罪和末日審判的看法有所不同。這三大一神教與東方的印度教、佛教和道教相比，幾乎整個生命與死亡的過程均完全不同。古埃及傳統和古希臘羅馬傳統似乎介於兩者之間，他們是多神論，相信內在自我（靈魂）不死，相信萬物的內部構造是元素的組合；古埃及傳統還一直相信死後復活。

7. 印度教和佛教

　　印度教認為內在的自我是永生不滅的，因而，不滅的自我就將由死到再生。這種由生到死，由死到生的過程，形成印度教的另一個重要的概念，輪迴（samsara）說。生命既然是輪迴不息

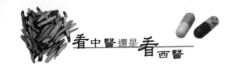

的，那麼上一世生命的所作所為，必定會給後一世的生命帶來影響，由此又導出業（karma）報說：人的一切行為都必然為其帶來相應的果報。業是一種因，有因業有果，果就是報。肉體雖死，但在這一肉體生存時所造的業，會在他的下一世得到果報。

印度教的所有教徒關於生命與死亡、靈魂與肉體的關係的見解本質都是相同的。虔誠的印度人的一般願望是獲得解脫，即脫離生死輪迴，在一種不變的狀態之中獲得安息，這種狀態叫做與梵合而為一，稱涅槃，還有許多其他名稱。

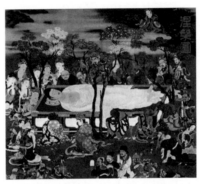

圖15.7 涅槃圖。就是不知道為什麼佛邊上的人，好像都是中國人。可見佛教對國人的影響。大概儒家講入世，道家講修練，國人需要有人來講講來世。

佛陀說到世界萬物均苦，一切皆苦，生命痛苦時，並非是一種消極的態度。佛陀說：「如果沒有三事存在，佛陀不會出現於世，他的教法也不會放光。何者為三事？即生、老、死。」

如何解決這種痛苦？按佛教說法，只要有生就有苦，生命是永恆的，輪迴的，所以要解脫這種痛苦，就只有中斷輪迴，超脫生死，涅槃；而佛教的所有修練，就是要在生命死亡的那一瞬間達到這一目的。

佛教與中國的道教最大的不同是前者探討的主要是一門死的哲學、死的藝術和死的理論，而後者，追求的是長生、長壽、長留世間。在《長阿含經》中，佛陀對阿難陀說，假若沒有生，還會有老和死嗎？無生，則無老、無死。

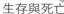

　　請注意，在這裡，我們看到了衰老的概念。衰老是誕生到死亡之間的一個緩慢的過程，可能是人類僅次於死亡所恐懼的一個自然現象和規律。

8. 中陰身

　　佛教引進了中陰的概念。在藏傳佛教，中陰的概念得以更進一步的發展。

　　藏傳佛教把人生命各種不同的意識存在境界，稱作中陰（bar-do）。人的一生有六種中陰：

　　（1）生處中陰：人清醒時的意識狀態。

　　（2）夢境中陰：入夢時的意識狀態。

　　（3）禪定中陰：人入定時的意識狀態。

　　（4）臨終中陰：經歷死亡時的意識狀態。

　　（5）實相中陰：體驗實相時的意識狀態。

　　（6）投生中陰：人再生時的意識狀態。

　　另有教派認為中陰有六種：①生死中陰；②輪涅中陰；③道上中陰；④中有中陰；⑤夢境中陰；⑥生有中陰。臨死前的中陰有三個階段：最初階段為生死中陰又稱死有中陰，中間階段為中有中陰又稱世間中陰，最後階段為生有中陰，又名投生中陰，與前面分法大同小異。

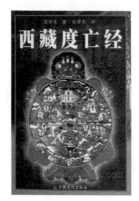

　　　　圖15.8 最新出版的《西藏度亡經》的封面。中間是佛教的大道輪迴圖。

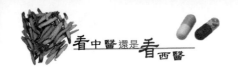

前三種中陰是生命持續狀態下的意識現象，第四種到第六種就是從死亡的開始到生命的產生時的意識狀態下的階段。藏傳佛教重點討論從死亡到新的生命誕生的過程。藏傳佛教的著名尊者米拉日巴曾說：「因為我怖畏死亡，所以我才入山修行；在山上我思考心的無死本性，現在我對死亡了無所懼。」正是由於對死亡到再生有相當系統研究及理論，我們看到西藏至今保留了嚴密的活佛轉世體系。

《中陰聞教得度》是這一理論中最重要也是最知名的著作，相傳是蓮花生大師在八世紀的遺著，曾經埋藏在色旦河畔的甘布達山中，後被寧瑪派挖掘出來，並發揚光大。1927年，美國人埃文斯‧溫茲將1919年由藏族學者達瓦桑都喇嘛從藏文的《中陰聞教得度》翻譯成的英文編輯出版時，鑑於《埃及度亡經》在西方幾乎家喻戶曉，給它起了個恰如其分又通俗易傳的名字：《西藏度亡經》。這一經典對西方的影響尤其對研究死亡及死亡後體驗的學者，遠遠超過了《埃及度亡經》。著名的心理學家榮格將此書稱作「全人類意識的原形」。

至少說明了一點，在一千多年前，藏傳佛教就已經開始對瀕死狀態的研究。

9. 瀕死狀態的研究

由於現代臨床醫學已經進步到即使心臟停止跳動，也可以成功地救活。只要腦部並未缺氧過久而受損，他們就可以「活過來」，而且不必擔心有任何嚴重的後遺症。其中有不少病人心跳完全停止並超過理論存活的時間，卻奇蹟般地復活過來。因此，不僅死亡的定義必須重新界定，而且開拓了一個全新的醫學領域：瀕死狀態的研究。

最早創立瀕死狀態的研究的是美國學者Raymond Moody，他在維吉尼亞大學讀的心理學和哲學博士學位，在喬治亞醫學院獲得醫學學位。1975年，他出版《死後生命》，並將瀕死狀態感受

定名為瀕死經驗（near-death experience, NDE）。

全世界對曾經有過瀕死經驗人進行調查，一般可以歸納為以下幾個典型特徵：聽到一種蜂鳴或者鈴聲，看到一個幸福的場面，感覺自己從體內漂浮出來，從高處下望，通過一個隧道奔向光明，遇到死者、聖人、基督、天使，等等，眼前掠過一生中的事件，感覺一切如此美好，不想再重新回到自己的體內。

令人備感驚異的是，曾經垂死或幾乎被宣布死亡的人，竟然描述出非常類似的經歷及感受。那些因意外事故或疾病造成生命瀕臨結束狀態的人，有三分之一至二分之一的人，敘述出記憶鮮明、對他們影響深刻的經驗，幾乎沒有什麼例外，情形大致都相同。

中國學者對唐山大地震的倖存者進行的調查，也得出類似的結論。[注一]從理論上講，這些研究只是調查，而不是嚴格的科學，因為沒有可能重複、驗證和記錄。這個過程被歸納為五個階段：

第一階段：安詳和輕鬆，持此種說法者約佔57％。

第二階段：意識「逸出」體外，有這種感受的人約佔35％。

第三階段：通過「黑洞」，有此感覺的約佔23％。

第四階段：與親朋好友歡聚，他們全都形象高大，絢麗多

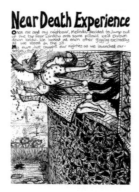

圖15.9 瀕死經驗。大多數的瀕死經驗都描述了見到光和隧道，以及出體的經驗。

注：1 唐山大地震一百位倖存者瀕死體驗調查（2006-09-06）[2006-10-24]http://news.sina.com.cn/c/2006-09-06/051010931189.shtml

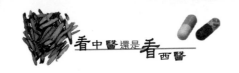

彩，光環索繞，宛如天使。

　　第五階段：與宇宙合而為一。

　　雖然不是每個瀕死者都能夠體驗全部這五個階段。但是，這些階段基本與《西藏度亡經》中所陳述的相去無遠。

　　也有最新的說法，認為瀕死經驗只是腦細胞瀕死時發出的幻象。不管是什麼，傳統的研究和現代的研究觀察和思考了同樣的現象。那麼修行打坐者的入定體驗，是不是也是因為腦細胞缺少氧氣而產生的感覺呢？

10. 延年益壽

　　《黃帝內經》開篇即說：「上古之人，其知道者，法於陰陽，和於術數，食飲有節，起居有常，不妄作勞，故能形與神俱，而盡終其天年，度百歲乃去。今時之人，不然也，以酒為漿，以妄為常，醉以入房，以欲竭其精，以耗散其真，不知持滿，不時御神，務快其心，逆於生樂，起居無節，故半百而衰也。」這裡說的「今時之人」，與二千多年後的現代人沒有什麼兩樣。《黃帝內經》還區分了真人、至人、聖人和賢人。前兩種人現代醫學可能無法接受，可以「壽敝天地，無有終時」；後兩種人通過養生，則可以活到百歲。這與現代科學的研究結論幾乎是一致的。

　　2002年6月，三位美國專家代表國際上五十一位頂尖的老年醫學專家在美國公開發表文章，宣稱：抗衰老是偽科學（pseudoscience）。鑑於市場充斥著大量抗衰老產品和大力推銷改變生活方式，與當今科學研究結論大相逕庭，有些甚至是有害的，科學家們認為他們再也不能保持沉默了。同年8月，國際上最權威的美國《科學》雜誌也發表文章，認為：抗衰老技術是偽科學。

　　迄今為止，世界上有案可稽最長壽的生命是法國的Jeanne Calment太太，她活了一百二十二歲。在今天科學最發達的美國

出生的新生兒，其生命的預期值（life expectancy）是七十七歲左右，而這一預期值在1900年時是四十七歲。進入二十一世紀後，如果科學不能改進人類老化的過程，男女性的生命預期值不可能超過九十歲，即使所有的令老年人死亡的疾病全部消失，這一預期值最多再增加十五歲。

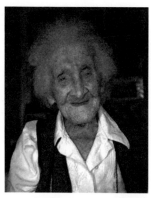

圖15.10 法國人Jeanne Calment太太（1875～1997）。有充足證據是世界上生存時間最長的人，一百二十二歲。他的父親活到九十四歲，母親活到八十六歲。她說她的長壽密訣是橄欖油和巧克力。九十歲時，他與一位律師簽下合同，每年由其贍養，死後房子由其繼承。不幸的是，這位律師1966年七十七歲時去世，他的家人不得不履行協議，繼續贍養老人到1997年8月4日！

因此，這些老年醫學專家明確宣布：有史以來，所有宣稱可以延緩、停止衰老或返老還童的方法都不能證實。改變生活方式，外科手術、維生素、抗氧化劑（antioxidants）、激素或可用的基因工程技術都不能影響衰老的過程。要想有效地延緩衰老，只有通過擺脫人的一生中可能發生的致命疾病，如心臟病、癌症、中風等與老年相關的疾病或紊亂，以及盡早發現健康改變，積極地提高人群的健康條件才能達到。

中國傳統文化中最長壽的是彭祖，有說活了八百歲，有說六百多歲。後來有人考證，說是傳說弄錯了，應當是六百八十七個甲子日。一個甲子日是六十天。所以，彭祖不過也就活了一百二十多歲。竹林七賢之首嵇康在其養生名著《養生論》中明

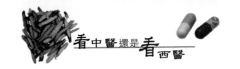

確提到當時人們認為：「上壽百二十，古今所同；過此以往，莫非妖妄者。」

綜上所述，我們得出：

當代與傳統是無法分割的。

當代醫學與傳統醫學也無法分割。

中醫繼承傳統，也應當發揚傳統，不必泥古而不化，也不應故步自封。

現代醫學不僅吸收了傳統醫學理論，而且博採世界先進文化，充分利用現代科學技術，才能發展到今天。

中醫一樣可以利用現代科學技術，吸收世界先進思想，在傳統的基礎上，去粗取精，去偽存真，實施救死扶傷之道。

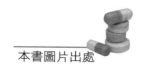

本書圖片出處

　　本書圖片轉載自以下網頁，特此致謝。沒有標注網址的可見本人及同事所著，北京中醫古籍出版社出版的《陰陽二十五人的經絡調理》（2003）、《陰陽二十五人的飲食調理》（2005）、《〈黃帝內經〉二十五音分析及圖譜》（2005）和《五臟相音──〈黃帝內經〉失傳二千多年的理論和技術的現代研究》（2006），個別見於醫學教科書。

圖1.1　http://library.wustl.edu/units/spec/exhibits/enchant/images/knil.gif

圖1.2　http://www.pethouse.com.tw/everyday/image/北非髯羊.jpg

圖1.3　http://blog.chosun.com/web_file/blog/328/28328/1/zhuangzi.jpg

　　　　http://www.zhuangzi.com/zzzb/mhzz/034d.asp

圖1.4　http://www.law.umkc.edu/faculty/projects/ftrials/galileo/galileotrial.jpg

圖1.5　http://artfiles.art.com/images/-/Jan-Banck/Sir-Isaac-Newton-Giclee-Print-C12013667.jpeg

圖1.6　http://www.cas.cn/uploadfiles/jpg/2005/4/18/142945.jpg

圖1.7　http://www-tc.pbs.org/wnet/hawking/assets/images/home-ill20.jpg?mii=1

圖2.1　http://image.blog.livedoor.jp/sekkadesu/imgs/a/f/af5eb917.jpg

　　　　http://www.chinese-plant.com/plant/kepu/37/127367984686468320.jpg

圖2.2　http://www.math.nus.edu.sg/aslaksen/pictures/schall-s.jpg

圖2.3　http://www.globalgallery.com/prod_images/hd-5670.jpg

圖2.4　http://www.sciencetrek.net/graphics/archimedes.gif

圖2.5　http://photo.gznet.com/photos/1331324/1331324-ASrvGs$$BP.jpg

圖2.6　http://plus.maths.org/issue36/features/dartnell/Copernicus.jpg

圖2.7　http://www.giordano-bruno-gesellschaft.de/images/Bruno03.jpg

圖2.8　http://www.ucm.es/BUCM/foa/exposiciones/10Fisica/

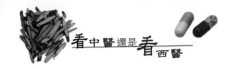

imagenes/galileo.jpg

圖2.9　http://www.htinternet.com/~glynhughes/squashed/descartes.jpg

圖2.10　http://www2.library.ucla.edu/images/photography/13.jpg

圖2.11　http://club.cat898.com/newbbs/UploadFile/2005-1/200514192 259531.jpg

圖2.12　http://www2.kenyon.edu/Depts/Religion/Fac/Adler/Reln270/ Images270/Needham%20&%20Zhou.jpg

圖2.13　http://www.ihns.ac.cn/scc/images/scc-face-e.jpg

圖2.14　http://www.filmmedical.co.uk/images/phrenology%20hand. jpg
　　　　http://www.usyd.edu.au/hps/course/3022/pic/phrenology.gif

圖2.15　http://www.cooai.com/UserFiles/2006-4/5/200645134041265. jpg

圖3.1　http://www.edc.gov/mmwr/preview/mmwrhtml/figures/ m411qsf.gif

圖3.2　http://lianzai.china.com/books/images/nodule/1142826651884. jpg

圖3.3　《易經》六十四卦圖

圖3.4　http://www.cnool.net/eastart/sf/Reproductions/cs/cs/3001b,c.jpg

圖3.5　http://www.shaanxi.cn/sx_person/photo/dd_gd_hd.jpg

圖3.6　傳說神農嘗百草，一日中七十毒。請注意他頭上長角。

圖3.7　http://http://www.crystalinks.com/iliad.jpg

圖3.8　http://http://artfiles.art.com/images/-/Jean-Tassel/Abduction-of- Helen-of-Troy-Giclee-Print-C12014678.jpeg

圖3.9　http://www.sisobooks.net/images/veda_e_large.jpg

圖3.10　http://www.ayurvedaplus.ru/pictures/931_mahabharata.jpg

圖3.11　http://en.wikipedia.org/wiki/Jan_Smuts

圖3.12　http://www.hum.ibaraki.ac.jp/mayanagi/paper04/shiryoukan/ PekLib.html

圖3.13　http://jx.auyou.com/adpicture/2005113016303295779.jpg
　　　　http://haseko.fc2web.com/041017koisikawa/karatati041017.

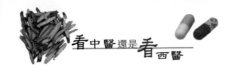

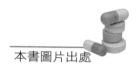
圖5.7　http://www.heibonsha.co.jp/catalogue/cover/80_512.jpg

圖5.8　http://www.pasteur.ac.ir/ressarchDepartment/Rabies/images/1885.jpg

圖5.9　http://www.cpst.net.cn/kxj/zgkxjszj/cx/yxb/pe/zy17011001.htm

圖5.10　麝香保心丸

圖5.11　http://www.who.int/chp/chronic_disease_report/photos/03_zh.jpg

圖5.12　http://www.hku.hk/uhs/he/nutrition/overweight3.jpg

圖5.13　http://home.netvigator.com/~carolshop/VEG8.JPG

圖5.14　http://www.hpb.gov.sg/data/hpb.home/media/images/haz/healthydiet_pyramid_400.gif

圖5.15　吳孟超見到裘法祖老師

圖5.16　http://z/about.com/d/p/440/e/f/18105.jpg

圖5.16　http://www.medicalmess.com/images/aspirin.gif

圖5.17　http://www.pueblo.gsa.gov/cic_text/health/aspirin-cliche/asprchrt.jpg

圖6.1　http://www.least.com/gg5/02830-3.jpg

圖6.2　http://www.napoleonguide.com/images/hap_deathbed.jpg

圖6.3　http://derstandard.at/?url=/?id=2194906

圖6.4　http://nobelprize.org/nobel_prizes/medicine/laureates/2005/warren-photo.html

圖6.5　http://cumc.columbia.edu/new/journal/journal-o/winter-2003/img-level-2/hd_nancy.jpg

圖6.6　http://www.goodschools.com/images/Weikart.jpg

圖6.7　大桌吃飯

圖6.8　食管癌的PET-CT掃描圖像

圖6.9　http://healthed.cs.cityu.edu.hk/hepatitis/images/dmap.gif

圖6.10　http://www.archaeologicalplanningconsultancy.co.uk/mono/001/rep_textile.html

http://jingluo.com.cn/images/bianshi_1.jpg

http://www.netacup.net/JIAOXUE/cijiu/zhendeqiyuan.htm

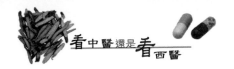

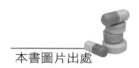

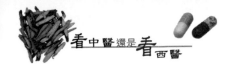

圖8.27　畢達哥拉斯學派：和諧的音樂是宇宙萬物之核心。

圖8.29　http://tanenotubuyaki.cocolog-nifty.com/blog/
images/060202_172507_m.jpg

圖9.1　http://www.mhhe.com/socscience/sex/common/ibank/set-4.htm

圖9.2　http://www.zh5000.com/ZHJD/ru/1.jpg

圖9.3　http://www.pinghesy.com/data/uploadfile/200601/20060117173
325106.jpg

圖9.4　http://www.cathay.cn/net/zgss/wzt/htm

圖9.5　http://cul.sina.com/cn/bbs/p/f/2006/0228/18347488.html

圖9.6　大禹治水。

圖9.7　http://www.superfate.com.cn/message/img_religion_
docs/4311taohongjing.gif

圖9.8　http://images.nmgnews.net.cn/articleimage/200309/106393243
6763.jpg

圖9.9　http://www.culture.hn.cn/rw/renwu/jingdairw/jingdairw1.files/
yedehui.JPG

圖9.10　http://www.silkqin.com/10ideo/vgulik.htm

圖9.11　http://www.fantasticfiction.co.uk/images/x0/x4855.jpg

圖9.12　http://www.martinus.sk/data/tovar/_1/24-124657.jpg

圖9.13　http://images.amazon.com/images/P/9004126015.01._
SCLZZZZZZ_.jpg

圖9.14　http://www.mhhe.com/socscience/sex/cmmon/ibank/set-4.htm

圖9.15　http://www.mhhe.com/socscience/sex/cmmon/ibank/set-4.htm

圖9.16　秋石。

圖9.17　http://upload.wikimedia.org/wikipedia/zh/thumb/b/b2/Jiajing.
jpg/200px-Jiajing.jpg

圖9.18　http://www.mbhs.edu/~moggejam/Webpictures/Sappho.jpg

圖9.19　http://gb.chinabroadcast.cn/mmsource/images/2005/10/12/
ig051012002.jpg

圖10.1　http://www.china.org.cn/images/140745.jpg

圖10.2　http://thekansan.com/images/030201/rem-battle01.jpg

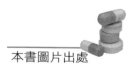

圖10.3　http://culture.qianlong.com/6931/2004/07/20/1400@2172952_3.htm

圖10.4　http://history.wisc.edu/sommerville/367/367images/Paulhealing.JPG

圖10.5　http://www.scienceandsociety.co.uk/Pix/PER/16/10301016_T.JPG

圖10.6　http://www.joanlachkarphd.com/images/Store/Freud-Collage-o11-400.jpg

圖10.7　http://allpsych.com/images/iceberg.gif

圖10.8　http://www.broadwayworld.com/columnpic/813Jung%20&%20Freud%202621.jpg

圖10.9　http://www.visi.com/~reuteler/vinci/female.jpg

圖10.10　http://www.christianhubert.com/hypertext/memory1.jpeg

圖10.11　http://clendening.kumc.edu/dc/rm/19_73pb.jpg

圖10.12　http://www.bioquant.com/images/gallery/Diagrams.gif

圖10.13　Sheldon的體形分類圖

圖10.14　http://www.premier.com.tw/images/Gymnasium.jpg

圖10.15　http://www.sruweb.com/~walsh/physiognomy1.jpg

圖10.16　http://www.wierus.com/catalog/indagine/main2.jgp

圖10.17　五行人典型外表形象的抽象表示圖

圖10.18　http://www.down-syndrom.ch/fotos/Welcom1.jgp

圖10.19　http://www.hnt.gov.cn/red/ScriptShow.aspx?Id=880

圖11.1　http://weekly.ahram.org.eg/1999/454/harim.jgp

圖11.2　http://addons.books.com.tw/G/0/0010025880.gif

圖11.3　http://www.tjwsg.com/nh/02/B007.JPG

圖11.4　http://www.jhnews.com.cn/gb/content/2003-06/09/content_186177.htm

圖11.5　http://www.jokescn.net/uploadfile/20031218443114745.jpg

圖11.6　http://www.apoints.com/literature/gdmh/gudai/tang10.JPG

圖11.7　http://www.mentalhealth.gov/press/prbrainmaturing.cfm

圖11.8　http://urology.jhu.edu/kidney/img/kidney_pict.gif

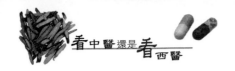
看中醫還是看西醫

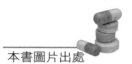

圖13.2　http://boomeria.org/chemlectures/organic/kekuledream/jpg

圖13.3　http://www.aeiou.at/aeiou.encyclop.data.image.1/1813333b.jpg

圖13.4　http://fr.wikipedia.org/wiki/Image:Dante_and_beatrice.jpg

圖13.5　http://www.artchive.com/artchive/p/picasso/dream.jpg

圖13.6　http://www.buddhasvillage.com/BuddhasVillage/gallery/images/lifeofbuddha2.jpg

圖13.7　http://faculty.washington.edu/wheelerb/quran/quran_index.html

圖13.8　http://www.artchive.com/artchive/F/fussli/fuseli_nightmare.jpg.html

圖13.9　http://www.seeker.net/images/products/bk-5120.jpg

圖13.10　http://www.moniquearts.com/culture/criticis/lfmuils.gif

圖13.11　http://evolution.massey.ac.nz/assign2/JM0nter/pavlov_2.jpg

圖13.12　http://www.cgan.net/cganself/founder/manscience/body4.TTM

圖13.13　http://www.artitsfootsteps.com/images/Sutherland_daydream.jpg

圖14.1　http://www.jllib.org.cn/ffy/mingsdsk/xd5.jpg

圖14.2　http://img.epochtimes.com/i6/5040357001459.jpg

圖14.3　http://www.bhih.com/upload/newsing/2005728162246181.jpg

圖14.4　二十四方位、節氣與天體關係圖

圖14.5　http://www1.istockphoto.com/file_thumbview_approve/749380/2/istockphoto_749380_childbirth_2.jpg
　　　　http://hiwaay.net/~cnaumann/foard_birth1/newborn.jpg

圖14.6　http://www.sxmu.edu.cn/jpkc/shengli/ja/5.files/image018.jpg

圖14.7　支氣管和肺泡中的氣體向毛細血管瀰散。

圖14.8　http://www.englishare.net/literature/POL-LDS-Apology.htm

圖14.9　營養物質從腸道上皮吸收

圖14.10　http://chenstudy.com/9.htm

圖14.11　http://www.yatsen.gov.tw/chinese/publication/files/94235.jpg

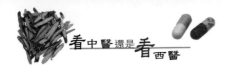

附：論《黃帝內經》中三焦的實體解剖結構

　　自《難經・二十五難》和《三十八難》提出三焦有名而無形說之後，後世即對三焦爭論紛壇。由於三焦解剖結構不清，遂為傳統中醫理論受到現代科學質疑之一。為了解釋，反而生出中醫的臟腑不是西醫的臟腑之說法。使傳統中醫更不為現代科學所接受。[1]

　　但是，《難經・三十一難》卻又描述三焦是有形的結構。按照一般的證據學常識，同一證據來源出現了二者相悖的證明，該證據來源是不足以採信的。為了不受《難經》和後世議論影響，本文僅以《黃帝內經》的理論和論述為依據，結合現代解剖學的理論，並從器官發生學和進化論上尋找證據，以探求三焦的解剖結構。

一、《黃帝內經》中的三焦是實體解剖器官

　　《黃帝內經》涉及三焦達七十六處左右，其義不一，分別與臟腑、經絡、病機、氣化等有關。[2]但是，對三焦是實體解剖器官的說法是非常明確的。

　　《靈樞・本藏》：「五藏者，固有小大高下堅脆端正偏傾者，六腑亦有小大長短厚薄結直緩急，……厚薄美惡皆有形。」同時具體描述了三焦厚、薄、緩、急、直、結的形態：「密理厚度者三焦膀胱厚，粗理厚度者三焦膀胱薄。疏腠理者三焦膀胱緩，皮急而無毫毛者三焦膀胱急。毫毛美而粗者三焦膀胱直，稀毫毛者三焦膀胱結也。」

　　《靈樞・經水》：「若夫八尺之士，皮肉在此，外可度量，切循而得之，其死可解剖而視之。其臟之堅脆，腑之大小，谷之多少，脈之長短，血之清濁，氣之多少……皆有大數。」

　　足見《黃帝內經》所指的五臟六腑都是有形的、具體的實體解剖器官。

二、《黃帝內經》中的三焦是空腔器官

　　按照《黃帝內經》，臟與腑相表裡，臟為陰，為實體器官；腑為陽，為空腔器官。

　　五臟：心、肝、脾、肺、腎，是實體器官；六腑：胃、膽、大腸、

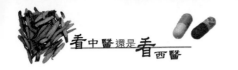

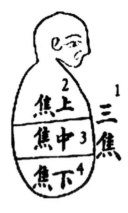

圖1 關於三焦的一種常見說法。

小腸、膀胱和三焦,前五者胃、膽、大腸、小腸、膀胱都是空腔器官,
三焦也應當為空腔器官。那麼人體中除了六腑中的胃、膽、大腸、小
腸、膀胱之外還有什麼具體的解剖器官是空腔器官的嗎?

　　由於《黃帝內經》沒有具體描述,所以後人各種說法自然產生。比
較多的是圖1的說法。其他說法不一而足,乃至有包括子宮的。無非是
要在人體內尋找出相應於三焦的解剖器官。

三、《黃帝內經》中三焦的具體解剖位置

如果明確了《黃帝內經》所指的三焦是有形的、具體的實體解剖器

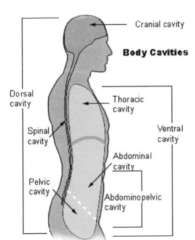

　　圖2 人體腔圖。圖中上
部為腦脊腔(cranial cavity和
Spinal cavity),橫膈以上為胸
腔(Thoracia cavit),橫膈以
下為腹盆腔(Abdominopelvic
cavity)。人體這三大空腔即是
三焦的解剖結構。

官，是空腔器官。我們就很容易確定三焦的解剖結構。

上焦：腦脊腔（Cranial-Spinal Cavity）

中焦：胸腔（Thoracic Cavity）

下焦：腹盆腔（Abdominopelvic Cavity）

我們來看《黃帝內經》對三焦位置的論述。《靈樞‧營衛生會篇》是最為詳細描述三焦解剖結構的篇章：

「黃帝曰：願聞三焦之所出。岐伯答曰：上焦出於胃上口，並咽以上，貫膈而布胸中，走腋，循太陰之分而行，還至陽明，上至舌，下足陽明，常與營俱行於陽二十五度，行於陰亦二十五度，一周也，故五十度而復大會於手太陰矣。

黃帝曰：願聞中焦之所出。岐伯答曰：中焦亦並胃中，出上焦之後，此所受氣者，泌糟粕，蒸津液，化其精微，上注於肺脈，乃化而為血，以奉生身，莫貴於此，故獨得行於經隧，命曰營氣。

黃帝曰：願聞下焦之所出。岐伯答曰：下焦者，別迴腸，注於膀胱，而滲入焉。故水穀者，常並居於胃中，成糟粕而俱下於大腸，而成下焦，滲而俱下，濟泌別汁，循下焦而滲入膀胱焉。

黃帝曰：善，余聞上焦如霧，中焦如漚，下焦如瀆，此之謂也。」

1. 上焦的解剖位置

關於上焦的第一句，「上焦出於胃上口，並咽以上，貫膈而布胸

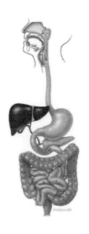

圖3 消化道解剖圖。可以對照咽和胃上口的比例。

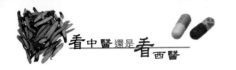

中」，可見上焦在胃上口和咽以上。

　　胃上口的位置，我們根據《靈樞・平人絕穀》，胃大一尺五寸，徑五寸，長二尺六寸」，《靈樞・腸胃》「咽門重十兩，廣一寸半，至胃長一尺六寸。胃紆曲屈伸之，長二尺六寸，大一尺五寸，徑五寸，大容三斗五升」，則可知道咽門到胃的長度是一尺六寸，而胃自身的長度是二尺六寸，胃自身長度比咽門至胃還要長一尺，可知《黃帝內經》的胃，與我現在的概念有出入。從在《黃帝內經》的描述上看，胃要比胃上口到咽長一尺，很可能是把十二指腸也計算到胃的範圍。（詳見圖3）但不管什麼出入，可以說明胃上口可能位置較高。

　　咽以上，即是顱腔了。圖4中虛線部分是咽腔。咽與口腔和鼻腔相通，與顱腔一壁之隔。請注意，咽以上即是垂體、下丘腦、腦幹和邊緣系統，就是生命中樞，情緒和內分泌的中心。再往上即大腦，意識中樞。

　　自咽以上，再「貫膈而布胸中」，說明上焦進入咽以上後，回頭向下橫穿膈而布胸中，這比較不易於理解。參照圖2人體體腔圖，即知上焦進入咽以上顱腔後，再走枕骨大孔下到脊腔，即「貫膈而布胸中」，同時還進入腰骶部。因此，《黃帝內經》在此的咽上口，貫膈而布胸中，是一個解剖標誌，而且明確表明了上焦在人體有具體的解剖位置。

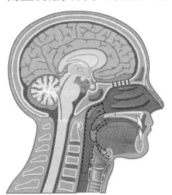

圖4 咽以上部位縱切圖

　　《靈樞・營衛生會》關於上焦的第二句，「走腋，循太陰之分而行，還至陽明，上至舌，下足陽明，常與營俱行於陽二十五度，行於陰亦二十五度，一周也，故五十度而復大會於手太陰矣」，從「走腋」開

始，是氣循經絡的子午流注運行。

胃中走的是食物，咽中走的是空氣，而根據《靈樞·營衛生會篇》「人受氣於穀，穀入於目，以傳與肺，五藏六府，皆以受氣，其清者為營，濁者為衛，營在脈中，衛在脈外，營周不休，五十而復大會，陰陽相貫，如環無端」，上焦是「常與營俱行」，而營氣是食物進入胃之後，「泌糟粕，蒸津液，化其精微，上注於肺脈，乃化而為血」，「營在腑中」，「獨得行於經隧」，故知道上焦的解剖位置是有形的腔體，是顱腔和脊腔。上焦之氣是中焦吸收水穀之精化為的營氣，通過血脈和經絡，走行周身。

2. 中焦的解剖位置

再看關於中焦位置的描述，「中焦亦並胃中，出上焦之後……上注於肺脈。」關於胃已如上述，不再重覆。而中焦在上焦後，與肺脈相關。因而，中焦是胸腔加胃就比較好理解。如圖5，十二指腸乳頭以上，是消化道功能區分的重要界限。在這以上，食物基本不吸收，在此以下，胰腺分泌的消化酶和肝臟分泌的膽汁進入食物，才得以消化吸收。雖然傳統中醫認為食物是在胃中吸收。

從腹膜腔的發生學上看，十二指腸乳頭也是消化道分隔的一個重要的關鍵。如圖5，從十二指腸分枝進入腹側腸系膜，肝分葉的主幹形成

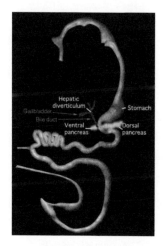

圖5 腹膜腔的發生

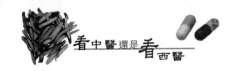

了總膽管，膽囊從膽管長出，以膽囊管聯結。近尾部的前腸長出胰蕾，背側和腹側的胰蕾再繼續生成胰腺。背側的胰蕾較大，慢慢地就與腹側的胰蕾分別開來，生長進入腸系膜。腹側的胰蕾從肝分葉分支，漸漸地長進了腹側腸係膜。[7]因此，腹膜腔是以壺腹部的十二指腸乳頭處，總膽管、胰管和胃十二指腸管的匯合處開始形成的。這一界限的重要性在於，所有的吸收行為在此匯合以下的部位發生。

這裡，傳統中醫認為胃吸收水穀之精，與現代科學不相符合，但用歷史的眼光看，這種認識算不上什麼錯誤。

胃本身是六腑之一，與脾相表裡，如果把胃說成是中焦，可能就有所重覆。《靈樞·營衛生會》說：「中焦亦並胃中，出上焦之後。」所以，胃只是中焦結構中的一個部分，在上焦之後。

3. 下焦的解剖位置

下焦自然就是橫膈以下的腹腔了，可以包括生殖腔。

人體中正好只有這麼三個大的、完整的閉合腔體，正好符合三焦所指的三個解剖位置。張介賓就反對《難經》說「三焦有名無形」搞亂了中醫的解剖觀。[8]古人沒有今天準確的解剖概念，傳統中醫對顱腦尤其不熟悉，直到清代的王清任的《醫林改錯》，才對心腦的功能做了重新評價。[9]但並不影響他們在生活和臨床實踐中體會到空腔臟器和實體臟器的存在。至於命名什麼，只是名稱問題。

四、從《黃帝內經》中三焦的功能上看其解剖位置

根據《素問·靈蘭秘典論》：「三焦者，決瀆之官，水道出焉。」在功能上，三焦的作用基本沒有太大的差異。

上焦的主要功能是宣發來自中焦之氣、肺中的「空氣」、心臟的泵血和吸收入血或淋巴系統的食物之精，將其輸送到全身，供給體內各組織器官的機能活動（主要是心肺的功能）。這個作用好像霧露一樣敷布全身，故有「上焦如霧」之說。

中焦的主要功能是消化和轉輸飲食物（包括脾胃等功能在內），蒸化津液，把營養物質通過肺脈的傳化作用以化生營氣（即血液的組成部分）。中焦的作用，好像漬漚食物使之變化一樣，故有「中焦如漚」之說。

下焦的主要功能是把人體內消化後的殘餘物質加以分別清濁，食物的殘接通過大腸排出體外；水液代謝過程中的剩餘水分，經過氣化由腎通過膀胱排出體外。下焦的作用，好像管道疏通液體一樣。因此，以「下焦如瀆」來形容它。

綜上所述，三焦總的生理功能，是體腔內幾個臟腑在水穀消化、吸收、營養、排洩等功能方面的總合。因此，三焦的病變也就大都表現在胸腹體腔內有關輸送水穀養料和排洩廢料等幾個方面。

傳統中醫對胸和腹部的功能多有描述，對顱腦的功能少有描述。實際上，上焦的功能正是代表顱腦的功能。從表象上看，霧是地氣之升，而顱位置在人體之最高點，下面的各種氣上升在顱腦中會聚，以霧形容，再形象不過。

中焦是胸腔，心肺之所在，體循環的中樞，肺循環的所在，機體主要的血液供應和新陳代謝進行氣體交換的所在，用中醫術語，正是化生營氣。以形象來表述，各種營養物質在此匯聚，產生各種生命營養之氣。

下焦如瀆，瀆是水流會聚之處，古代稱長江、黃河、淮河和濟水為四瀆，可知瀆的意義。食物和營養的殘餘，下降會聚到此，排出體外。水流千遭歸大海，以瀆形容，準確妥切。

五、三焦對應的勝之猜想

臟與腑相表裡。

臟腑為有形解剖結構。

臟為實體器官，腑為空腔器官。我們推論三焦為有形的空腔器官後，與其對應的實體器官心包絡是否是實體臟器呢？

如果我們可以確定上焦是顱脊腔，那麼與其對應的實體器官就應當是大腦和脊神經。此處僅做一猜想，讓後人來證明或證偽。

其實，近年就有學者力圖證明三焦是脊神經，以期解決傳統中醫竟然遺漏中樞神經這麼重要的人體系統。[10]

六、從進化論上看三焦的具體解剖位置

1. 從單細胞到人

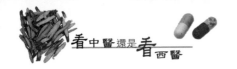

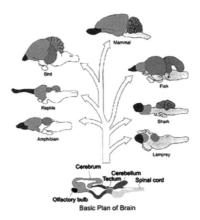

圖6 腦的進化樹[11]

　　傳統中醫的五臟脾、肺、心、肝和腎是人體中的實體器官。除了五臟以外，解剖學中的實體臟器，還有就是大、小腦、胰腺和幾個內分泌腺。胰腺是外分泌腺，兼具內分泌的功能。從神經內分泌學的角度看，大、小腦可以看作是分泌和傳遞神經遞質的腺體，而神經只是傳送通道。

　　如圖6表示腦的進化過程，灰色部分是大腦皮質，綠色部分是小腦。圖最上的是哺乳類的腦，最下是具有全腦各個部分的原始生物的腦。在原始生物，腦是基本看不見的。

　　如圖7，從魚、蛙、爬蟲、鼠、猴、猩猩到人，腦逐漸長大。因此，人腦要作為實體臟器來看的話，是遠遠比其他五個實體臟器來得要

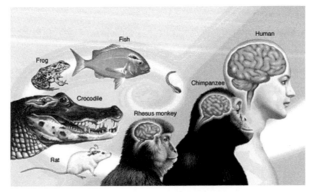

圖7 腦的進化序列：魚、蛙、爬蟲、鼠、猴、猩猩、人。[12]

晚。在進化早期，除了腺體，人體內沒有脾、肺、心、肝和腎以外的實體器官。

　　從生物的進化樹上看，較低等的生物向較高等的生物進化時，是從神經索、腦幹、邊緣系統到大腦皮層的發展。根據最新的基因序列的研究，與人類最相近的生物是黑猩猩，只有0.8％的差異[13]，但是在大腦皮層的差異上，則是外在表現最為明顯的特徵之一。

　　傳統中醫首先確認的實體器官──五臟──脾、肺、心、肝和腎與器官進化過程相吻合。

　　2. 從爬行到直立

　　人類直立最確證的證明，是重慶巫山縣龍骨坡發現的「巫山人」和東非早更新世能人（Homohabilis），距今二百萬年左右。而地球上的生命始於三十多億年前，三‧五億年前的寒武紀（Cambrian period）生命大爆發，二‧五億年前三疊紀（Triassic period）爬行動物開始上岸。動物爬行的時間遠遠要大於直立的時間。

　　我們只要把直立的人變作爬行的動物來看待，把圖2旋轉九十度成圖8，則三焦的位置明確可見。

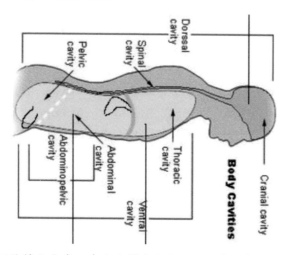

　　圖8　圖2旋轉九十度，直立人變成爬行人。三焦的解剖結構就有另外一種理解。本文所提出的上焦的解剖結構正好在人體的最上部分，而人直立後腹部與胸腔的關係更是上下關係。

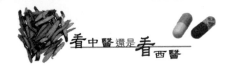

注釋和參考文獻

1. 高也陶，潘慧巍，吳勝兵.論《黃帝內經》臟腑的實體解剖觀[J].中西醫結合學報，2006,4（4）:339-342.（該文的摘要中的「我們認為」應當改為「不少傳統中醫」認為。）

2. 東方醫學.《內經》三焦學說管見.（2006-06-26）[2006-11-05] http://cntcmorg.w37.leoboard.com/cgi-bin/topic.cgi?forum=2&topic=7127&show=0

3. Dang Yi. Triple Burner （2002-01-01）[2006-11-05] http://www.shen-nong.com/eng/principles/tripleburnersixyangorgans.html

4. Temple College. Body Cavities. （2006-01-11）[2009-11-05] http://www.templejc.edu/dept/biology/RHicks/bio12404Int/cavities.gif

5. Baker A, Baker DL. Body of Work. （20069-01-01）[2006-11-05] http://www.dnaillustrations.com/body/text05.jpg

6. An Online Examination of Human Anatomy and Physiology. ANATOMY AND PHYSIOLOGY OF THE PHARYNX （2006-01-01）[2006-11-05] http://www.getbodysmart.com/ap/respiratorysystem/pharynx/menu/image.gif

7. The University of Michigan. Medical Gross Anatomy: Peritoneal Cavity Development. （2002-01-01）[2006-11-05] http://anatomy.med.umich.edu/modules/peritoneal_dev_module/peritoneal_07.html

8. 〔明〕張介賓.類經圖翼.王清任.醫林改錯.http://www.acutimes.com/show.asp?1st=0&classid=84&id=582

10. 胥曉琦.脊髓為體,三焦為用—— 介紹王人澍的三焦實質研究.《中國中醫藥報》總2406期,（2005-09-09）[2006-11-05] http://cntcm.39kf.com/shtml/2406-b-20.shtml

11. University of Colorado. Brain and behavior. （2004-08-10）[2006-11-06] http://www.colorado.edu/epob/epob3730rlynch/image/figure5-4.jpg

12. RIKEN Brain Science Institute. Brain evolution. （2005-04-28）[2006-11-06]http://www.brain.riken.go.jp/english/g_braaw/g2.html

13. Fujiyama A, Watanabe H, Toyoda A, et al. Construction and Analysis of a Human-Chimpanzee Comparative Clone Map. [J] Science 2002 Jan 4, 295（5552）: 131-134.

MEMO

MEMO

國家圖書館出版品預行編目資料

看中醫還是看西醫／高也陶著. -- 一版. -- 臺北
市：大地，2010. 09
　　面：　公分. --（經典書架：13）

ISBN 978-986-6451-20-1（平裝）

1. 醫學　2. 中西醫整合

410.18　　　　　　　　　　　　　99016098

看中醫還是看西醫

作　　　者	高也陶
發 行 人	吳錫清
主　　　編	陳玟玟
出 版 者	大地出版社
社　　　址	114台北市內湖區瑞光路358巷38弄36號4樓之2
劃撥帳號	50031946（戶名　大地出版社有限公司）
電　　　話	02-26277749
傳　　　真	02-26270895
E - mail	vastplai@ms45.hinet.net
網　　　址	www.vasplain.com.tw
美術設計	普林特斯資訊股份有限公司
印 刷 者	普林特斯資訊股份有限公司
一版一刷	2010年9月

經典書架 013

定　　價：320元